PSICO-ONCOLOGIA

Dados Internacionais de Catalogação na Publicação (CIP)
(Câmara Brasileira do Livro, SP, Brasil)

Psico-oncologia : caminhos e perspectivas / Carmen Maria
Bueno Neme, (org.). – São Paulo: Summus, 2010.

Vários autores.
Bibliografia
ISBN 978-85-323-0642-5

1. Câncer - Aspectos psicológicos 2. Câncer – Doentes - Cuidados hospitalares 3. Câncer – Pacientes – Saúde mental 4. Câncer – Tratamento   I. Neme, Carmen Maria Bueno.

10-07994
CDD-616.9940019
NLM-QZ 266

Índice para catálogo sistemático:
1. Psico-oncologia: Medicina   616.9940019

Compre em lugar de fotocopiar.
Cada real que você dá por um livro recompensa seus autores
e os convida a produzir mais sobre o tema;
incentiva seus editores a encomendar, traduzir e publicar
outras obras sobre o assunto;
e paga aos livreiros por estocar e levar até você livros
para a sua informação e o seu entretenimento.
Cada real que você dá pela fotocópia não autorizada de um livro
financia um crime
e ajuda a matar a produção intelectual.

Carmen Maria Bueno Neme
(org.)

PSICO-ONCOLOGIA
CAMINHOS E PERSPECTIVAS

PSICO-ONCOLOGIA
Caminhos e perspectivas
Copyright © 2010 by autores
Direitos desta edição reservados por Summus Editorial

Editora executiva: **Soraia Bini Cury**
Editora assistente: **Salete Del Guerra**
Assistente editorial: **Carla Lento Faria**
Projeto gráfico e diagramação: **Triall Composição Editorial**
Capa: **Rawiski Comunicação**
Impressão: **Sumago Gráfica Editorial**

Summus Editorial

Departamento editorial
Rua Itapicuru, 613 – 7º andar
05006-000 – São Paulo – SP
Fone: (11) 3872-3322
Fax: (11) 3872-7476
http://www.summus.com.br
e-mail: summus@summus.com.br

Atendimento ao consumidor
Summus Editorial
Fone: (11) 3865-9890

Vendas por atacado
Fone: (11) 3873-8638
Fax: (11) 3873-7085
e-mail: vendas@summus.com.br

Impresso no Brasil

AGRADECIMENTOS

Aos coautores deste livro, que enviaram seus manuscritos com presteza e confiança em nosso trabalho.

A Carolina (Carol), por sua incansável e inestimável ajuda, não apenas como coautora e colaboradora, mas também como auxiliar na revisão e na organização de todas as etapas deste trabalho.

Aos meus filhos e ao meu marido, por mais uma vez demonstrarem tanta paciência e respeito por minha dedicação ao trabalho.

Especialmente aos pacientes e aos colaboradores dos trabalhos de pesquisa, sem os quais este livro não existiria e com os quais tanto aprendemos.

A todos aqueles que, direta ou indiretamente, auxiliaram na elaboração e na preparação deste livro.

SUMÁRIO

PREFÁCIO..9
Paulo Eduardo de Souza

INTRODUÇÃO...13
Carmen Maria Bueno Neme

PARTE I
SERVIÇOS E PRÁTICAS HOSPITALARES: ATUAÇÃO DO PSICÓLOGO

1. PSICO-ONCOLOGIA: CAMINHOS, RESULTADOS E DESAFIOS DA PRÁTICA..19
Carmen Maria Bueno Neme

2. DOENÇA NA INFÂNCIA E RESILIÊNCIA: ATUAÇÃO DO PSICÓLOGO HOSPITALAR...........................59
Shirley Santos Teles; Elizabeth Ranier Martins do Valle

PARTE II
CONTRIBUIÇÕES DA PSICOSSOMÁTICA: CASOS CLÍNICOS E A MULHER COM CÂNCER

3. ELEMENTOS PSICANALÍTICOS PARA UMA ABORDAGEM PSICOSSOMÁTICA EM PSICO-ONCOLOGIA................83
Rodrigo Sanches Peres; Manoel Antônio dos Santos

4. MULHERES COM CÂNCER DE MAMA, DE ÚTERO
E DE OVÁRIOS: ESTUDOS CLÍNICOS DE CASOS 99
Carmen Maria Bueno Neme; Rita Nathália Berti Bredariolli

5. A MULHER E O CÂNCER DE MAMA:
ESTRESSE E CONJUGALIDADE 149
Luciana Maria Biem Neuber; Carmen Maria Bueno Neme;
Gilberto Uemura

PARTE III
O ADOECIMENTO E A MORTE COMO POSSIBILIDADES: VIVÊNCIAS DE FAMILIARES E DE PROFISSIONAIS DE SAÚDE

6. CÂNCER INFANTIL:
OS SIGNIFICADOS DA DOENÇA PARA A FAMÍLIA 171
Carolina Brito de Azevedo Amaral; Carmen Maria Bueno Neme

7. VIVÊNCIAS DE MÃES DE CRIANÇAS COM CÂNCER
QUANDO MORREM COMPANHEIROS DE TRATAMENTO.........209
Sheila Maria Mazer; Elizabeth Ranier Martins do Valle

8. O CONTATO COM A MORTE DE PACIENTES
NO SERVIÇO DE ONCOLOGIA HOSPITALAR...............................237
Carmen Maria Bueno Neme; Caroline Garpelli Barbosa; Daniela Taborianski;
Priscila Checoli Figueiredo; Rebeca Mueller Kakuda; Salvador Loureiro
Rebelo Júnior; Carolina Brito de Azevedo Amaral; Mariana
Marzoque de Paiva

PREFÁCIO

Desde 1990 conheço a dra. Carmen Neme, organizadora desta obra. Sinto-me lisonjeado em prefaciar este livro, pois sou testemunha de sua dedicação e competência para, nos primórdios da interação da psicologia com a oncologia no Brasil, superar as barreiras e os preconceitos pessoais – e, em consequência, os institucionais – para implantar essa nova modalidade de conhecimento.

Exercer a psico-oncologia na prática assistencial brasileira é um monumental desafio, e a autora, com seus alunos, venceu-o – e de forma pioneira. Sua ação culminou com uma situação paradoxal: muitos dos nossos pacientes nunca tiveram, no transcorrer da vida, tanta atenção individualizada como na hora da morte.

A dificuldade desse desafio inicia-se já na definição da interface entre a psicologia e a oncologia, qual seja, tem-se uma subespecialidade da oncologia, segundo Jimmie C. Holland, ou uma subárea da psicologia da saúde, conforme Gimenez. De qualquer forma, ao referenciarmos a qualidade de vida do paciente com câncer (ou o processo de morte) como premissas de observação e definição, concluímos que estamos diante de uma nova dimensão metodológica que transcende a perspectiva cartesiana linear de causa e efeito e de compartimentalização do saber e avalia variáveis relacionadas com a subjetividade do ser, como a emoção, o sentimento, a intuição e a sensibilidade – conteúdos esses vinculados às áreas não enquadradas nas chamadas *hard sciences*, como a própria psicologia, a educação, a comunicação, a história e as ciências humanas. Assim, faz-se necessário o exercício da transdisciplinaridade, situação em que, segundo Piaget, procuram-se pontos de vista pelos quais seja possível tornar as disciplinas interativas; buscam-se espaços de pensamento que quebrem sua unidade, respeitando as diferenças, apoiando-se especialmente em uma nova concepção da natureza. A psico-oncologia, epistemologicamente, propõe-se a tanto. Seus propositores são desbravadores do conhecimento, uma vez que ainda hoje a disciplinaridade se sobrepõe à transdisciplinaridade.

Inerências metodológicas à parte, assistir o enfermo portador de câncer num contexto em que imperam o estigma da morte, as insuficiências institucionais do sistema público de saúde e a pobreza dos pacientes é bastante difícil. São exigências contextuais adversas que, vivenciadas no processo acadêmico de formação profissional, resultam em uma antecipação da real condição de trabalho que o "mercado" vai oferecer e mostram que o modelo cartesiano simplista, reducionista, dualista e fragmentado no qual é organizado nosso sistema educacional universitário não é suficiente para a necessidade social para a qual – pressupostamente – se destina. Assim, os relatos deste livro mostram claramente a pertinência da abordagem transdisciplinar, embora ainda hoje tenhamos as ideias cartesianas do século XVII como arquétipo coletivo dominante. Entretanto, há uma mudança paradigmática em curso, e esta obra documenta o esforço que demanda essa ruptura, esforço superlativo, norteado por notável discernimento ético, tanto acadêmico-pedagógico como assistencial, prenúncio de nova práxis, contraponto às iniciativas que negam uma visão sistêmica do trajeto vida-morte e, ainda, ao suposto pragmatismo dos administradores.

Este livro proporciona um passeio em direção ao futuro e nos remete a uma síntese reflexiva sobre a transdisciplinaridade, em que as disciplinas precisam reassumir os sujeitos sociais (em contraposição à exclusão do sujeito) em sua integralidade; não eliminar de seu pensamento, de sua episteme, a alma, o conteúdo, as emoções, o sofrimento, não eliminar o vivente... A ligação efetiva entre as ciências da natureza e as ciências do homem se faz necessária; a relação entre pensamento complexo e transdisciplinaridade está na proposta de religação entre o que está partido, desconectado, tudo quanto permite religar o todo e a parte; para promover a transdisciplinaridade, é necessário um paradigma que permita disjuntar os domínios científicos, fazendo-os se comunicar sem redução. Somos protagonistas de um novo olhar que comporta a vida e a morte sem dicotomias. Porém, os conhecimentos não se submetem a princípios unitários ou a simplificações que eliminem sua complexidade e sua diversidade. A psico-oncologia é um cenário com enredo em construção, com personagens novos – como a psiconeuroimunologia, que permite a interação de diversos olhares diante de um mesmo fenômeno.

Dra. Carmen, querida Pilé, continue, persevere, seja o futuro...

Nós, médicos, psicólogos, enfermeiros, nutricionistas, assistentes sociais, fisioterapeutas, educadores físicos, terapeutas ocupacionais, filósofos, teólogos, advogados, antropólogos, sociólogos, pedagogos, administradores, políticos, jornalistas, cristãos, agnósticos, artistas, alunos, cuidadores e pacientes agradecemos!

Dr. Paulo Eduardo de Souza
Oncologista clínico

INTRODUÇÃO

Carmen Maria Bueno Neme

Este livro é o resultado de um projeto, iniciado há dezesseis anos, que oferece reflexões e buscas que, dadas a amplitude da psico--oncologia e a diversidade de contribuições, possibilidades e potencialidades que abarca, desafiam profissionais, educadores e pesquisadores da área.

Embora relativamente recente, a psico-oncologia e seus temas diversificados têm despertado cada vez mais interesse entre profissionais de saúde e pesquisadores, bem como ensejado publicações que relatam experiências práticas, reflexões teóricas e resultados de estudos que demonstram a necessidade de solidificar o conhecimento já acumulado e de avançar na direção de novas perspectivas.

A psico-oncologia surgiu da necessidade de oferecer ao paciente com câncer um modelo de atenção integral – biopsicossocial – capaz de melhorar sua qualidade de vida, aumentar sua sobrevida e as possibilidades de reversão da doença, fortalecer seus recursos e modos de enfrentamento da doença e dos tratamentos, além de criar, desenvolver e promover serviços e programas de atenção primária, secundária e terciária no campo da oncologia que atendam também às necessidades dos familiares e dos profissionais de saúde envolvidos.

O reconhecimento de que o modelo biomédico tornou-se insuficiente para abarcar as necessidades psicossociais dos doentes crônicos, os resultados de pesquisas no campo da psicoimunologia, as contribuições da psicossomática e os significativos avanços observados em teorias e práticas psicológicas e psicoterápicas em instituições e contextos diferentes dos tradicionais nos situa, hoje, em novo patamar. Porém, como sabemos, a cada ponto de chegada, novos caminhos se abrem à nossa frente.

Profissionais e pesquisadores que vêm construindo a psico-oncologia no Brasil e no mundo têm demonstrado as necessidades diferenciadas dos pacientes com câncer em fases diversas do ciclo vital, as necessidades dos familiares e dos principais cuidadores dos doentes e as dificuldades enfrentadas pelos profissionais de saúde que tratam o paciente oncológico, apontando diferentes aspectos que permeiam a trajetória de todos esses participantes – desde o diagnóstico até o controle da doença ou sua terminalidade. No campo da psicologia e das intervenções psicológicas com pacientes hospitalizados, é preciso aprimorar, descrever e divulgar alternativas e modalidades interventivas que se mostrem eficazes e respondam às necessidades dinâmicas das instituições e dos pacientes, cujas condições geralmente imprimem um caráter de urgência ao que vivenciam no enfrentamento da doença e dos tratamentos.

Além dos múltiplos fatores ligados à assistência psicológica e multiprofissional ao paciente oncológico e a seus familiares e cuidadores, ampla gama de questões ainda se coloca aos profissionais e aos pesquisadores quanto ao esclarecimento das complexas variáveis envolvidas na gênese das diferentes neoplasias malignas; à descoberta de novas possibilidades de intervenção médica para o tratamento dos cânceres; ao desenvolvimento e fortalecimento de políticas de saúde em oncologia que, de fato, correspondam à necessidade do diagnóstico precoce e sejam ágeis e resolutivas na oferta de tratamentos de qualidade a todas as camadas da população.

Embora o estigma associado ao câncer e a solidão à qual o doente era socialmente relegado tenham diminuído, não se chegou ainda ao final ou a um termo satisfatório na história do câncer. Cabe aos profissionais e aos estudiosos penetrar com maior profundidade nas muitas questões silenciosas que persistem no longo caminho frequentemente percorrido pelos doentes que lutam pela vida ou por uma sobrevida com qualidade. Parte dessa incumbência deve ser assumida pelos psico-oncologistas, instrumentalizados por resultados de pesquisas, teorias, técnicas e reflexões bioéticas, bem como por suas vivências com os pacientes e familiares. Cabe às universidades e aos professores a responsabilidade de aprimorar a formação dos futuros profissionais de saúde, capacitando-os, nas diferentes áreas e especialidades, a diagnosticar e tratar as variadas necessidades biopsicossociais de representativa parcela da população: atuais e futuros doentes de câncer.

Este livro oferece estudos e relatos de experiências desenvolvidas em hospitais, apontando uma diversidade de métodos, técnicas e aportes teóricos que refletem diferentes práticas e estilos dos autores – aqui respeitados e valorizados – e demonstram o crescimento e a riqueza da psico-oncologia. O jogo de contrastes, superposições e semelhanças nessa área diversificada permite constatar as contribuições e os limites específicos de teorias, técnicas e métodos de pesquisa que confirmam a complexidade e a abrangência da psico-oncologia como área de interface necessariamente interdisciplinar.

Apresenta, portanto, estudos, práticas e contribuições teóricas, representativos do que alguns pesquisadores e profissionais têm desenvolvido, buscando enfrentar desafios e corresponder aos amplos objetivos que norteiam a psico-oncologia no Brasil.

PARTE I

SERVIÇOS E PRÁTICAS HOSPITALARES: ATUAÇÃO DO PSICÓLOGO

[...] Para ser grande, sê inteiro; nada teu exagera ou exclui; sê todo em cada coisa; põe quanto és no mínimo que fazes; assim em cada lago, a lua toda brilha porque alta vive [...]

Fernando Pessoa (Ricardo Reis)

1. PSICO-ONCOLOGIA: CAMINHOS, RESULTADOS E DESAFIOS DA PRÁTICA

Carmen Maria Bueno Neme

A psico-oncologia representa hoje ampla área de estudos e de atuação profissional. Entre seus objetivos estão a prevenção do câncer, o tratamento e a assistência integral ao paciente oncológico e a seus familiares, a formação de profissionais de saúde e a realização de pesquisas que possibilitem a sistematização dos conhecimentos produzidos e conduzam a novos conhecimentos.

Nos Estados Unidos, Holland (1990) propôs a psico-oncologia como uma subespecialidade da oncologia, definindo seus principais objetivos e relacionando-os com a elucidação das variáveis psicológicas envolvidas no impacto do câncer na vida emocional do paciente, de seus familiares e dos profissionais de saúde e com o estudo dos aspectos psicológicos e de comportamento implicados na incidência e na reabilitação do câncer.

Ao definir a área no Brasil, Gimenes (1994) propõe considerar a psico-oncologia uma subespecialidade da psicologia da saúde, ampliando as possibilidades de intervenção da psicologia clínica e utilizando os conhecimentos da psicologia em um enfoque psicossocial que, além da assistência aos doentes, aos seus familiares e aos profissionais de saúde, se ocupe da pesquisa e da organização de serviços oncológicos interdisciplinares.

Segundo Gimenes (1996), o necessário investimento dos profissionais de saúde na criação de espaços sociais e políticos de atenção à saúde em oncologia visa ampliar os benefícios à população por meio de divulgação e utilização dos conhecimentos científicos e das experiências práticas.

Desenvolvendo-se com base na necessidade de interligar conhecimentos, estudos e interesses da oncologia e da psicologia, a psico-oncologia reconhece que o aparecimento e a evolução de doenças como o câncer necessitam de um nível de compreensão e ação que transcendam o modelo biomédico-mecanicista tradicional, buscando esclarecer os fatores biológicos e sociais implicados na gênese e nos tratamentos do câncer, bem como elucidando os aspectos psicológicos envolvidos na doença, em sua remissão ou recidiva e em seu impacto nas famílias e nos profissionais de saúde.

Dada sua amplitude de ação e de objetivos na pesquisa e na prática profissional, a psico-oncologia vem demonstrando sua fecundidade e força, desenvolvendo-se progressivamente no mundo e em nosso meio. Hoje é reconhecida na área da saúde e está presente em diferentes tipos de instituições e serviços.

Considerando as dimensões e as discrepâncias socioeconômicas e culturais entre as diferentes regiões de nosso país, a divulgação de experiências em psico-oncologia, bem como das condições que caracterizam as demandas e os serviços de saúde em oncologia nessas regiões, pode beneficiar pesquisadores, profissionais, estudantes, pacientes e familiares, além de legitimar conquistas, abrir novas perspectivas e estimular avanços.

UM POUCO DE NOSSA HISTÓRIA

Após dezesseis anos de trabalho na área da psico-oncologia, em atividades de ensino e supervisão clínica; atendimentos psicoterápicos e de orientação de pacientes e familiares; pesquisa; coordenação de cursos e projetos de extensão, em um momento de reformulações no serviço criado e desenvolvido ao longo desse período, considerei pertinente, na organização deste livro, o relato dessa experiência, procurando refletir sobre o caminho percorrido e também sobre novas perspectivas e desenvolvimentos necessários para o atendimento integral e humanizado do paciente com câncer.

Minhas atividades em psico-oncologia começaram em 1991, quando, a convite de um médico oncologista, aceitei o desafio de criar um programa de atendimento de pacientes em um Serviço de Orientação e Prevenção do Câncer (SOPC), ambulatório vinculado à Secretaria da Saúde da cidade de Bauru (SP) no qual a maioria dos pacientes era do sexo feminino. Lá se realizavam, além de exames preventivos de cânceres de mama, útero e ovários, o acompanhamento médico-medicamentoso da doença oncológica já diagnosticada. Outros tipos de cânceres em homens e mulheres também eram diagnosticados e acompanhados nesse serviço. Uma parte desses pacientes realizava a quimioterapia em um hospital geral da cidade (Hospital Manoel de Abreu, administrado pela Associação Hospitalar de Bauru); os demais buscavam tratamentos quimioterápicos e/ou radioterápicos em outras localidades próximas de Bauru.

Os aspectos psicológicos eram vistos pelos profissionais desse serviço de oncologia como de grande relevância para o tratamento e a prevenção do câncer em todos os sentidos, o que foi bastante motivador para nossa tarefa. Entre os aspectos apontados como importantes para a atuação psicológica com pacientes oncológicos pela equipe de saúde, composta por médicos, enfermeiros e assistente social, destacavam-se: abandono dos tratamentos médicos e da quimioterapia; necessidade de reabilitação integral em caso de cirurgias, amputações e outros tratamentos invasivos ou mutiladores; necessidade de abordar a terminalidade e a morte com pacientes e familiares; aspectos relacionados com a situação de estresse vivida por pacientes e familiares, o que dificulta tratamentos e recuperações. As necessidades da equipe de saúde, surgidas na rotina do trabalho com pacientes oncológicos, também foram apontadas como focos relevantes para a atuação do psicólogo. Entre essas necessidades podemos apontar: dificuldade de lidar com a comunicação de diagnósticos e as reações emocionais de pacientes e familiares, bem como de enfrentar resistências e temores de pacientes diante das indicações terapêuticas médicas e de outros obstáculos decorrentes das relações paciente-família-equipe.

No ano seguinte, 1992, estendemos nossas atividades para pacientes oncológicos e familiares atendidos no Hospital Manoel de Abreu, e daí em diante não nos afastamos mais da psico-oncologia hospitalar. Mantivemos o atendimento no SOPC por dois anos e, a partir de 1993, nossa dedicação foi integral ao hospital e às suas demandas.

O objetivo deste capítulo é contribuir para o registro histórico do desenvolvimento da psico-oncologia em nossa região e no Brasil, relatando e compartilhando uma trajetória que, inicialmente isolada, em muitos momentos se equiparou ao que se fazia e se discutia em congressos, reuniões científicas, publicações e em serviços disponíveis em instituições hospitalares do país, mas representou para nós uma novidade desafiadora. Ou, ainda, coragem e ousadia.

OS SERVIÇOS DE PSICO-ONCOLOGIA NO BRASIL E A CRIAÇÃO DO SERVIÇO EM BAURU

Conforme relata Carvalho (1994, 1998), a atuação isolada de psicólogos e outros profissionais de saúde em oncologia pode ser identificada desde a década de 1980. Como um campo de atuação e pesquisa que começava a se desenhar no país, são pontos de referência os congressos organizados a partir de 1989, com destaque para os de Curitiba (1989), Brasília (1992), São Paulo (1994) e Salvador (1996), eventos em que um crescente número de profissionais e estudantes apresentou e discutiu o que vinha se desenvolvendo em psico-oncologia no Brasil (Carvalho e Kovács, 1998).

Os pesquisadores e profissionais que uniram esforços para a solidificação dessa área de parceria entre a oncologia e a psicologia em nível nacional, por meio de participação em reuniões, organização de congressos e publicações, foram frequentemente liderados por pioneiros como "Magui" (Maria Margarida M. J. de Carvalho),

Maria Júlia Kovács, Elizabeth Ranier Martins do Valle e Maria da Glória G. Gimenes, além de tantos outros nomes de destaque que contribuíram de forma definitiva para que a psico-oncologia seja hoje reconhecida e respeitada no campo da saúde.

Meu envolvimento com a psico-oncologia hospitalar, e o de cerca de 135 alunos supervisionandos (em torno de seis a dez por ano, a partir de 1991), além de mais 50 alunos participantes de projetos de extensão e de um número pouco menor de orientandos (iniciações científicas, monografias de especialização e dissertações de mestrado), teve início de forma solitária, em uma universidade pública do interior do estado de São Paulo (Unesp-Bauru), paralelamente à organização da área no país.

Desde o início, trabalhei junto dos alunos e fomos construindo, passo a passo, um serviço de psico-oncologia hospitalar que cresceu e frutificou, resultando na criação de um projeto de extensão que conta anualmente com bolsas da Pró-reitoria de Extensão da Unesp; na implantação de disciplinas de estágio e de disciplinas optativas na graduação do curso de Psicologia da Faculdade de Ciências da Unesp de Bauru; em contribuições para a implantação da disciplina optativa Psicologia da morte, desde a década de 1990 (Neme e Borrego, 1996) no mesmo curso de graduação, bem como em vários cursos de extensão e especialização (pós-graduação *lato sensu*), nos quais a psico-oncologia tem posição de destaque. Parte dessa experiência está presente em trabalhos apresentados em congressos, em teses de doutorado (Neme, 1999) e de pós-doutorado (Neme, 2005a), além de outras publicações (Neme, 2005; Azevedo, Dameto e Neme, 2005), que relatam e avaliam essa prática apresentando resultados de pesquisas.

Assim como em outros serviços de psico-oncologia, o serviço que implantamos foi planejado com base na observação da realidade hospitalar em que se desenvolveu, na realidade sociopolítica local e regional e no levantamento das necessidades de profissionais, pacientes, familiares e acompanhantes, com a inestimável colaboração do dr. Paulo Eduardo de Souza, que nos convidou para "ajudá-lo" com seus pacientes e chefiou o serviço de quimioterapia do hospital durante todos esses anos.

Depois, na época do doutorado, contamos também com a presença e a colaboração de duas pioneiras que, a nosso convite, participaram de cursos e jornadas científicas que organizamos, além do insubstituível apoio que disponibilizaram com suas orientações e experiência, a dra. Mathilde Neder (orientadora do doutorado) e a dra. Maria Margarida M. J. de Carvalho (membro da banca e incentivadora). Posteriormente, os trabalhos da dra. Elizabeth Ranier Martins do Valle, referência na psico-oncologia pediátrica, representaram grande incentivo, aprendizagem e experiências inestimáveis.

Para criar o serviço em Bauru, observamos, procuramos literatura (muito escassa na época), planejamos e nos lançamos em uma área de atuação ainda nova, certos de que teríamos de ousar, criar, avaliar e redirecionar rumos sempre que necessário, além de superar obstáculos institucionais e outros decorrentes dessa tarefa. Inicialmente, elaboramos um projeto para o SOPC, submetido à aprovação da Secretaria Municipal de Saúde. No ano seguinte, outro projeto foi submetido à aprovação da Associação Hospitalar de Bauru, além de cuidarmos dos aspectos legais e institucionais necessários, como a celebração de convênios de parceria entre a universidade (Faculdade de Ciências da Unesp-Bauru) e as instituições que receberiam os estagiários. No projeto destinado à Associação Hospitalar de Bauru (Hospital Manoel de Abreu) solicitávamos a contratação de um psicólogo para o serviço de oncologia, o que só veio a ocorrer anos depois.

O trabalho planejado e desenvolvido no hospital caracterizou-se principalmente por atendimentos breves de pacientes internados, psicoterapia breve com pacientes em esquema de tratamento ambulatorial, grupos temáticos com profissionais, grupos psicoeducativos em sala de espera, grupos de orientação, relaxamento e visualização em sala de quimioterapia e outros programas, além da pesquisa, que consideramos sempre indissociável nessa área em desenvolvimento.

Nossa participação na Associação de Pacientes e Familiares (cuja organização estimulamos), bem como no Conselho Municipal de Saúde, na área da Oncologia, foi extremamente enriquecedora, colocando-nos diante de outras questões a serem compreendidas e enfrentadas por aqueles que estavam "em campo", lidando diretamente com as dificuldades concretas dos doentes, de seus familiares e dos profissionais. Tais dificuldades eram agravadas pelas condições socioeconômicas de um país que apresenta tantas diferenças, caracterizado, ao mesmo tempo, por recursos encontrados em nações de primeiro mundo e por mazelas de países subdesenvolvidos. Nossa breve inserção no âmbito das políticas públicas em redes sociais e espaços consultivos foi determinante para a consolidação de nosso projeto e para outros avanços.

Durante esses anos, compartilhamos e acompanhamos melhorias obtidas no atendimento dos pacientes oncológicos na instituição hospitalar, como a inauguração, em 1997, do "Centro Regional de Oncologia", um ambulatório novo e equipado para o tratamento quimioterápico e radioterápico da população de Bauru e região, que apenas contava com o Hospital Amaral Carvalho em Jaú (SP) e um hospital universitário na cidade de Marília (SP) ou em outras localidades mais distantes. A inauguração desse ambulatório abriu novas possibilidades de atuação, e pudemos vivenciar esforços conjuntos de profissionais que, com nossa participação, engajaram-se na busca de uma prática que de fato caminhasse para a interdisciplinaridade. Nessa tarefa, experimentamos inúmeros avanços, mas também muitos retrocessos, relacionados, entre outros motivos, à alta rotatividade de profissionais no hospital e a contínuas mudanças e instabilidades institucionais.

A INSTITUIÇÃO HOSPITALAR

O hospital em que atuamos até março de 2008 foi fundado em 29 de janeiro de 1951, como Sanatório de Tisiologia, e foi projetado e construído pela Campanha Nacional contra Tuberculose, de acordo com o Decreto-lei Federal n. 9.387, de 20 de junho de 1946, no governo do presidente general Eurico Gaspar Dutra, quando Raphael de Paula Souza era diretor do Serviço Nacional de Tuberculose. Destinado ao atendimento de pacientes tuberculosos, após o controle dessa doença no país, esse hospital passou a receber pacientes com diferentes diagnósticos para tratamentos clínico-médicos, uma vez que não dispõe de centro cirúrgico e UTI. A maioria dos doentes internados nesse hospital realiza exames ou tratamentos clínicos ou quimioterápicos para câncer, recebe atendimento em casos de doenças oportunistas ligadas ao HIV ou é idosa, com doenças crônicas ou terminais. Na clínica oncológica, são atendidos pacientes de diversas faixas etárias e com todos os tipos de câncer, em diferentes estadiamentos.

No início de 2008, o Hospital Manoel de Abreu foi encampado pelo Hospital Estadual de Bauru, vinculado à Faculdade de Medicina da Unesp de Botucatu. Os serviços de oncologia estão sendo gradativamente transferidos para o Hospital Estadual, em uma nova condição física e institucional que poderá representar um marco positivo no atendimento médico-medicamentoso dos pacientes oncológicos de nossa região.

Até 2008, os pacientes oncológicos que necessitavam de cirurgias ou de terapias intensivas eram atendidos em outro hospital (Hospital de Base), também administrado pela Associação Hospitalar de Bauru; quando algum paciente em atendimento psicológico era transferido e necessitava do atendimento psicológico, nós nos locomovíamos para esse hospital.

A despeito das dificuldades, aprendemos muito e oferecemos rara oportunidade a graduandos de psicologia, que puderam vivenciar situações das mais positivas às mais negativas no que se refere à realidade das instituições de saúde que atendem, prioritariamente, pacientes carentes por meio do SUS. Como afirma Severo (1993, p. 18),

> As instituições que se destinam ao atendimento do cidadão carente são mal suportadas pelo Estado e pela comunidade. Sob uma forma ca-

muflada de rejeição em que a palavra é uma e a ação seu desmentido, as instituições estão sob constante ameaça de falência. Nessa estrutura de luta pela sobrevivência, todos estão ameaçados; a sociedade, o atendido, o atendente. Decorre daí, inevitavelmente, a dificuldade de trabalhar numa instituição.

No entanto, o espaço físico do Hospital Manoel de Abreu, uma construção horizontal cercada de grandes e antigas árvores, situada em um espaço amplo e agradável, parecia compensar muitas das dificuldades representadas pela frequente "falta" de verbas, de remédios, de profissionais, entre outros problemas, conferindo um clima paradoxalmente ameno e humanizado que todos os que nele atuavam pareciam apreciar, embora ainda conservasse, aos olhos da comunidade, muito do estigma ligado a doenças como a tuberculose, a aids e o câncer.

A organização deste livro coincide com um momento de grande transição nesse percurso que, esperamos, possa trazer novas perspectivas e significativos avanços no atendimento dos pacientes, na pesquisa e na prática da psico-oncologia em nossa região.

PERCURSO, DESCRIÇÃO DO SERVIÇO IMPLANTADO E RESULTADOS

Ao realizar essas reflexões, constatamos que, desde o início, fomos criando uma prática em psico-oncologia nos moldes do que foi definido posteriormente por Gimenes (1994), atendendo pacientes e familiares a partir do diagnóstico, durante todo o processo de tratamento, até o controle da doença ou o acompanhamento final, na morte e no luto (inclusive com atendimentos domiciliares), buscando construir parcerias entre a psicologia e a oncologia e outras especialidades de saúde. Procuramos abarcar também as demais facetas que envolvem o trabalho em psico-oncologia: a atenção à formação de psicólogos e demais profissionais de saúde dessa área, às dificuldades dos profissionais no trato cotidiano com pacientes e familiares, aos acompanhantes e aos cuidadores principais de pacientes dependentes ou acamados. Buscamos a participação, sempre que possível, nas esferas sociais e políticas na área da Saúde e a realização de pesquisas, com enfoque clínico e psicossocial, atentos às necessidades de educação para a saúde e de prevenção do câncer entre a população.

Em 2003, elaboramos um manual de orientação para pacientes e familiares, editado com verba da Pró-reitoria de Extensão da Unesp e apoio da Rima Editora (São Carlos). Esse manual é fornecido gratuitamente aos pacientes e aos seus familiares, auxiliando no trabalho de atenção integral à pessoa com câncer (Neme *et al.*, 2003). No mesmo ano, organizamos e publicamos um livro com resultados de pesquisas realizadas por alunos do curso de especialização em Psicologia da Saúde (Unesp-Bauru), no qual foram incluídos três capítulos sobre psico-oncologia (Neme e Rodrigues, 2003).

Em nossa prática com os pacientes, foi fundamental que desenvolvêssemos e utilizássemos de modo flexível todas as intervenções psicológicas possíveis ao novo *setting* terapêutico, das tradicionalmente praticadas às adaptações, além de novas técnicas e recursos interventivos que procuramos conhecer, aprender ou desenvolver, pois, conforme indicado por Carvalho (1994, p. 17), a psico-oncologia é uma área que "compreende todas as intervenções psicológicas possíveis no trabalho com o paciente com câncer e seus familiares".

No atendimento de pacientes de diversas faixas etárias, com diferentes diagnósticos de câncer e em variados níveis de gravidade da doença, constatamos a necessidade de lançar mão de amplas possibilidades interventivas, capazes de auxiliar no enfrentamento da doença e dos tratamentos e na diminuição das dores físicas e psíquicas dos atendidos. Os tipos de atendimento realizados, as intervenções breves ou "brevíssimas", tal como esclarecidas por Neder (1961), e os demais programas implantados no hospital foram quase sempre registrados e avaliados, demonstrando os benefícios percebidos por pacientes, alunos e profissionais de saúde (Neme, 1999; Neme, 2005a).

Até o início de 2002, o serviço de psico-oncologia hospitalar que implantamos foi mantido unicamente por mim e por meus alunos, mediante a parceria firmada entre a universidade e a Associação Hospitalar de Bauru, o que acarretava dificuldades, especialmente nas férias acadêmicas, quando precisávamos reduzir nossas atividades diretas com os pacientes. Contudo, procurávamos manter o atendimento de pacientes em estado mais grave, ajustando nossas possibilidades às necessidades dos que estavam em atendimento, contando com a colaboração dos alunos, dos participantes do projeto de extensão e de alguns profissionais da equipe do hospital. A partir de 2002, foi contratado um psicólogo que, no entanto, dividia seu tempo de trabalho entre a oncologia e as outras clínicas médicas em outro hospital, administrado pela mesma associação hospitalar.

Para que nosso serviço funcionasse com agilidade, desde o início, elaboramos uma rotina de trabalho seguida por todos os estagiários para o atendimento dos pacientes. A cada ano, fazíamos ajustes para incorporar atividades ou programas, de acordo com as novas e dinâmicas demandas que surgiam na instituição ou entre os profissionais da equipe, mas mantendo sempre a rotina de atendimentos, divulgada no hospital e conhecida pelos demais profissionais das enfermarias e do ambulatório.

No início de cada ano letivo, quando entravam os novos estagiários, realizávamos reuniões com os médicos responsáveis pela quimioterapia e pela radioterapia, das quais muitas vezes participavam outros profissionais (como as enfermeiras-chefes do setor de internação e do ambulatório). Todos os estagiários eram apresentados aos profissionais: médicos, enfermeiros, técnicos de enfermagem, técnicos da radioterapia e farmacêutico, além de assistente social e nutricionista (quando existentes na equipe de oncologia). O serviço de psicologia era apresentado aos novos funcionários ou profissionais do hospital. Da mesma forma, a rotina dos atendimentos e os horários de plantão de todos os estagiários eram divulgados entre os profissionais e nos diferentes setores diretamente ligados ao nosso trabalho, de modo que o serviço de psicologia pudesse ser conhecido e contatado por todos.

Com a contratação do psicólogo, providência pela qual sempre lutamos, as atividades do serviço de psicologia foram facilitadas e foi possível oferecer atendimento grupal e um curso de aprimoramento (realizado no hospital em 2004 e 2005), fortalecendo o serviço e nossas realizações na área da formação de profissionais em psico-oncologia. Nesse período, chegamos a idealizar a instalação de um serviço no modelo de hospedaria (*hospice*) para pacientes em quimioterapia que necessitassem de internação de curta duração, aproveitando uma construção que estava desativada no complexo hospitalar e seria ideal para essa finalidade. No entanto, a falta de investimento e de equipes de profissionais impediu a continuidade dessa proposição, mas isso não nos levou a abandonar projetos e expectativas futuras.

A ROTINA DO SERVIÇO DE PSICOLOGIA HOSPITALAR NA ONCOLOGIA

Para viabilizar nossos objetivos, a rotina do serviço de psicologia foi organizada de maneira que pudesse funcionar independentemente da presença diária do psicólogo na instituição. Essa rotina foi seguida durante todos os anos, o que conferiu estabilidade e segurança aos estagiários e aos profissionais do hospital.

A rotina nas enfermarias

Diariamente, os estagiários-plantonistas verificavam a entrada de novos pacientes oncológicos no setor de internação do hospital, anotando os dados de identificação (nome, sexo, idade, procedência, médico responsável, número do leito e enfermaria).

A seguir, no setor de enfermagem, verificavam os prontuários de pacientes novos e antigos e anotavam informações relativas ao diagnóstico médico, indicações e procedimentos médico-medicamentosos, intercorrências e outras observações desse setor sobre cada paciente.

Com essas informações, dirigiam-se aos leitos dos pacientes antigos (já contatados e/ou em atendimento psicológico) para dar prosseguimento ao trabalho (com o paciente e, quando possível, com seus familiares) e, conforme a disponibilidade de tempo no dia ou mediante solicitação da equipe hospitalar, realizavam contatos com pacientes novos para uma entrevista inicial e a proposição do atendimento psicológico de rotina do serviço de psicologia.

Quando o paciente concordava com o atendimento psicológico e com suas condições, passava a ser visitado rotineiramente (uma ou mais vezes por semana) por um ou mais membros da equipe de psicologia, observando-se que um dos estagiários (o que realizava o primeiro contato) assumia a responsabilidade pelo atendimento daquele caso. Os demais estagiários apenas atuavam como auxiliares para o caso de o paciente necessitar de algum tipo de atendimento em dia ou horário indisponível para seu terapeuta no hospital. Essa conduta também visava garantir uma distribuição equitativa de pacientes por estagiário.

Para a viabilização desse procedimento, o terapeuta responsável pelo caso devia apresentar um ou dois outros estagiários ao paciente e a seus familiares ou acompanhantes (dependendo da avaliação de gravidade ou da necessidade de cada caso), explicando que faziam parte da equipe de psicologia do hospital e podiam auxiliá-los, se necessário, na ausência de seu terapeuta. Cada estagiário-plantonista cumpria uma carga horária de oito horas semanais, de modo que, durante toda a semana, havia um ou mais estagiários do serviço de psicologia no hospital.

Após cada período de plantão no hospital, os estagiários registravam em um "livro de plantão" os nomes e os números de leitos dos pacientes atendidos, bem como as informações importantes que deviam ser transmitidas aos demais plantonistas sobre o atendimento psicológico e/ou as intervenções realizadas, além de dados sobre as condições gerais e psicológicas dos atendidos. Desse modo, evitava-se que um paciente novo fosse duplamente entrevistado e garantia-se a transmissão de informações necessárias sobre os pacientes em atendimento aos demais integrantes da equipe.

Os pacientes internados recebiam atendimento psicológico até sua alta hospitalar; alguns continuavam a psicoterapia em esquema ambulatorial (conforme possibilidades e necessidades de cada caso). Muitos pacientes foram atendidos quando transferidos para outros hospitais, quando foram para casa ou até o óbito. Porém, poucos casos (cerca de três a quatro por ano) continuavam a receber atendimento psicológico domiciliar após a saída do hospital, em virtude das dificuldades da equipe para a viabilização de atendimentos domiciliares. Além disso, muitos pacientes residiam em outras localidades, o que impedia os atendimentos psicológicos de prosseguir. Quando possível, o paciente e seus familiares eram encaminhados para serviços de atendimento psicológico em suas cidades de origem.

Sempre que necessário, os familiares dos pacientes eram contatados pelo terapeuta responsável pelo caso nos horários de visita. Em alguns casos, buscou-se a parceria entre o serviço de psicologia e o serviço social para a localização e/ou solicitação de visita a pacientes que se encontravam afastados da família, distantes ou "abandonados" por seus familiares. Muitos dos pacientes internados tinham como única rede de apoio os profissionais do hospital ou a ajuda de algum vizinho ou conhecido. Em alguns casos, realizamos intervenções e ações para reaproximar filhos ou familiares de pacientes que se encontravam em total desamparo e residiam sozinhos. Nesses dezesseis anos de atuação, visando auxiliar na retomada de contatos e na resolução de questões familiares – em geral causadoras de mais sofrimento que a própria doença –, em três casos, os terapeutas escreveram cartas ditadas por pacientes não alfabetizados para seus parentes distantes, as quais relatavam fatos, sentimentos e necessidades. O trabalho na enfermaria, a disponibilidade terapêutica e o envolvimento dos estagiários – sempre considerados "profissionais em formação" – diante dos doentes e de suas necessidades, das mais básicas e materiais às mais subjetivas e simbólicas, podem ser exemplificados pelo relatório de uma estagiária, elaborado após seu primeiro contato com um paciente terminal internado:

Uma experiência indescritível... Apresentei-me a P. e expliquei nosso trabalho. Perguntei se ele gostaria de falar comigo. P. fitou-me com seus olhos azuis e chorou.
Ficamos em silêncio durante algum tempo. Coloquei que ele podia falar o que estava sentindo...
P. ficou calado, olhando-me seriamente. Silêncio... Perguntei se ele tinha compreendido por que eu estava ali.
"Eu estou lhe ouvindo", disse com dificuldade.
Permanecemos muito tempo em silêncio. P. derramou várias lágrimas e estendeu a mão. Segurei-a. Ficou me olhando. Fechou os olhos.
Retornou...
Silêncio... Silêncio... Perguntei se preferia que eu fosse embora.
P. ficou calado, apenas me olhava com tamanha profundidade que fiquei "hipnotizada". Após algum tempo, perguntei se ele gostaria que eu passasse mais tarde. "Passe", disse P., e continuou me olhando.
Fui saindo do quarto, talvez ainda meio "tonta" pela experiência e acenei para ele.
P. levantou a mão e continuou fitando meus olhos.
Senti muita dor. Porém, naqueles momentos ele ensinou-me algo. Algo que eu não sei ainda descrever.
Tinha um imenso conteúdo naquele olhar...

Esse paciente (70 anos, com metástases generalizadas, casado há quarenta anos, pai de dois filhos) e sua esposa foram atendidos até o momento de sua morte, em um total de quatro sessões com a esposa e quatro com o paciente. Os filhos (um do sexo masculino e um do sexo feminino) apenas falaram com a terapeuta após a morte do paciente, devido à dificuldade que demonstraram em aceitar e trabalhar seu sofrimento diante da perda iminente do pai.

O mencionado paciente e muitos outros atendidos possibilitaram um aprendizado, a mim e a meus alunos, que transcende a dimensão profissional e traz reflexões e vivências insubstituíveis. Pudemos trabalhar o luto antecipatório da esposa e do paciente e, após sua morte, realizamos duas sessões com os filhos, auxiliando-os a lidar com os sentimentos de culpa e tristeza pela perda.

Rotina no ambulatório

Os pacientes em tratamento ambulatorial de quimioterapia ou radioterapia eram atendidos pelo serviço de psicologia por meio de encaminhamentos da equipe médica e de enfermagem ou por solicitação do próprio paciente ou familiar. Para isso, as consultas eram agendadas nos horários disponíveis dos estagiários e os pacientes eram submetidos à entrevista clínica inicial. Caso necessitassem e concordassem com a proposta de psicoterapia, eram agendados atendimentos semanais ou quinzenais, dependendo das possibilidades de cada caso. Os familiares recebiam atendimento psicológico para orientação ou apoio sempre que solicitado, necessário e possível.

Os estagiários faziam anotações nos prontuários dos pacientes do ambulatório, com os demais componentes da equipe de saúde, além de redigir relatórios mais detalhados, que eram levados semanalmente à supervisão grupal na universidade e ficavam arquivados no centro de psicologia aplicada.

Com o intuito de orientar os estagiários quanto aos dados importantes a serem observados e coletados durante as entrevistas psicológicas e as sessões psicoterápicas, bem como facilitar a organização posterior das informações para pesquisa, era utilizado um roteiro de orientação para a entrevista, que não devia ser seguido rígida ou sequencialmente, apenas pontuar as informações relevantes que deviam ser coletadas ou observadas para a compreensão abrangente dos casos atendidos. As prioridades eram o bem-estar e o atendimento das principais necessidades do paciente. Buscávamos aprofundamentos terapêuticos e a atenção à pesquisa dentro das possibilidades de cada caso, mediante a concordância do paciente e do familiar.

O roteiro de orientação para os estagiários é constituído de itens organizados nas categorias:

a) dados demográficos (sexo, idade, estado civil, número de filhos, condições atuais de moradia e localidade, composição da família atual, religião, escolaridade, profissão e ocupação atual);

b) dados clínico-médicos (diagnóstico médico, parte do corpo afetada pela doença, estadiamento do câncer, tratamentos já realizados, tratamentos atuais, medicamentos indicados, outras terapias médicas paralelas);

c) dados sobre as condições psicofisiológicas observadas ou coletadas durante contato e entrevista com o paciente (capacidade de se locomover com ou sem ajuda; existência de desconfortos gástricos, intestinais, dores ou outros; condições de fala, atenção, humor, alimentação, sono e sociabilidade, além de outras anotações sobre as condições físicas aparentes do paciente);

d) dados sobre condições psicológicas observadas pelo atendente e relatadas pelo paciente na entrevista (condições cognitivas e afetivas gerais; receptividade ao atendimento psicológico; queixas mais importantes; identificação e expressão de sentimentos, afetos e necessidades psicossociais; processo e recursos de enfrentamento; mecanismos de defesa; história da doença atual e dos tratamentos já realizados; crenças sobre a doença; dados de história de vida atual e anterior à doença; relações familiares; maiores fontes de estresse passadas e atuais; redes de apoio social atuais; foco da problemática apresentada pelo paciente, entre outras informações sobre as principais vivências atuais e pregressas do paciente relacionadas ou não com o adoecimento).

As intervenções realizadas e/ou o conteúdo de entrevistas e sessões de psicoterapia eram anotados cursivamente pelos terapeutas após os atendimentos, em forma de relatórios que eram semanalmente lidos e discutidos na supervisão grupal. Ao final de cada ano letivo, os participantes do estágio e do projeto de extensão em psico-oncologia categorizavam os dados coletados, compondo um banco de dados sobre as atividades e os atendimentos realizados, e redigiam um relatório final.

Atualmente conservamos uma rotina similar no Hospital Manoel de Abreu. O perfil dos pacientes internados na oncologia já mudou, pois apenas estão internados nesse hospital os doentes em tratamento quimioterápico. Os períodos de internação, assim como o número de pacientes, estão reduzidos, possibilitando que quase todos os internados (média de dez pacientes por semana) sejam atendidos pelos estagiários de psicologia.

A rotina de atendimento dos pacientes em tratamento ambulatorial continua semelhante à anterior, devendo sofrer alterações na medida em que os serviços de quimioterapia e de radioterapia forem sendo transferidos para as dependências do Hospital Estadual de Bauru.

A seguir, o relato sintético de um caso atendido ilustra nossa experiência no ambulatório de oncologia.

O paciente, atendido em psicoterapia breve, era um homem de 43 anos, casado e pai de dois filhos. Com ensino superior completo, exercia uma profissão reconhecidamente estressante não relacionada com sua formação, e estava licenciado do trabalho por causa da doença.

O paciente estava sendo submetido à quimioterapia, após cirurgia de câncer de esôfago, com suspeita de metástase pulmonar. Quanto a suas condições psicológicas, havia o predomínio de extrema ansiedade e angústia, depressão e negação de sentimentos; dificuldades para enfrentar os tratamentos e abandonar o uso de álcool.

O paciente foi encaminhado para psicoterapia por estar deprimido, irritado, muito "nervoso" e por manter o "hábito da bebida", mesmo após a cirurgia e durante o tratamento quimioterápico (fato relatado pela esposa). Negava-se a realizar um exame (tomografia) necessário para esclarecimentos diagnósticos em virtude da suspeita de metástase pulmonar.

Contou ter sido sempre muito "alegre" e que agora sentia que tudo estava "acabado". Confirmou com relutância o uso de bebida alcoólica (desde a juventude), porém, atualmente, "em pouca quantidade". Parou de fumar após a cirurgia e sabia que deveria também parar com a bebida, mas apresentava dificuldades para isso. Informou ter muitos amigos, mas que, estando com eles, acabava bebendo. Relatou sua constante insatisfação com o tipo de trabalho que realizava (policial), desde o início da carreira (aos 18 anos), o que teria motivado forte depressão dois anos antes do aparecimento da doença.

Disse que tudo mudou depois da doença, que vivia com pensamentos "muito negativos", chegando a pensar em morrer. Resolveu estar muito "emotivo" (coisa que "nunca foi") e desorientado. Só queria dormir (pois tentava evitar a companhia dos amigos). Como expectativa de vida, apenas disse que gostaria de poder melhorar a situação econômica dos filhos para que fizessem faculdade.

Ressentia-se de não ter podido seguir a profissão escolhida na época em que iniciou a faculdade, por fatores ligados às perdas econômicas sofridas pela família de origem que o obrigaram a exercer a profissão atual (vista como "violenta", e muito "negativa").

O relacionamento com a esposa sempre foi prejudicado pelo hábito de beber, embora nunca tenha sido "brigão" ou incomodado os outros quando alcoolizado (fato confirmado pela esposa).

Disse ter ficado "meio em dúvida" quanto ao encaminhamento para a psicoterapia, mas ter aceitado por achar que estava precisando de ajuda.

Confirmou que não realizaria a tomografia por já estar muito "traumatizado" com tudo que havia passado, principalmente no período em que ficou na UTI, onde viu pessoas morrerem e muito sofrimento. Afirmou que, se estivesse com "outro problema" no pulmão (conforme indicado pelos raios X), "deixaria assim mesmo", mas não faria o exame.

Quanto à história de vida, relatou problemas familiares e conflitos com irmãos, principalmente após a morte da mãe, a quem "assistiu morrer", fato que o deixou muito "traumatizado" e "chocado".

Atualmente, encontrava-se "meio afastado" da família de origem para "evitar ficar nervoso" com as brigas e os conflitos constantes.

Foram realizadas 26 sessões de psicoterapia breve com o paciente, com avaliação de muitos "ganhos terapêuticos" para ele, a equipe de psicologia e a equipe médica.

Os focos trabalhados foram os seguintes: baixa autoestima, insegurança e sensibilidade afetiva, fortemente negada durante toda a vida, com o auxílio do "entorpecimento" promovido pelo álcool, assim como "mágoas" relacionadas com sentimentos de rejeição paterna. A imagem de "brincalhão" e "alegre" (tal como se autodescrevia antes da doença) foi mantida a duras penas, ocultando a depressão que veio à tona após severo evento de estresse associado com o trabalho, dois anos antes do diagnóstico do câncer.

A perda da mãe há cinco anos, com quem mantinha forte relação de dependência (segundo o paciente, ela era seu ponto de apoio e de segurança emocional), não havia sido elaborada e foi também "racionalizada" e "evitada", assim como outros aspectos conflituosos e perdas afetivas em sua história de vida que foram emergindo durante o processo terapêutico.

O "pavor" que sentia ao considerar a perspectiva do exame tomográfico revelou ligação com a ideia de morte, em virtude da semelhança vista pelo paciente entre o aparelho de tomografia e o "caixão de defunto". O medo da "morte", inicialmente negado, evidenciou-se ao paciente por outras associações, sonhos e lembranças trabalhados em terapia.

Após cerca de seis sessões de psicoterapia, em que foram trabalhados alguns aspectos centrais de sua problemática atual – inclusive com utilização de técnicas de relaxamento e visualização –, o paciente sentiu-se seguro para realizar a tomografia. Os resultados negativos para "metástase pulmonar" foram atribuídos pelo paciente a "efeitos do trabalho terapêutico".

Psico-oncologia – Caminhos e perspectivas

À medida que o paciente foi reformulando sua autoimagem e seu autoconceito, conseguiu parar com a bebida, procurando novas amizades e engajando-se em trabalho voluntário assistencial com a esposa (o qual anteriormente criticava). Ao mesmo tempo, optou por aposentar-se (mesmo com a possibilidade de perdas financeiras) e batalhou muito para conseguir esse objetivo. Ao terminar a psicoterapia, encontrava-se "fora de tratamento médico", sentia-se "outra pessoa", "alguém" (palavras do paciente), e estava pesquisando maneiras de realizar um trabalho mais ligado aos seus interesses, iniciando "nova etapa de vida".

Reproduzimos a seguir uma das falas desse paciente no final da psicoterapia:

Acho que a terapia me ajudou em tudo: resolvi as mágoas do passado, mexi com meus medos (que eu achava que não tinha), melhorei com a esposa... Aprendi a ser "mais eu". Acho que a terapia e os exercícios (relaxamento e visualização) ajudaram a não ser outro tumor (metástase). Melhorei do medo, daquela ansiedade... Fiquei mais tranquilo para resolver os problemas da família. Voltei a me sentir útil (parei de beber) e estou seguindo as orientações médicas direito.

PRINCIPAIS MODALIDADES DE ATENDIMENTO E INTERVENÇÕES PSICOLÓGICAS NO SERVIÇO DE PSICO-ONCOLOGIA

O objetivo essencial do atendimento psicológico, especialmente dos pacientes nos leitos, que em geral se encontram mais debilitados, é o de oferecer uma escuta clínica diferenciada à vida, mesmo quando se trata da inevitabilidade ou proximidade da morte. Em uma atitude fenomenológica, de abertura à experiência imediata e presente do paciente, buscamos estabelecer uma relação empática e de apoio que permita o fortalecimento de seus recursos saudáveis e o enfrentamento efetivo da doença e dos tratamentos. Ao mesmo tempo, quando possível, ampliamos a compreensão das vivências atuais e da história de vida do paciente internado, identificando ansiedades, angústias, pontos de conflito e outros elementos que acarretam maior sofrimento e auxiliando na resolução de crises daquele momento, estados emocionais que interferem negativamente no tratamento da doença e outras necessidades afetivas.

De acordo com as necessidades e as condições do paciente, são realizadas intervenções bastante pontuais, visando auxiliar no manejo de quadros dolorosos, acalmando o paciente que apresenta crises de ansiedade e fazendo apontamentos, assinalamentos, clarificações e sugestões que facilitem a resolução de dificuldades emocionais ou concretas relacionadas com a família, a equipe ou a hospitalização. Em alguns casos, realizam-se uma ou mais intervenções conjuntas com o paciente e os familiares e/ou o cuidador ou busca-se esclarecer aspectos relevantes da condição atual do paciente com o médico responsável e/ou a equipe de enfermagem, visando facilitar a resolução de dificuldades e melhorar a comunicação e a compreensão entre esses integrantes do tratamento, em um procedimento de interconsulta, voltado à facilitação do tratamento e da qualidade de vida do paciente.

Com os pacientes internados, fazemos, na maioria dos casos, entrevistas clínicas interventivas, cujo objetivo é captar as principais demandas psicológicas do paciente naquele momento e aprofundar a compreensão de suas vivências, procedendo, ao mesmo tempo, à coleta de informações clínico-psicológicas, ao esclarecimento de suas necessidades atuais e realizando intervenções verbais e não verbais pontuais para necessidades e condições emergentes durante a entrevista. Esse processo, em nossa experiência, tem duração de um a cinco encontros, com uma média de dois a três encontros por paciente internado. Em alguns casos, tais atendimentos se estendem, caracterizando um processo de psicoterapia breve bastante focalizado e direcionado a melhorar as condições emocionais atuais ou a qualidade de sobrevida do paciente.

Mathilde Neder (1961, 1972) considera que o tratamento breve pode se realizar por meio de "unidades" terapêuticas, em uma, duas ou mais sessões que, com começo, meio e fim, podem ser vistas como um "processo". Essas unidades terapêuticas podem ocorrer em séries, aprofundando o trabalho focal com o paciente, se possível e indicado. Fruto de seu extenso trabalho na prática hospitalar, a concepção de Neder esclarece as possibilidades do "fazer psicoterápico" na realidade de enfermarias e ambulatórios hospitalares, cujas demandas são muito específicas e extremamente dinâmicas.

Na mesma linha, Knobel (1986) afirma que os psicoterapeutas precisam assumir a tarefa de prestar atendimento em situações de crise, prestando apoio ao paciente. Ao relatar parte de sua experiência como psicoterapeuta hospitalar, Knobel (1986, p. 64) afirma:

> Nessas circunstâncias, a "privacidade" é dada pela dor e pelo sofrimento de cada um e pela capacidade do terapeuta de compartilhar a angústia com os que sofrem, para aliviá-la e ajudar e, ao mesmo tempo, aliviar a dos outros que assistem, para sentirem-se mais calmos e também mais apoiados.

O atendimento no ambulatório apresentou menores dificuldades graças às melhores condições da maioria dos pacientes e à rotina ambulatorial, que permite maior previsibilidade de tempo e o agendamento de atividades. Com esses pacientes, são realizados atendimentos psicoterápicos breves individuais, os quais ocorrem em processos com duração de seis a 32 sessões, com uma média de oito a doze sessões por paciente. Geralmente, o número de sessões não é fixado desde o início e o atendimento do paciente é determinado pelas necessidades e possibilidades de cada caso. O foco terapêutico é parcialmente delimitado por sua condição atual de "doente com câncer" em tratamento.

Segundo Knobel (1986), o conceito de tempo é relativo e ambíguo. O autor aponta três tipos básicos de tempo: o *existencial* (o tempo em si, como fenômeno do transcorrer e do ser), o *vivencial* ou *experiencial* (a vivência do tempo individual, relativizado por necessidades, expectativas e circunstâncias de cada um) e o *conceitual* (cronológico estabelecido como parâmetro ou medida objetiva). Dessa forma, o tempo de duração do tratamento psicológico é determinado por condições e possibilidades específicas.

A psicoterapia breve que praticamos foi adaptada às condições concretas do serviço de psico-oncologia hospitalar desenvolvido e às necessidades dos pacientes, os quais, em sua maioria, pertencem a classes socioeconômicas menos favorecidas. Devido a elas e ao já excessivo montante de tratamentos médicos que devem realizar, esses pacientes dificilmente procurariam ajuda psicoterápica por iniciativa própria ou indicação profissional, tendo em vista as dificuldades de acesso a esse tipo de serviço ou sua escassez em serviços públicos de saúde mental.

Os pacientes que atendemos caracterizam uma demanda bastante diferenciada das tradicionais em saúde mental, considerando aspectos como condição física, motivação para a psicoterapia, reconhecimento de seu sofrimento psicológico e expectativas – entre outras condições relacionadas com a etapa do tratamento oncológico em que se encontram, com as recidivas, com o estresse representado pelos contínuos exames e com os efeitos colaterais dos tratamentos médicos. São pessoas que estão sofrendo e identificam esse sofrimento muito mais em suas dimensões corporais do que nas psíquicas, o que torna necessárias a adequação de objetivos psicoterápicos e a cuidadosa delimitação dos focos possíveis a ser trabalhados em diferentes níveis de ajuda.

O modelo de psicoterapia breve utilizado nesse serviço de psico-oncologia pode ser definido como *tratamento psicológico de pacientes oncológicos* (e familiares), com *objetivos limitados*, realizado em tempo *breve, brevíssimo ou possível*, em que o *foco terapêutico* é, em parte, definido pela condição atual de "ser doente" dos pacientes atendidos e, em parte, configurado pela problemática central apresentada ou identificada (Neme, 1999, 2005b).

Os *objetivos* psicoterápicos são limitados às questões, às necessidades, às possibilidades (psicológicas, físicas e ambientais) e às dificuldades ou áreas principais de conflito (atuais ou passados) apresentadas pelos pacientes, que configuram o foco terapêutico ou interventivo.

A relação terapêutica baseia-se no contato empático, permissivo, caloroso, discreto e cuidadosamente não invasivo, aberto e facilitador de confiança e participação ativa do paciente. Enfatiza-se uma atenção terapêutica voltada para o momento vivencial atual do paciente, sem negligenciar todos os demais aspectos que se atualizam e emergem na relação e na situação atual. São introduzidos e utilizados elementos técnicos e recursos terapêuticos ecléticos, como as técnicas de relaxamento e visualização – baseadas em Sandor *et al.* (1982); Erickson, Hershman e Secter (1994); Zeig (1985, 1995); e Epstein (2009) –, e outros recursos, como os apresentados por Simonton *et al.* (1987); Simonton e Henson (1994); e LeShan, (1992), conferindo um cunho ativo às intervenções dirigidas às necessidades emergenciais e pontuais dos pacientes, principalmente nas situações de extrema ansiedade, angústia, desespero ou dor.

A meta estabelecida para a psicoterapia breve oferecida no serviço de psicologia hospitalar descrito pode ser sintetizada da seguinte maneira: *melhorar a qualidade de vida dos pacientes atendidos por meio do tratamento psicológico, do apoio e da orientação psicológica dados a seus familiares e cuidadores, auxiliando-os no enfrentamento adaptativo da doença e dos tratamentos médicos necessários em quaisquer das fases – do diagnóstico às terapias específicas do câncer – e/ou fornecendo apoio até a fase do morrer.*

Em muitos casos, procuramos colher, com os pacientes, uma avaliação dos ganhos que consideraram ter obtido com o apoio psicológico ou suas vivências nesse atendimento. Em alguns casos, com finalidade de pesquisa, as avaliações de ganhos terapêuticos foram realizadas por pesquisadores/estagiários independentes, além das avaliações dos próprios terapeutas. Alguns relatos de pacientes são ilustrativos.

> Quando recebi a notícia da doença, fiquei arrasado... Quando a enfermeira me falou do atendimento de psicologia, aceitei logo... Eu estava precisando de ajuda. Queria voltar a ser a pessoa que era antes

da doença. Consegui voltar a ser alegre... a brincar. Senti-me muito confortado, enfrentei o tratamento da doença. Muitas vezes pensei em desistir da quimioterapia, mas a terapia me deu forças para continuar. Hoje estou curado, e este benefício foi conquistado com a máxima ajuda da terapeuta. Eu mudei também. Antes eu ia vivendo... Não parava para pensar, para entender a vida. Eu sentia, mas parecia que nem sentia... Eu não sabia "colocar pra fora", extravasar as emoções... Vi meu pai e minha filha morrerem sem chorar... Hoje recuperei isso... Me emociono até com coisas da televisão. Acredito que isso foi muito, muito importante na minha vida... Foi uma oportunidade de olhar para mim, de mudar coisas... E de voltar a ser uma pessoa dinâmica. A importância deste tratamento é máxima... Devia ser pra todos...

(Homem, 42 anos, câncer de mama)

No começo eu não estava gostando muito da ideia de vim [sic]... Eu já tinha passado por umas três psicólogas lá no outro hospital. Mas aí eu vi que este era certinho, comecei vim [sic] e gostar. Me senti e me sinto muito bem. Me ajudou a descobrir umas coisas que eu já tinha dentro de mim, que eu não estava enxergando... trouxe outras coisas boas: estou me dando melhor em casa, esclareci muitas dúvidas, consegui me abrir de verdade... nos momentos de tristeza e de alegria [divididos com a terapeuta]. Percebo, com a terapia, que às vezes precisamos cair para depois levantar: temos que descer para depois subir... é nessas horas que passamos a enxergar melhor muitas coisas... Este tratamento é muito importante, porque, quando a gente está doente e fazendo este tratamento que a gente passa mal, a gente sente um vazio muito grande, fica pra baixo. Quando eu tratei lá... [no outro hospital], ficava "derrubada" na cama, sem nem uma "alma" para dar força... É demais importante este tratamento.

(Mulher, 49 anos, câncer de mama)

O tratamento psicológico me trouxe muitas coisas importantes. Uma delas é que hoje eu falo mais direto o que penso, não fico mais "engasgada" como antes. Apesar da ótima chance de cura dada pelo médico, eu pensava em desistir, achava que não ia ter força para aguentar... Queria viver normal, ter a gravidez normal... Consegui fazer a quimio e a radioterapia com a ajuda da terapia. Consegui aceitar melhor minha aparência física, sem cabelos. Hoje me olho no espelho e não fico mais desesperada como ficava. Estou muito mudada... Hoje penso mais em mim, não estou sendo levada pelos outros, com insegurança, como antes. Sei que estas mudanças estão deixando algumas pessoas magoadas, mas não importa. Quero mesmo é continuar a ser como estou sendo. Estou muito melhor. Hoje, me irrita ver como as pessoas se incomodam com coisinhas que não fazem mais sentido para mim. Espero que [a família] me entenda. Às vezes sinto que não aceitam muito bem minhas mudanças. O tratamento psicológico é muitíssimo importante, pois dá umas chacoalhadas na gente. Comigo aconteceu assim: no começo, ouvi muitas coisas que não queria ouvir, mas tive confiança [na terapeuta]... Mudei para melhor. Quero continuar a terapia.

(Mulher, 24 anos, Doença de Hodgkin)

Eu estava mal, achando que ia morrer. Estava muito desanimada e me entregando mesmo. Eu não acreditava no médico quando ele dizia que meu câncer tinha cura. Já tinha falado para [família, marido] que era pra arrumar alguém para olhar meus filhos, acabar de criar eles... Hoje me sinto curada, os exames já deram negativo. Comecei a acreditar mais em mim mesma, a enxergar as coisas como elas são... Com a terapia, eu recuperei a vontade de viver e de lutar. Consegui também enxergar algumas coisas que estava fazendo [com relação aos filhos]... hoje não faço mais. Passo segurança pra eles. Este tratamento é demais importante. Ele vem numa hora em que a gente está mais fraca, mais desanimada. Acho que seria bom se pudesse continuar, mas eu já melhorei... tem mais gente aí que precisa. Mas me sinto agradecida e confiante de saber que tem o serviço aqui, e a terapeuta falou que se eu precisar depois posso ser atendida de novo. Tenho pra mim que este tratamento ajuda na cura desta doença... Pra mim, eu sei que ajudou.

(Mulher, 50 anos, câncer de mama)

Quando me falaram para falar com a psicóloga, aceitei bem. Eu estava meio "xarope" por causa da doença. Tem gente que acha que psicólogo é bobeira, mas eu fiquei satisfeito com esta oportunidade.

No início, fiquei meio em dúvida para falar de certas coisas, mas fui me sentindo à vontade e, sem perceber, comecei a falar tudo... Coisas que não falava nem pra família, e nunca falei pra ninguém... Sentia muita segurança na terapeuta.

Este tratamento psicológico me ajudou em tudo na minha vida. Andava muito nervoso, tive depressão... Era de guardar tudo... Mas sou emotivo... Hoje choro... Antes, eu tinha uma fuga de pessoa idiota... Me conheço melhor, meu relacionamento com a família é outro e até participo de atividades de ajuda a outras pessoas. Consegui superar os traumas que tive. Se pudesse, continuava a terapia... Vinha toda semana... Foi muito importante e eu recomendo para todo mundo, principalmente as pessoas que estão passando pelo que eu passei. Hoje me considero curado, e a terapia me ajudou nisso, tenho certeza...

(Homem, 51 anos, câncer de esôfago)

Quando o médico me falou deste tratamento, estranhei um pouco. Achava que psicólogo era pra criança, não pra gente adulta. Falei pra minha filha: "O que que eu vou fazer lá?" Aí ela falou que era pra falar da vida da gente, e que psicólogo era pra qualquer pessoa. Aí eu pensei: "Então vou lá ver". É que, depois de velha, sem ter frequentado a escola... Mas foi a melhor coisa que eu fiz. Este tratamento [quimioterapia] é de matar. Sofri muito, pensei que ia morrer. Acho que consegui aguentar, com a ajuda da psicóloga. Foi muito bom, conversei muito, aprendi muito. Ela [a terapeuta] me esclareceu em muita coisa. Aprendi a lutar mais pelo que é bom pra mim. Perdi o cabelo, mas fiquei tão confiante em mim, que não liguei como achava que ia ligar. Me arrumo e saio assim mesmo... A gente escuta tanta coisa ruim desta doença, que o sofrimento fica pior ainda... Sem este tratamento [psicoterapia], acho que talvez eu ficaria desesperada e teria desistido de lutar e me tratar...

(Mulher, 71 anos, câncer de mama)

Consegui realizar, com a terapia, uma coisa que sempre quis fazer, mas achava que não ia conseguir: escrever. Agora, aqui no hospital, quando tenho que ficar internada e em casa, estou escrevendo (um tipo de diário, com pensamentos e poesias). Isso está me ajudando muito. Não me sinto mais sozinha e tenho mais confiança em mim e no tratamento.

(Mulher, 53 anos, câncer de útero)

Eu achava que não era certo chorar ou lembrar as mágoas que tive com o meu pai... [por causa da religião]. Mas vi que isto estava me fazendo mal, e que falar ou chorar não quer dizer que vou ficar guardando pro resto da vida. Posso ir limpando, esquecendo devagar...

(Mulher, 31 anos, câncer de mama)

Achei a coisa mais importante ter psicólogo no hospital. Fiquei muito nervosa de estar internada; estava até pior de tudo. Vi minha colega de quarto morrer do meu lado... Fiquei apavorada. Ainda bem que estou recebendo este tratamento. Estou bem mais calma.

(Mulher, 78 anos, câncer de intestino)

Precisa ter alguém assim, que a gente possa falar abertamente tudo que sente, do sofrimento, do fato de morrer... Não é com todos que podemos falar disso; é difícil... Pedir pra Deus levar e acabar com este sofrimento. Falar disso tudo... tão íntimo, com confiança e amizade... É um apoio muito importante. No começo, não sabia o porquê deste tratamento...

(Homem, aproximadamente 62 anos, câncer de pulmão)

OUTROS PROGRAMAS REALIZADOS EM NOSSA PRÁTICA EM PSICO-ONCOLOGIA HOSPITALAR

Grupos de mulheres mastectomizadas: abertos a mulheres que fizeram a mastectomia e se encontravam em tratamento ou em fase de controle da doença. Aspectos do relacionamento conjugal, sexualidade, sentimentos de perda e autoimagem negativa foram sempre muito presentes e trabalhados em duas experiências grupais realizadas até o momento.

Projeto "Mulheres de peito aberto": grupo de mulheres com diagnóstico de câncer de mama, inclusive fora de tratamento; em tratamento ou que se submeteriam a tratamentos médicos, cirúrgicos, quimioterápicos e/ou radioterápicos. Caracterizado como grupo de apoio, as experiências das participantes e a ajuda mútua, além do apoio terapêutico, foram os principais eixos de trabalho.

Grupos de sala de espera: trabalho realizado na sala de espera do ambulatório de quimioterapia e radioterapia, de caráter psicoeducativo, baseado no *Manual de orientação para pacientes e familiares: abrindo portas para uma nova visão da doença oncológica e dos tratamentos*, organizado e publicado pelo serviço de psico-oncologia em 2003 (Neme *et al.*, 2003). Utilizando cartazes com ilustrações, os estagiários abordam dúvidas e ansiedades de pacientes e familiares sobre os tratamentos, esclarecem aspectos relacionados a estes e divulgam conhecimentos psicológicos derivados de pesquisas na área do estresse e do enfrentamento psicológico, visando orientar, diminuir a ansiedade e fortalecer o processo de enfrentamento da doença.

Grupos em sala de quimioterapia: os pacientes são abordados durante a quimioterapia, estabelecendo-se o *rapport* por meio de apresentações das pessoas e da atividade a ser realizada. A seguir, avaliam-se subjetivamente a ansiedade e a tensão que cada um percebe no momento, em uma escala de zero a dez (na qual zero representa nenhuma ansiedade ou tensão e dez, ansiedade e tensão em excesso). Em seguida, é utilizada técnica de relaxamento e visualização, avaliando-se, no final, novamente e da mesma forma, a ansiedade e a tensão relatadas pelos pacientes. Em todas as intervenções, os pacientes relataram significativa redução de ansiedade e tensão, bem como passaram a conversar e trocar experiências na sala de quimioterapia, modificando o ambiente social de silêncio e ausência de relacionamentos, frequentemente observados.

Trabalho interdisciplinar de recepção e orientação de acompanhantes hospitalares: reuniões de acompanhantes de pacientes realizadas em horário de banho e limpeza das enfermarias com o objetivo de orientá-los sobre as rotinas do hospital, a alimentação dos pacientes e os aspectos psicológicos frequentes entre pacientes e acompanhantes, além de informá-los sobre os profissionais que poderiam chamar caso necessitassem de informações adicionais. Dessa atividade, participaram: enfermeira-chefe, nutricionista, assistente social e o serviço de psicologia, nos dois anos em que foi realizado.

Grupos temáticos: abertos a enfermeiros, técnicos de enfermagem e outros funcionários do hospital (da portaria e/ou da administração). Nesse grupo são trabalhados temas previamente escolhidos pelos participantes (cerca de oito a dez temas/encontros), tratando-se de um tema por dia de reunião. Com o auxílio de técnicas de dinâmica de grupo, os temas eleitos são apresentados e discutidos. No final de cada reunião, faz-se uma avaliação sobre o atendimento das expectativas dos participantes com o trabalho realizado no dia. Os temas mais frequentemente escolhidos são: a morte do paciente adulto ou idoso, a morte da criança e do jovem, o "paciente difícil", o paciente com dor, o paciente "abandonado" pela família, o estresse do profissional, a comunicação com o paciente e a família, as relações interpessoais no trabalho, a saúde do profissional de saúde e os aspectos psicológicos do paciente no enfrentamento do câncer. Até o momento, realizamos dez grupos temáticos, com grande adesão de técnicos de enfermagem e outros profissionais do hospital, uma vez que, por definição, fazemos as reuniões grupais dentro do horário de trabalho, no final do expediente de uma equipe e na entrada de nova equipe de enfermagem.

Todas essas atividades foram avaliadas e a maioria delas foi relatada em diversos congressos ou reuniões científicas, como: III Encontro de Clínicas-escola da Faculdade de Ciências e Letras de Assis – Unesp (1995); I Encontro Regional de Extensão Universitária de Unidades Auxiliares, Faculdade de Filosofia e Ciências da Unesp, Campus Marília (1996); II Congresso Brasileiro e IV Encontro Brasileiro de Psico-oncologia, realizado em Salvador (1996); VI Congresso Ibero-americano de Extensão, promovido pela

Escola Paulista de Medicina (2001); I Congresso de Espiritualidade e Prática Clínica, realizado em São Paulo (2002); I Congresso Interamericano de Psicologia da Saúde: Corpo e (In) satisfação com o Trabalho (2003); II Congresso Brasileiro de Psicologia: Ciência e Profissão (2006); I Congresso Sion de Psico-oncologia (2007).

Nos dezesseis anos de duração de nosso trabalho em psico-oncologia, realizamos inúmeras entrevistas e sessões de atendimentos de muitos pacientes e familiares, em diferentes fases do tratamento, podendo estimar que atendemos, com uma média de oito estagiários por ano, mais de 1.300 pacientes nos leitos, em torno de quinhentos pacientes no ambulatório, cerca de 32 pacientes "fora de possibilidades terapêuticas" em domicílio e 36 pacientes oncológicos encaminhados para atendimento individual na clínica-escola da universidade, além de pacientes em grupo.

As intervenções psicológicas de apoio e de controle de sintomas, bem como a psicoterapia breve de apoio, foram as mais utilizadas, tanto com os pacientes atendidos nos leitos como com os pacientes atendidos no ambulatório ou em domicílio, auxiliando no enfrentamento do conjunto de dores que apresentavam. Acompanhamos diretamente mais de cinquenta pacientes até o momento de morrer e trabalhamos o luto antecipatório de pacientes e familiares em vários outros casos, porém também pudemos acompanhar a remissão da doença e a recuperação de muitos pacientes atendidos.

As pesquisas e os estudos de casos orientados não descartaram nenhuma abordagem teórica que pudesse contribuir com os conhecimentos e as alternativas de intervenção com pacientes e familiares. Assim como Carvalho (1994), consideramos que, em psico-oncologia, todos os recursos podem e devem ser utilizados para o alívio do sofrimento psíquico dos pacientes e de seus familiares. Tal como Fiorini (1987), acreditamos que as diferentes abordagens teóricas em psicoterapia devem ser aprendidas e vivenciadas na formação dos psicoterapeutas, pois, como bem o aponta o autor, a monocultura e o subdesenvolvimento caminham juntos.

Procuramos também aliar a pesquisa à prática da supervisão grupal e ao acompanhamento dos estagiários em sua difícil tarefa de entrar no hospital e assumir tantas responsabilidades com coragem e dedicação. No trabalho semanal – quase diário – e muito próximo com os estagiários, fomos observando que eles frequentemente passavam por um processo pessoal ao longo do ano e que era possível identificar o delineamento de algumas etapas ou fases, mais ou menos delimitadas e comuns a todos. Por essa razão, realizamos um trabalho sistemático de acompanhamento e pesquisa de suas experiências e vivências: durante dois anos, coletamos e analisamos observações, relatos verbais e escritos de dezesseis estagiários (oito por ano). Os resultados desse estudo mostraram que os estagiários passam por etapas de enfrentamento mais ou menos delimitadas, porém muitas vezes superpostas. O Quadro 1 apresenta sumariamente esses resultados.

Quadro I   Etapas e análise das experiências de estagiários na atuação em psico-oncologia hospitalar

Etapas	Análise das experiências observadas e relatadas
I ª – Preparação teórica e técnica prévia para o início das atividades no hospital; reunião com o médico-chefe da quimioterapia.	Grande entusiasmo; sentimentos positivos de poder ajudar e grande importância atribuída ao trabalho a ser feito; ansiedade para iniciar logo os atendimentos e os demais programas com os pacientes.
2ª – Após as primeiras visitas dirigidas (leitos e ambulatório) e reunião com profissionais do hospital.	Algumas manifestações de apreensão e temores quanto à sua capacidade de atender pacientes em condição mais grave da doença; referência a algumas inseguranças, porém predominando a ansiedade e o entusiasmo pelo início das atividades.

(continua)

Quadro 1 Etapas e análise das experiências de estagiários na atuação em psico-oncologia hospitalar (*continuação*)

Etapas	Análise das experiências observadas e relatadas
3ª – Após cerca de dois a três meses de trabalho sistemático no hospital.	Aparecimento frequente de sintomas de estresse (gripes, herpes, mal-estar, cefaleias, tensão, entre outros); fantasias de adoecimento e temores de desenvolver câncer, relacionados a manifestações físicas ou sintomas associados à doença; certa redução do entusiasmo para "fazer/realizar"; sinais de maior sensibilidade e sofrimento pela dor dos pacientes e familiares; solicitações eventuais de dispensa de algum plantão no hospital (o que costuma ser concedido, após análise de cada caso), revelando evitação da situação geradora de tensão e incômodo; fortalecimento das colaborações entre os estagiários e do espírito de equipe; aumento das solicitações para supervisões adicionais, observando-se menor entusiasmo para ir ao hospital, comparativamente ao inicial.
4ª – Segundo semestre em diante.	Adequação de expectativas; declínio da "onipotência" inicial; melhor manejo de situações de agravamento da doença ou morte de pacientes; entusiasmo mais realista e maduro com o trabalho; maior facilidade para enfrentar obstáculos e frustrações; maior serenidade para lidar com a morte de pacientes, o luto e outras situações causadoras de sofrimento.
5ª – Final do ano: avaliação das atividades e do processo pessoal.	Identificação de muitos ganhos teóricos, técnicos e pessoais com o estágio; sentimento de ter "amadurecido" e estar mais bem preparado para enfrentar a vida e suas atividades profissionais após a conclusão do curso. Avaliação positiva das atividades realizadas e dos resultados obtidos, apesar das dificuldades. Avaliação de que a experiência foi fundamental para sua plena formação em psicologia e para sua formação pessoal.

As avaliações anuais com os estagiários foram fundamentais para reorganizações, mudanças e novas propostas que enriqueceram e aperfeiçoaram as atividades desenvolvidas. Do mesmo modo, resultados de alguns estudos que conduzimos junto dos estagiários forneceram bases seguras para reorientações e implantação de outros programas. Atualmente, coordeno um novo curso de especialização (pós-graduação *lato sensu*) em psicologia da saúde, no qual uma das principais disciplinas é a psico-oncologia. Novas contribuições poderão ser geradas pela realização de pesquisas nesse curso, além das que estão em andamento no programa de Mestrado em Psicologia do Desenvolvimento e Aprendizagem (Faculdade de Ciências, Unesp-Bauru), no qual ministro disciplinas e oriento mestrandos na linha de pesquisa "desenvolvimento e saúde".

Com base em resultados de pesquisas, em nossa experiência, nos conhecimentos acumulados na área da Psico-oncologia e nas propostas de humanização em saúde, é necessário que pensemos em avanços possíveis nos serviços de oncologia oferecidos à população. Investimentos para abreviar as filas de espera para a realização de exames diagnósticos devem ser acompanhados de esforços para iniciar mais rapidamente tratamentos efetivos após o diagnóstico, pois essa demora causa ainda muitas mortes que poderiam ser evitadas.

Também é necessário repensar os serviços hospitalares, buscando acolher o paciente, cujo processo deve estender-se por toda a trajetória do tratamento, de forma integrada às redes de saúde e às organizações sociais e de apoio ao doente com câncer. O acolhimento e os programas de humanização devem ser conduzidos pelos profissionais da equipe – que, além dos médicos, deve contar com enfermeiros, psicólogos, assistentes sociais, farmacêuticos, nutricionistas e demais profissionais que sejam necessários, como fonoaudiólogo, fisioterapeuta e outros, privilegiando as discussões e as propostas da equipe, além de sugestões e indicativas de pacientes e familiares. É também fundamental que os profissionais participem ativamente de decisões e propostas de atendimento e tratamento do doente, por meio de programas de apoio que os auxiliem a lidar com o estresse e as tensões constantes em seu dia a dia de trabalho, que geram sofrimentos e comprometimentos à sua saúde.

Da mesma forma, é preciso repensar os espaços dos hospitais, visando minimizar os efeitos da ruptura na vida e na rotina de vida do paciente, bem como o estresse e o sofrimento produzidos pelos tratamentos, internações, deslocamentos, afastamento da família, amigos e atividades. É possível oferecer ao doente espaços de convivência nos quais ele possa conversar, receber visitas de filhos ou familiares e realizar atividades planejadas e/ou voluntárias adequadas às suas condições físicas e ao tempo disponível; salas de repouso ao paciente que reside fora do local de tratamento e/ou se sente mal após quimioterapia ou radioterapia; casas de apoio para os que são de outras cidades e necessitam permanecer no local de tratamento, mas não hospitalizados; espaços de suporte e cuidados ao paciente fora de possibilidades terapêuticas e aos seus familiares, no modelo dos *hospices* ou hospedarias, destinados aos que não podem voltar para casa mas precisam de tratamentos paliativos e morrerão no hospital, além de outras possibilidades de mudança.

A estrutura e o funcionamento do hospital devem ser adequados às necessidades específicas do doente oncológico a fim de melhorar sua qualidade de vida e, dessa forma, maximizar suas chances de controlar a doença, retomar suas atividades e seus papéis sociais após o tratamento, ou de morrer menos só e mais assistido por seus entes queridos. Essas mudanças também dependem de investimentos financeiros, mas muito mais de transformações nas concepções de saúde/doença e na determinação de proporcionar, de fato, um tratamento humano e integral à pessoa com câncer.

CONSIDERAÇÕES FINAIS

A reflexão sobre nossas atividades na área da Psico-oncologia durante mais de uma década e meia permite concluir que o processo de implantação e desenvolvimento de um serviço totalmente novo para nós, na época em que foi iniciado, foi cuidadoso e progressivo, sem espaços para retrocessos. Embora permanecesse nesse período como um serviço modesto, no que se referiu à impossibilidade de contar com um real trabalho de equipe, com maior número de profissionais, incluindo psicólogos, além de algumas outras expectativas pouco ou não realizadas, relacionadas à melhoria efetiva das condições do hospital e dos serviços oferecidos à população assistida, podemos considerar que cumprimos, dentro de nossos limites, a maior parte dos objetivos propostos na – então – emergente área da Psico-oncologia.

Atualmente, a psico-oncologia pode ser vista como uma área sólida e consistentemente estabelecida, embora ainda aberta a futuros desenvolvimentos na pesquisa, na prática e na organização de serviços que representem relevante impacto transformador no campo da saúde em oncologia. Nesse sentido, há ainda muito por fazer: vencer obstáculos derivados de concepções biomédicas resistentes a mudanças; oferecer serviços psicológicos, de fato, a todos os pacientes com câncer, conforme determinação do Ministério da Saúde para serviços credenciados pelo SUS; ampliar e fortalecer os serviços de psico-oncologia existentes no país, aumentando os investimentos em pesquisas e na formação continuada dos profissionais de saúde envolvidos; desenvolver ações humanizadoras, capazes de divulgar e fazer respeitar os direitos das pessoas com câncer e de melhorar sua qualidade de vida durante e após o tratamento; investir em pesquisas que esclareçam as possíveis variáveis implicadas na gênese e no desenvolvimento das neoplasias malignas; criar programas informativos e educativos para a saúde na área da Oncologia, que incorporem os conhecimentos já disponíveis quanto aos fatores biopsicossociais relevantes no desenvolvimento dos cânceres; criar e avaliar técnicas e recursos psicológicos interventivos para o auxílio efetivo de pacientes oncológicos em tratamento, além de inúmeras outras necessidades e possibilidades de desenvolvimento.

Norteados por necessidades e perspectivas na área da Psico--oncologia, consideramos a pertinência de novos investimentos neste projeto desenvolvido e avaliado até o momento. As atuais mudanças institucionais que vivenciamos imprimirão novos rumos ao tratamento médico dos pacientes oncológicos de nossa cidade e região. Esperamos poder contribuir para o desenvolvimento científico e assistencial à pessoa com câncer e nos sentir autorizados a considerar nossa experiência válida e transformadora, capaz de estimular novos avanços e vencer novos desafios.

REFERÊNCIAS

AZEVEDO, M. A. S. B.; DAMETO, C. A.; NEME, C. M. B. "Aplicações da psicoterapia breve na clínica-escola, no hospital psiquiátrico e em psico-oncologia hospitalar". In: FONSECA, D. C.; CANÊO, L. C.; CORRER, R. *Práticas psicológicas e reflexões dialogadas*. São Paulo: Casa do Psicólogo, 2005, p. 15-46.

CARVALHO, M. M. M. J. (org.). *Introdução à psiconcologia*. Campinas: Editorial Psy, 1994.

_____. *Psico-oncologia no Brasil: resgatando o viver*. São Paulo: Summus, 1998.

CARVALHO, M. M. M. J.; KOVÁCS, M. J. "Psico-oncologia no Brasil: desenvolvimento de um campo de trabalho e pesquisa". In: CARVALHO, M. M. M. J. (org.). *Psico-oncologia no Brasil: resgatando o viver*. São Paulo: Summus, 1998, p. 142-58.

EPSTEIN, G. *Imagens que curam – Práticas de visualização para a saúde física e mental*. São Paulo: Ágora, 2009.

ERICKSON, M. H.; HERSHMAN, S.; SECTER, I. I. *Hipnose médica e odontológica: aplicações práticas*. Campinas: Editorial Psy, 1994.

FIORINI, H. J. *Teorias e técnicas de psicoterapias*. 7 ed. Tradução de Carlos Sussekind. Rio de Janeiro: Francisco Alves, 1987.

GIMENES, M. G. G. "Definição, foco de estudo e intervenção". In: CARVALHO, M. M. M. J. (org.). *Introdução à psiconcologia*. Campinas: Editorial Psy, 1994, p. 35-56.

_____. Perspectivas em psico-oncologia – Conferência de abertura: retrospectiva da psico-oncologia no Brasil. *Temas em Psico-oncologia*. Anais do I Congresso e III Encontro Brasileiro de Psico-oncologia, São Paulo, 1996.

HOLLAND, Jimmie. C. "Historical overview". In: HOLLAND, Jimmie C.; ROWLAND, Julia H. (orgs.). *Handbook of psychooncology: psychological care of the patient with cancer*. Nova York: Oxford University; 1990, p. 3-12.

KNOBEL, M. *Psicoterapia breve*. São Paulo: EPU, 1986.

LESHAN, L. *O câncer como ponto de mutação*. São Paulo: Summus, 1992.

NEDER, M. *Psicoterapias breves em reabilitação*. Trabalho apresentado no Congresso Interamericano de Psicologia, Miami (EUA), 1961 (mimeo).

———. *Uma experiência no ensino de psicoterapia infantil*. 1972. Tese (doutorado em Psicologia Clínica) – Instituto de Psicologia na Universidade de São Paulo, São Paulo (SP).

NEME, C. M. B. *Enfrentamento do câncer: ganhos terapêuticos com psicoterapia num serviço de psiconcologia em hospital geral*. 1999. Tese (doutorado em Psicologia) – Departamento de Psicologia da Pontifícia Universidade Católica, São Paulo (SP).

———. *Stress, enfrentamento e resiliência na história de mulheres com e sem câncer*. 2005a. Tese (pós-doutorado em Psicologia) – Laboratório de Estudos Psicofisiológicos do Stress da Pontifícia Universidade Católica de Campinas (SP).

———. "Ganhos terapêuticos com psicoterapia breve em serviço de psico-oncologia hospitalar". In: SIMON C. P.; MELO-SILVA, L. L.; SANTOS, M. A. *et al*. *Formação em psicologia: desafios da diversidade na pesquisa e na prática*. São Paulo: Vetor, 2005b, p. 39-68.

NEME, C. M. B.; BORREGO, M. R. V. P. C. *Metodologia de ensino de psicologia da morte: atividades-classe com alunos do curso de psicologia*. In: Anais do II Congresso Brasileiro e IV Encontro Brasileiro de Psico-oncologia, Salvador (BA), 1996.

NEME, C. M. B. *et al*. *Manual de orientação para pacientes e familiares: abrindo portas para uma nova visão da doença oncológica e dos tratamentos*. Bauru: Unesp/Proex, 2003.

NEME, C. M. B.; RODRIGUES, O. M. P. R. (orgs.). *Psicologia da saúde: perspectivas interdisciplinares*. São Carlos: Rima, 2003.

SANDOR, P. *et al*. *Técnicas de relaxamento*. São Paulo: Vetor, 1982.

SEVERO, M. C. *Estratégias em psicologia institucional*. São Paulo: Loyola, 1993.

SIMONTON, O. C.; MATHEWS-SIMONTON, S.; CREIGHTON, J. L. *Com a vida de novo*. 4. ed. São Paulo: Summus, 1987.

SIMONTON, O. C., HENSON, R. M. *Cartas de um sobrevivente*. São Paulo: Summus, 1994.

ZEIG, J. K. *Vivenciando Erickson*. Campinas: Editorial Psy, 1985.

———. *Seminários didáticos com Milton H. Erickson*. Campinas: Editorial Psy, 1995.

2. DOENÇA NA INFÂNCIA E RESILIÊNCIA: ATUAÇÃO DO PSICÓLOGO HOSPITALAR

Shirley Santos Teles
Elizabeth Ranier Martins do Valle

SAÚDE E DOENÇA NA INFÂNCIA

Segundo a Organização Mundial de Saúde (OMS), saúde é definida como bem-estar físico, mental e social. Portanto, a doença deve ser vista como uma mensagem social, física e psíquica.

Nesse sentido, "a doença é mais que um corpo que veicula os sintomas, mais que um papel a assumir temporariamente, mais que um comportamento: ela é um modo de vida, um ato de comunicação, uma ocasião de dizer e fazer o sentido de sua vida e de sua morte" (Valle, 1997, p. 64).

Quando o indivíduo se confronta com uma doença grave, passa a refletir, independentemente da idade, sobre o sentido da vida, o seu lugar na história familiar, os limites do suportável em seu corpo e a sua morte. Assim, o adoecer é vivido como uma experiência pessoal e única, uma experiência de desordem que adquire um sentido específico no momento existencial desse ser (Valle, 1997).

Além de suscitar a reflexão, a doença é sentida pelo indivíduo como uma agressão que abala a sua condição de ser, tornando o futuro incerto, pois se instala de maneira abrupta e não permite gradativa adaptação a essa facticidade. Com a instalação da doença, uma série de sentimentos confusos e dolorosos pode acompanhar o indivíduo (Santos e Sebastiani, 1996).

Na infância, essa agressão aparece de modo particular, uma vez que é nessa fase do desenvolvimento que se encontram os mais importantes registros da vida emocional do indivíduo. Além disso, a doença atinge um ser que ainda não tem estrutura egoica suficiente para enfrentar a situação.

A vivência da doença na infância ocorre de maneira delicada, uma vez que a criança ainda está formando sua identidade; para ela é difícil distinguir o mundo externo do mundo interno. Além disso, sua vida psíquica é composta de fantasias pouco acessíveis ao princípio de realidade.

O que caracteriza o estado de doença na infância é a incapacidade de brincar, o estado de prostração que se opõe à vivacidade e à atividade da criança, além do aparecimento de sintomas físicos (Crepaldi, 1995).

Quando a enfermidade exige hospitalização, seja pelo estado clínico seja para avaliação diagnóstica, a criança passa por intensas transformações de forma abrupta e inesperada.

Ao ingressar no hospital, vivencia inúmeras limitações, impostas pela própria doença, que geram temor, desconforto, dor, alterações físicas, mudanças familiares, dependência, impossibilidade de continuar a viver sua rotina habitual, além de esse ser um local de proibições, onde é proibido andar pelos corredores, jogar bola, tomar ar fresco, falar alto e brincar. A enfermidade e a hospitalização constituem, desse modo, situação estressante para a criança e para sua família (Silva, 2001; Oliveira, 1993).

Na situação de doença e hospitalização, a criança sente-se frágil, insegura e ameaçada, transformando-se, frequentemente, em um bebê, assumindo algumas vezes a posição fetal. Essa regressão leva ao restabelecimento do vínculo simbiótico e à necessidade da presença da mãe – que, na maioria das vezes, é fonte de segurança (Perina, 1994).

É importante ressaltar que o ambiente hospitalar é totalmente desconhecido para a criança, o que causa estranheza, medo e atrapalha sua adaptação. Esse fato pode ser agravado quando a equipe de saúde dificulta o acesso das informações à criança. Chiattone (1988) destaca que esse clima de suspense e desinformação aumenta as fantasias e os temores infantis.

No entanto, é possível amenizar tais sentimentos fornecendo à criança informações sobre o ambiente hospitalar e o seu estado clínico. Dessa forma, o ambiente, antes ameaçador e desconhecido, pode virar um espaço no qual a criança exerça o poder de controle e resgate a autonomia, tornando-se agente ativo e participativo dessa situação de hospitalização (Carmo, 2000).

Para as crianças menores não importa muito o nome científico da doença, mas são necessárias explicações práticas a respeito de fatos concretos sobre a hospitalização e as condutas terapêuticas que serão adotadas. Essas informações devem ser fornecidas em linguagem simples e acessível à criança (Valle, 1997).

Para as crianças maiores, além dessas informações, é preciso dar detalhes sobre seu estado físico, tratamento e suas consequências, inclusive o nome da doença, pois, tendo conhecimento do seu diagnóstico, a criança pode resgatar o poder de controle, amenizando os medos tão frequentes dos procedimentos necessários ao tratamento. Além disso, o fato de estar hospitalizada, os procedimentos médicos realizados e a doença podem surgir na percepção da criança como uma punição, um castigo, algo estreitamente relacionado com uma culpa adjacente; caso haja silêncio, essa culpa é alimentada e acentuada (Oliveira, 1993; Valle e Vendrúscolo, 1996).

Um aspecto importante é que, por mais que os pais tentem esconder seus sentimentos, a criança percebe as mudanças advindas da situação e o sofrimento causado pela doença. Isso pode suscitar-lhe sentimentos de culpa ao perceber o pai preocupado e triste, devido a dificuldades financeiras por causa dos gastos com o tratamento, por lhe roubar o tempo que poderia ser usado de outra forma e por afastar a mãe do convívio familiar. Por isso, é importante uma comunicação aberta e franca entre família e criança, com o intuito de esclarecer esses sentimentos e amenizar a angústia da criança. Com essa abertura, tanto os pais quanto a criança poderão enfrentar e elaborar melhor essa situação.

Tendo em vista essas considerações, nota-se que a situação de doença impõe ao indivíduo privações como a perda da saúde, da integridade psicológica, da rotina diária, ou seja, é um processo permeado por temores e angústias, que instala um estado de crise e acarreta desorganização e desarmonização da pessoa como um todo (Teles, 2002).

Dessa maneira, pode-se caracterizar a doença como mecanismo de risco, uma vez que ela pode aumentar significativamente a probabilidade de desencadear problemas sociais e emocionais, além do acometimento físico. Entretanto, a criança poderá se utilizar também dos chamados mecanismos de proteção para enfrentar a situação, embora nem todas as crianças consigam se apropriar desses recursos.

Os mecanismos de proteção e de risco estão relacionados com o conceito de resiliência – definida como um processo dinâmico que inclui adaptação positiva do indivíduo a um contexto de adversidade significativa (Luthar, Cicchetti e Becker, 2000).

RESILIÊNCIA

A noção de resiliência vem sendo utilizada há muito pela física e pela engenharia. Um de seus precursores foi o cientista inglês Thomas Young, que, em 1807, considerando tensão e compressão, introduziu pela primeira vez a noção de módulo de elasticidade. Young descrevia experimentos sobre tensão e compressão de barras de metal, buscando a relação entre a força que era aplicada em um corpo e a deformação que essa força produzia (Timosheibo, 1983 *apud* Yunes e Szymanski, 2001).

Nesse sentido, Easley, Easley e Rolfe (1983 *apud* Yunes e Szymanski, 2001) afirmam que, para a física, resiliência é a capacidade que determinado material tem de absorver energia sem sofrer deformação plástica ou permanente.

A psicologia vem se "apropriando" desse conceito. O estudo da resiliência é relativamente recente: tem pouco mais de vinte anos.

Contudo, é importante ressaltar que não se pode transpor o conceito literal da física para a psicologia, mesmo porque o conceito de "deformação" nas duas áreas é incomparável (Yunes e Szymanski, 2001). Rutter (2000), um dos pioneiros no estudo da resiliência em psicologia, conceitua a resiliência como relativa resistência da pessoa aos efeitos adversos das experiências de risco. Segundo o autor (1999), esse caráter relativo é que faz que o fenômeno seja observado em algumas circunstâncias, mas em outras não, dependendo da etapa do ciclo vital na qual o sujeito se encontra quando enfrenta a adversidade e do domínio examinado no estudo. Pela mesma razão, exclui-se a possibilidade de pensar a resiliência como um constructo universal aplicável a todas as áreas do funcionamento humano, pois, se as circunstâncias mudam, a reação da pessoa também pode ser modificada.

Diversos autores (Luthar, Cicchetti e Becker, 2000; Yunes e Szymanski, 2001; Trombeta e Guzzo, 2002) concordam com Rutter (2000) e afirmam que a resiliência não é um atributo fixo da pessoa, havendo transformações ao longo do tempo.

Rutter (1987) acrescenta que a resiliência seria resultante da interação entre fatores genéticos e ambientais, os quais também oscilam em sua função, podendo atuar como proteção em determinados momentos e, em outros, como mecanismo de risco. O autor ainda ressalta que essa capacidade de superar as adversidades é composta pela habilidade da pessoa de lidar com mudanças, por sua confiança na autoeficácia e pelo repertório de estratégias e habilidades de que dispõe para enfrentar os problemas com os quais depara.

Luthar (1993) ressalta que é necessário especificar as definições do constructo desde os níveis de ajustamento que, às vezes, variam consideravelmente dentro de um amplo domínio de competência manifestada. Além disso, a autora salienta que evidências indicam que as noções de resiliência aplicadas em âmbito geral são questionáveis, uma vez que a criança em alto risco pode mostrar sucesso em níveis diferentes por meio de ajustamento em domínios diferentes. Por isso, a autora sugere que em pesquisas futuras sejam utilizados termos específicos de sucesso no enfrentamento de determinadas situações, como resiliência acadêmica, resiliência social ou resiliência emocional.

Patterson (2002) traz a perspectiva de resiliência familiar, ressaltando que a habilidade da família de reorganizar seus papéis, suas regras e seu padrão relacional, a fim de acomodar as necessidades especiais de um membro com doença crônica, pode ser evidência de sucesso por satisfazer a função de proteção diante da vulnerabilidade.

Em síntese, resiliência não é um atributo fixo: podem ocorrer mudanças ao longo do tempo. Portanto, é necessário considerar a relatividade do conceito. Pode acontecer em variados grupos étnicos, de diferentes níveis socioeconômicos e em contextos culturais diversos. Não é uma qualidade que nasce com o indivíduo nem uma simples combinação de condições felizes. Resiliência implica submeter o indivíduo a uma situação adversa significativa. Além disso, devem ser levados em conta as qualidades desse indivíduo, seu ambiente familiar e o contexto social em que vive.

Outro aspecto a ser destacado é o de que o mesmo indivíduo pode ter adaptação positiva em determinado domínio e não apresentá-la em outros. Por exemplo, um indivíduo pode desenvolver bem as tarefas escolares e, no entanto, não ter o mesmo desempenho no âmbito emocional ou social.

É possível perceber que a resiliência envolve, necessariamente – como pontuado por Trombeta e Guzzo (2002) –, o exercício de duas forças praticamente opostas sobre os indivíduos. De um lado estariam as ameaças, o sofrimento, os perigos, os fatores de risco (o que vários autores chamaram de experiências estressantes ou condições adversas, isto é, tudo que torna o indivíduo vulnerável). De outro, as forças, os recursos, o sucesso, a capacidade de enfrentar, resistir, adaptar, reagir (os fatores de proteção que promovem a resiliência).

É preciso ressaltar, ainda, que "a presença de fatores de risco não é preditiva de psicopatologia, enquanto que, por outro lado, os fatores de proteção são preditivos de resiliência e de adaptação" (Trombeta e Guzzo, 2002, p. 30).

MECANISMOS DE RISCO

O conceito de risco originou-se do seguro marítimo, que se baseava em dois fatores: a possibilidade de sucesso de uma viagem e os aspectos importantes para determinar esse sucesso. No setor da saúde, os princípios da epidemiologia derivam do conceito de risco (Blum, 1997).

O conceito de resiliência implica, necessariamente, que alguém seja submetido a uma condição adversa. Masten e Coatsworth (1998) afirmam que esse termo deve ser usado somente nos casos em que a pessoa reage positivamente em presença de risco significativo, devendo ser evitado quando a reação é positiva mas não há essa exposição.

Resiliência diz respeito à capacidade de uma pessoa enfrentar bem uma situação quando há perigo e possíveis consequências negativas, ou seja, uma situação em que experimente o estresse ou se sinta atingida pela sua adversidade, na qual o risco não tenha sido afastado (Silva, Elsen e Lacharité, 2003).

Os fatores de risco relacionam-se com todos os acontecimentos negativos de vida e, quando presentes, aumentam a probabilidade de o indivíduo desenvolver problemas físicos, sociais ou emocionais (Yunes e Szymanski, 2001).

Nesse sentido, adoecer implica a sujeição do indivíduo a uma situação de risco, uma vez que esta impõe a ele perdas, como a da saúde, da integridade psicológica e da rotina diária. Trata-se de um processo permeado por temores e angústias que instala um estado de crise e causa desorganização e desarmonização da pessoa como um todo (Teles, 2002).

Rutter (1993) aponta três pontos que devem ser considerados na relação risco e resiliência:

1. A resiliência não está no fato de evitar experiências de risco e apresentar características saudáveis ou ter boas experiências.
2. Os mecanismos de risco podem operar de diversas maneiras em diferentes períodos de desenvolvimento.
3. É necessário focar os mecanismos de risco e não os fatores de risco, pois o que representa risco em determinada situação pode ser proteção em outra.

Rutter (1999) acrescenta que não é possível investigar resistência ao estresse e adversidade ou resiliência sem antes verificar a presença de experiências que apresentam riscos crescentes ao desenvolvimento.

Spekman, Goldberg e Herman (1993, *apud* Trombeta e Guzzo, 2002) afirmam que algum grau de risco é experimentado por todos os indivíduos em alguma fase da vida. Os autores descrevem três categorias de acontecimentos ou mudanças que, potencialmente, introduzem o risco na vida dos indivíduos, requerendo energia para adaptação – e, portanto, são situações estressantes. Na primeira categoria estariam as transições normativas, mudanças próprias do curso da vida, do processo de crescimento, que podem variar de acordo com a cultura ou até dentro da mesma cultura. A segunda categoria estaria associada aos principais papéis da vida, como tornar-se pai ou mãe, marido ou esposa. Da terceira categoria fazem parte os acontecimentos adversos que não são esperados, que estão além do controle do indivíduo e para os quais ele não está preparado, como acidentes de carro, doenças graves e desastres naturais.

MECANISMOS DE PROTEÇÃO

Segundo Rutter (1985, 1987), os mecanismos de proteção referem-se a influências que modificam, melhoram ou alteram reações pessoais a determinados riscos ou desadaptação. Esses mecanismos podem não apresentar efeito na ausência de um estressor, pois seu papel é o de modificar a reação do indivíduo em situações adversas, mais do que favorecer diretamente o desenvolvimento normal.

Entretanto, Rutter (1987) adverte aos pesquisadores que não equiparem mecanismos de proteção com condições de baixo risco. O autor ressalta também a necessidade de uma distinção entre mecanismos de proteção e experiências positivas. Afirma, ainda, que o processo protetivo é aquele em que um acontecimento afeta o resultado quando o risco é alto, mas não tem efeito na ausência do fator de risco.

Rutter (1987) ressalta que os termos "processo" e "mecanismo" são preferíveis a "variáveis" ou "fator" porque algumas variáveis podem atuar como fator de risco em uma situação, mas ser fator de proteção em outra.

A diferença entre mecanismos de risco e mecanismos de proteção reside no fato de o risco levar o indivíduo a apresentar desordens de diversos níveis, enquanto a proteção opera indiretamente com seus efeitos apenas quando há interação com as variáveis de risco. São, portanto, mecanismos psicológicos bastante distintos (Rutter, 1987).

Em vários momentos da construção de sua teoria sobre a importância dos processos de proteção e sua contribuição para o estudo de resiliência, Rutter (1985, 1987) afirma que proteção não é uma "química de momento", mas se refere à maneira como a pessoa lida com transições e mudanças da vida, ao sentido que dá às suas experiências e como atua diante de circunstâncias adversas.

Os primeiros estudos para identificar os mecanismos de proteção foram centrados nas qualidades pessoais de "crianças resilientes", como autonomia ou elevada autoestima. Com o avanço dos trabalhos na área, descobriu-se que os mecanismos de proteção podem frequentemente derivar de fatores externos à criança, como ambiente familiar e rede social (Luthar, Cicchetti e Becker, 2000).

Consequentemente, as pesquisas seguiram o delineamento de três caminhos de mecanismos de proteção que, diante de um mecanismo de risco, podem facilitar o desenvolvimento da resiliência: atributos do próprio indivíduo, aspectos da família e características do ambiente social.

Nessa mesma perspectiva, Werner (1995) elaborou tipos de mecanismos de proteção que emergem da análise do desenvolvimento da criança em risco, desde a infância até a idade adulta: atributos disposicionais do indivíduo, como nível de atividade e sociabilidade, inteligência de nível médio, competência em comunicação e *locus* interno de controle; laços afetivos dentro da família que oferecem suporte emocional em momentos de estresse, seja por um dos pais, irmãos ou cônjuges; sistemas de suporte social – na escola, no trabalho, na igreja – que propiciam competência e determinação individual e um sistema de crenças para a vida.

Nas últimas duas décadas, o foco dos trabalhos empíricos tem se deslocado para a identificação dos mecanismos de proteção para dar suporte ao entendimento do processo protetivo. Também tem sido estudado que crianças, famílias e fatores ambientais desenvolvem resiliência. As pesquisas buscam entender como esses fatores podem contribuir para resultados positivos. Ocorrendo avanço da teoria e da pesquisa de campo, será possível planejar prevenções adequadas e estratégias de intervenção para suprir as adversidades individuais (Luthar, Cicchetti e Becker, 2000).

Rutter (2000) faz uma analogia dos mecanismos de proteção com a imunização. Ele afirma que os mecanismos de proteção não evitam os riscos, assim como a vacinação não impede a infecção, mas a exposição a doses menores de patogenia faz que o corpo aprenda a reagir. O mesmo ocorre com os mecanismos de proteção: quando exposto a pequenos riscos, o indivíduo consegue desenvolver a capacidade de reação para enfrentar riscos maiores.

Yunes e Szymanski (2001) alertam para o fato de que definir efetivamente o que é ou não proteção parece muito complicado, pois as interações e as combinações entre os efeitos do que é considerado risco ou proteção necessitam de análise contextualizada.

RESILIÊNCIA E SAÚDE-DOENÇA

Utilizando o conceito de resiliência, podemos denominar a doença de mecanismo de risco, uma vez que pode aumentar significativamente a probabilidade de desencadear problemas sociais e emocionais, além do acometimento físico. Diante de uma doença, a criança pode ou não se apropriar de mecanismos de proteção advindos de suas características individuais, do ambiente familiar ou da rede social de apoio. O enfrentamento dessa situação pode ser positivo ou negativo, configurando-se como mediador entre a situação estressora e o resultado procedente desse estressor. Ou seja, o enfrentamento pode se mostrar como elemento de proteção ou de risco. No caso de proteção, o enfrentamento propicia uma adaptação positiva na situação de doença, ou seja, a resiliência; funcionando como risco, torna o sujeito mais vulnerável à situação estressora.

Com a apropriação dos mecanismos de proteção, a criança poderá desenvolver a resiliência na situação de doença, ou seja, uma adaptação positiva diante da diversidade da doença.

Refletindo acerca desses conceitos, Koller (1999, *apud* Garcia, 2001) compara metaforicamente o desenvolvimento de uma criança com o de uma planta. A criança é como uma semente que, lançada à terra, pode se transformar em uma planta saudável. No entanto, necessita de cuidados para crescer, pois é um ser vivo natural de um ambiente ecológico e complexo. Portanto, em uma abordagem ecológica do desenvolvimento, a criança é lançada a uma terra árida; se encontrar auxílio, poderá ser uma sementinha que se desenvolverá.

Ante o adoecimento, é possível perceber a capacidade da criança de superar "a terra árida" (doença), elaborando e ressignificando a situação, caso encontre auxílio na família, na equipe de saúde e em sua rede de apoio social, além de buscar recursos internos inerentes ao seu repertório de vida.

A situação de doença também acarreta, entre outras manifestações, a perda de autonomia. Quando a criança consegue se apropriar dos mecanismos de proteção, sejam eles próprios, como a inteligência, sejam externos, como o apoio da família e da equipe, ela recupera a autonomia perdida, participando do seu processo de adoecimento de forma ativa e com sentimentos de pertença, facilitando assim o enfrentamento da situação.

O hospital, geralmente, é percebido pela criança como um ambiente hostil, uma vez que se caracteriza como um local de isolamento, incertezas, ameaças, sofrimento e morte, concretizando assim o estar doente. Essa vivência pode levar a criança a se sentir vulnerável, frágil e impotente diante dos valores inerentes à vida. Perante essa situação, a criança poderá apropriar-se de mecanismos de proteção capazes de minimizar os efeitos negativos dessa adversidade e maximizar sua habilidade de viver em um mundo complexo e potencialmente hostil, conseguindo, dessa maneira, desenvolver a resiliência no processo de hospitalização.

Com respeito ao ambiente hospitalar, Silva (2001) aponta que, se por um lado o hospital representa dor e sofrimento, por outro significa a possibilidade de cura, gerando sentimentos ambivalentes, principalmente em relação ao tratamento e à hospitalização. Existe a chance de sobreviver à doença, mas também o sofrimento que acompanha todo o processo de tratamento. Pode-se pensar, portanto, que o hospital funciona ora como mecanismo de proteção, ora como mecanismo de risco, a depender do modo como a criança vivencia esse ambiente e do significado que ela consegue elaborar dessa realidade.

Algumas crianças têm características que funcionam como mecanismos de proteção, como temperamento mais flexível, noção de que são capazes de modificar seu ambiente e capacidade de acreditar que as novas situações ou mudanças representam uma oportunidade para melhorar e se adaptar (Garcia, 2001).

Na situação de doença, a criança pode utilizar essas características a seu favor, facilitando assim o enfrentamento da situação e desenvolvendo a resiliência. É importante ressaltar que ter essas características não implica que "criança resiliente" seja sinônimo de "supercriança", pois a resiliência é um processo que pode ocorrer apenas em determinada situação. Além disso, essas características podem funcionar como mecanismo de risco, dependendo da maneira como a criança se apropria delas e da sensibilidade do meio social para percebê-las. Por exemplo, uma criança muito inteligente, que pergunta sobre sua doença e a hospitalização, pode ser vista como ativa e participativa, pois tem um senso de pertencimento ao processo de doença, revelando seu interesse por tudo que lhe diz respeito nessa situação. Contudo, essa mesma criança pode ser vista, tanto pela equipe quanto pela família, como exigente, cansativa, que incomoda, o que pode torná-la mais vulnerável, dificultando assim o enfrentamento satisfatório da doença.

A família também pode funcionar como mecanismo de proteção para a criança na situação de adoecimento, uma vez que é fonte primária de uma relação protetora. Desse modo, o amparo que proporciona um vínculo protetor e seguro permite à criança enfrentar melhor suas crises inesperadas e imprevisíveis. Ao estabelecer vínculo estreito com a mãe ou com outro adulto que lhe transmita segurança, a criança adquire a confiança básica, a fé e a perseverança.

Segundo Grotberg e Ojeda (1996), é possível que os pais – ou outros cuidadores – desenvolvam a resiliência na criança por meio do tipo de cuidado que dispensariam a ela, ajudando-a a reagir às adversidades da vida.

Portanto, os pais exercem um papel fundamental no processo de enfrentamento da doença, fornecendo à criança o suporte necessário para o processo de ressignificação da situação e ajudando-a a criar resiliência diante da enfermidade.

Nesse sentido, Lopes e Valle (2001) afirmam que o funcionamento emocional da família e os recursos dos pais desempenham importante papel no modo pelo qual as crianças doentes lidam com a situação de adoecimento. Segundo os autores, trata-se de um processo bidirecional e de influências recíprocas que abrange uma compreensão sistêmica de uma realidade que pode, sim, ser de dor, mas também de muito crescimento.

Patterson (2002) enfatiza que a família pode ser capaz de reorganizar seus papéis, suas regras e seu padrão relacional perante uma doença de um dos seus membros, o que pode ser evidência de sucesso por satisfazer a função de proteção diante da vulnerabilidade.

Nessa perspectiva, McCubbin e colaboradores (2002) realizaram um estudo sobre resiliência na família da criança com câncer no qual buscaram identificar fatores de resiliência, pela perspectiva dos pais, no tratamento da criança. Foram identificados seis fatores de promoção de resiliência: capacidade familiar interna de se mobilizar rapidamente e de se reorganizar; apoio da equipe de saúde; suporte da família extensa; apoio da comunidade; suporte do local de trabalho; e mudanças na visão familiar.

Além dos vínculos familiares, um bom relacionamento com um adulto fora da família – como professores ou médicos – tem sido apontado como favorável à criança (Oliveira, 2001).

Assim, no processo de enfrentamento da doença são muito importantes o suporte e o apoio emocional dos amigos, dos professores e da família. Cria-se uma ampla e forte rede social que pode atenuar reações estressantes em diferentes situações da vida (Torres, 1999). Por isso é importante que a criança, mesmo diante da doença, mantenha, na medida do possível, sua rotina social, pois a escola, a igreja, a comunidade e os amigos podem auxiliá-la no enfrentamento dessa difícil situação, funcionando como uma grande rede de apoio.

A equipe multidisciplinar de saúde pode também funcionar como rede de apoio à criança e à sua família, atuando de forma profilática e identificando os mecanismos de proteção na vivência de cada um, para assim estimular e/ou auxiliar a apropriação desses recursos pelo indivíduo para melhor enfrentar a situação.

É importante ressaltar que a presença de apenas um desses mecanismos de proteção não implica resiliência, pois, para caracterizar esse processo, faz-se necessária a identificação dos mecanismos de risco e de proteção presentes e atuantes.

Nesse sentido, o psicólogo hospitalar desempenhará papel fundamental na tarefa de identificar os mecanismos de proteção e de risco presentes. Agindo assim, o psicólogo poderá resgatar e fortalecer os mecanismos de proteção, auxiliando no desenvolvimento da resiliência na situação de doença.

ATUAÇÃO DO PSICÓLOGO HOSPITALAR COM CRIANÇAS

Segundo Angerami-Camon (1995, p. 23), a psicologia hospitalar tem como objetivo primordial "a minimização do sofrimento provocado pela hospitalização", assim como a minimização das sequelas emocionais decorrentes da internação.

Nesse sentido, Santos e Sebastiani (1996) afirmam que o psicólogo hospitalar procurará estudar e compreender o indivíduo como ser que adoece, situação permeada de sofrimento físico e psicológico, o que pode gerar sérios problemas, conflitos e angústias, tanto para o paciente como para seus familiares.

No hospital, o psicólogo atua em situações de crises e emergências, considerando que a pessoa hospitalizada passa por adaptações e mudanças em seu cotidiano, instalando-se muitas vezes regressões emocionais, negação da realidade, dependência e impotência (Santos e Sebastiani, 1996).

Como profissional de saúde, o psicólogo tem, portanto, de observar e ouvir com paciência palavras e silêncios, pois é ele quem mais pode oferecer, no campo da terapêutica humana, a possibilidade de confronto do paciente com sua angústia e sofrimento na fase de sua doença.

A atividade do psicólogo no hospital é uma prática bastante recente, regulamentada pelo Conselho Federal de Psicologia como especialidade da psicologia somente em 2001.

Percebe-se que a preocupação com o ser que adoece em sua totalidade é bastante recente, uma vez que o hospital tem como característica marcante o modelo biomédico, que se preocupa apenas com o bem-estar físico do indivíduo.

Valle (1997, p. 182) afirma que "a inserção do psicólogo em uma equipe possibilita a ela estender seu olhar além do corpo biológico, físico, da criança, reconhecendo também os aspectos psicológicos do adoecer, do tratamento, da assistência".

A atuação do psicólogo diante da criança hospitalizada visa minimizar o sofrimento advindo dessa situação, trazendo-lhe saúde e principalmente fazendo dessa criança um elemento ativo em seu processo de hospitalização e doença.

A criança necessita de um espaço vivencial para elaborar suas experiências com a doença, seus medos, suas angústias e fantasias, devendo expressar esses sentimentos e pensamentos para organizá-los. Desse modo, é possível que a criança construa, de maneira mais ou menos rica, uma interpretação da sua situação para dar sentido a esse conjunto insensato e destrutivo de experiências que constitui seu adoecimento.

A atuação do psicólogo perante a criança pode ser realizada por estimulação, ludoterapia e psicoterapia de apoio, individual ou em grupo.

O brincar constitui um elemento de fundamental importância na vida da criança – e, de maneira particular, daquelas que vivenciam o adoecimento. Por meio do brincar, a criança formula e assimila o que experiencia, processo que facilita a internalização, o amadurecimento e a elaboração da situação de doença, tratamento e hospitalização (Chiattone, 1996).

Brincando, a criança consegue testar seus recursos para enfrentar a situação, mediante tentativa e erro, retomando a autonomia perdida, além de exercitar o autocontrole.

Enquanto brincam, as crianças exprimem seus medos, falar sobre sua doença, o tratamento, o hospital, a saudade da família, a morte, entre outros temas que as afligem. O psicólogo deve incentivar o compartilhar de sentimentos entre as crianças hospitalizadas e propiciar a autodescoberta para que cada uma possa reconhecer e aceitar seus sentimentos (Chiattone, 1988).

À medida que a criança vai brincando e conversando sobre seus medos e suas dúvidas, os acontecimentos e as condutas são elaborados, explicados exaustivamente, conseguindo-se, quase sempre, aliviar esses sentimentos e esclarecer as possíveis dúvidas. "O brinquedo age por si na atividade lúdica, preparando o caminho para intervenção do psicólogo, na medida em que a criança será incentivada a se expressar livremente" (Chiattone, 1988, p. 74).

O psicólogo hospitalar pode atuar com a criança doente e internada em diversas situações, entre elas, quando: ocorre temor à doença, à hospitalização, ao exame ou ao medicamento, à equipe de saúde e ao próprio ambiente; a criança quer falar de si, da doença e da família; chora pela ausência do familiar, dos irmãos; sente-se abandonada; necessita receber informações para entender melhor o que está acontecendo; na preparação para os exames médicos; precisa ficar no isolamento; a hospitalização é prolongada; as dores incomodam; a criança se torna apática; apresenta distúrbios de conduta; está em fase terminal; quer e precisa chorar; necessita de afeto e apoio; precisa diminuir os medos, culpas e dúvidas; torna-se agressiva; necessita eliminar fantasias e falsos conceitos; quer falar, conversar e ser ouvida; deseja falar da morte (Chiattone, 1988).

Diante dessa realidade, o psicólogo deve atuar objetivando: incentivar atividades produtivas e expressivas; levantar e orientar problemas apresentados pela criança; diminuir o sofrimento inerente à hospitalização e ao processo de doença; melhorar a qualidade de vida do paciente; fazer que a criança e a família compreendam a situação de adoecimento e hospitalização; facilitar a organização da vida do paciente, buscando melhor convivência com a doença; aceitar e compreender a criança e seu estado (Chiattone, 1988).

Entre os recursos que podem ser utilizados pelo psicólogo estão as atividades artísticas de pintura e desenho, recorte e colagem, modelagem e brincadeiras com fantoches, que facilitam a verbalização e a organização dos sentimentos emergentes.

O psicólogo pode também utilizar a dramatização de situações vividas no hospital com o objetivo de auxiliar a criança a elaborar medos, imaginação e agressividade, além de esclarecer dúvidas, fantasias e falsos conceitos. Essa técnica propicia que as crianças falem de si por meio do outro, ou seja, a criança projeta nos personagens as suas histórias e os seus sentimentos advindos da situação de doença, tratamento e hospitalização, o que favorece uma elaboração interna.

Por meio dessas atividades, a criança vivencia a situação de adoecimento na brincadeira, podendo assim "ensaiar" e "testar" seus recursos de enfrentamento, facilitando sua apropriação dos mecanismos de proteção. Dessa forma, ao vivenciar a situação real, a criança saberá lidar melhor com ela e terá consciência dos recursos que tem à sua disposição.

Quando há indicação de uma intervenção cirúrgica, é preciso que a criança seja preparada para esse procedimento, a fim de resgatar seus recursos de enfrentamento, favorecendo assim a apropriação dos mecanismos de proteção que podem auxiliá-la a elaborar e ressignificar o procedimento cirúrgico.

A preparação psicológica da criança para as condutas terapêuticas deve observar suas necessidades, sua idade, sua personalidade e suas experiências anteriores. As informações devem ser simples, claras, diretas, realistas e fornecidas gradualmente, conforme a compreensão da criança. No pré-operatório, é importante que as informações sejam repetidas sempre que necessário, ou seja, sempre que a criança manifestar angústia, dúvida, fantasias, falsos conceitos e medo. Nesse momento, é preciso permitir à criança expressar seus sentimentos, considerando-os e compreendendo-os (Chiattone, 1988).

Além de informações acerca do procedimento cirúrgico, é necessário esclarecer sobre a anestesia, o centro cirúrgico, a equipe de saúde e o uso de materiais cirúrgicos como máscara, gorro e aventais. Informar sobre o pós-operatório também é importante para que a criança esteja consciente das condutas ao voltar da anestesia.

As atividades desenvolvidas pelo psicólogo devem encorajar ao máximo as fantasias da criança, utilizando-as como instrumento terapêutico, pois por meio delas se percebe e fortalece o repertório de recursos de enfrentamento da criança, o que facilita, assim, sua apropriação dos mecanismos de proteção. Além disso, a fantasia permite atingir os recantos mais íntimos da criança, podendo trazer à luz de sua consciência o que está oculto ou o que ela evita e, enfim, desvendar o que ela sente com base em sua perspectiva (Chiattone, 1996).

Portanto,

> é de suma importância a tarefa de ajudar as crianças doentes a se sentirem fortes dentro de si mesmas, plenas de que possuem escolhas, mesmo na situação de doença e morte. A principal tarefa do profissional de saúde mental é apontar caminhos, oferecendo condições de forma direta, sem invadir – sendo leve e delicado sem ser passivo, aceitando a criança com respeito e consideração. (Chiattone, 1996, p. 104)

O psicólogo precisa estar atento aos já mencionados três pilares que regem a resiliência e deve identificar as características próprias da criança que podem ser utilizadas a seu favor ante a doença. Por exemplo, se a criança tem como traço marcante a curiosidade, pode-se incentivá-la a buscar informações sobre a sua doença e sobre o que ela pode fazer para auxiliar no tratamento. Dessa forma, fortalece-se uma característica intrínseca da criança, tornando-a um mecanismo de proteção para a situação de doença.

Além disso, o psicólogo pode transformar a família em elemento ativo no processo de doença e hospitalização, minimizando seus sentimentos de culpa, hostilidade, agressividade, desestruturação, negação, medo, depressão e perda de controle. Assim, é possível estruturar a família, objetivando sua nova organização, com o intuito de que esta forneça continência emocional ao pequeno paciente (Chiattone, 1988).

O psicólogo também pode auxiliar os pais a lidar com o filho doente, com o tratamento e com as possibilidades de uma vida sem a doença, ou mesmo com a iminência de morte. É preciso esclarecer aos pais a maneira como eles estão vivenciando essa situação, a fim de ajudá-los a compreender o que lhes está acontecendo (Valle, 1997).

Também cabe ao psicólogo retomar com o familiar e com a criança o entendimento da doença e de seu tratamento, fornecendo as informações necessárias e buscando sempre o fortalecimento dos recursos de enfrentamento de ambos, familiar e criança. É importante ressaltar que a família precisa ser considerada integrante do processo de doença da criança e participar efetivamente do tratamento e da hospitalização desta.

O psicólogo exerce importante papel de mediador entre a equipe médica, a família e o pequeno paciente, muitas vezes traduzindo para a equipe médica as necessidades e as demandas da família com o objetivo de fortalecer o vínculo e, consequentemente, a melhor aderência ao tratamento e à adaptabilidade a este. Esse profissional também traduz, tanto para a família como para a equipe, as necessidades e os sentimentos da criança, que muitas vezes não sabe expressá-los, apresentando manifestações específicas que necessitam ser decifradas.

Em suma, o psicólogo hospitalar poderá auxiliar no desenvolvimento da resiliência da criança doente identificando e fortalecendo os mecanismos de proteção e propiciando a elaboração e a ressignificação da situação de adoecimento, podendo, assim, transformar um momento de crise, como a doença, em oportunidade de crescimento e superação.

REFERÊNCIAS

ANGERAMI-CAMON, V. A. *et al. Psicologia hospitalar: teoria e prática*. 2. ed. São Paulo: Pioneira, 1995.

BLUM, R. W. "Risco e resiliência: sumário para o desenvolvimento de um programa". *Adolescência Latinoamericana*, Porto Alegre, n. 1, 1997, p. 16-9.

CARMO, J. R. *Abre os olhos Chapeuzinho, que o lobo já se foi... Sobreviventes de leucemia infantil: consequências psicológicas dos efeitos tardios.* 2000. Monografia (especialização em Psicologia Hospitalar), Nêmeton, São Paulo (SP).

CHIATTONE, H. B. C. "A criança e a hospitalização". In: ANGERAMI-CAMON, V. A. *et al. A psicologia no hospital.* São Paulo: Traço, 1988, p. 40-132.

_____. "A criança e a morte". In: ANGERAMI-CAMON, V. A. *et al. E a psicologia entrou no hospital.* São Paulo: Pioneira, 1996, p. 69-141.

CREPALDI, M.A. *Hospitalização na infância: representações sociais da família sobre a doença e a hospitalização de seus filhos em enfermaria pediátrica.* 1995. Tese de doutorado, Faculdade de Ciências médicas – Universidade Estadual de Campinas, Campinas (SP).

GARCIA, I. "Vulnerabilidade e resiliência". *Adolescência Latinoamericana,* Porto Alegre, v. 2, n. 3, 2001, p. 128-30.

GROTBERG, E.; OJEDA, N. S. *Guía de promoción de la resiliencia en los niños para fortalecer el espíritu humano.* La Haya: Fundación Bernard van Leer, 1996.

LOPES, D. P. L. O.; VALLE, E. R. M. "A organização familiar e o acontecer do tratamento da criança". In: VALLE, E. R. M. (org.). *Psico-oncologia pediátrica.* São Paulo: Casa do Psicólogo, 2001, p. 13-74.

LUTHAR, S. S. "Annotation: methodological and conceptual issues in research on childhood resilience". *Journal Child Psychology Psychiatric,* v. 34, n. 4, 1993, p. 441-53.

LUTHAR, S. S.; CICCHETTI, D.; BECKER, B. "The construct of resilience: a critical evaluation and guidelines for future work. *Child Development,* v. 71, n. 3, maio/jun. 2000, p. 543-62.

MASTEN, A. N.; COATSWORTH, J. D. "The development of competence in favorable and unfavorable environments lessons from research on successful children". *American Psychologist,* v. 53, n. 2, fev. 1998, p. 205-20.

MCCUBBIN M. *et al.* "Family resiliency in childhood cancer". *Family Relations: Interdisciplinary Journal of Applied Family Studies,* v. 51, n. 2, 2002, p. 103-11.

OLIVEIRA, H. "A enfermidade sob o olhar da criança hospitalizada". *Cadernos de Saúde Pública,* Rio de Janeiro, v. 9, n. 3, 1993, p. 326-32.

OLIVEIRA, M. C. M. V. *Câncer de mama e resiliência: uma abordagem psicossomática.* 2001. Dissertação (mestrado em Psicologia Clínica) – Pontifícia Universidade Católica de São Paulo, São Paulo (SP).

PATTERSON, J. M. "Understanding family resilience". *Journal of Clinical Psychology,* v. 58, n. 3, 2002, p. 233-46.

PERINA, E. M. "Câncer infantil: a difícil trajetória". In: CARVALHO, M. M. M. J. (org.). *Introdução à psiconcologia.* Campinas: Editorial Psy. 1994, p. 79-94.

RUTTER, M. "Resilience in the face of adversity: protective factors and resistance to psychiatric disorder". *British Journal Psychiatric*, v. 147, 1985, p. 598-611.

_____. "Psychosocial resilience and protective mechanisms. *American Journal of Orthopsychiatric*, v. 57, n. 3, 1987, p. 316- 31.

_____. "Resilience: some conceptual considerations". *Journal of Adolescent Health*, n. 14, 1993, p. 626-31.

_____. "Resilience concepts and findings: implications for family therapy". *Journal of Family Therapy*, v. 21, 1999, p. 119-44.

_____. "Resilience in the face of adversity". Trabalho apresentado em "Medicine Meets Millenium: World Congress on Medicine and Health", 21 jul./31 ago. 2000.

SANTOS, C. T. E.; SEBASTIANI, R. W. "Acompanhamento psicológico à pessoa portadora de doença crônica". In: ANGERAMI-CAMON, V. A. *et al. E a psicologia entrou no hospital*. São Paulo: Pioneira, 1996, p. 147-76.

SILVA, M. F. F. *Percepção e simbolismo do isolamento reverso em crianças leucêmicas*. 2001. Monografia (especialização em Psicologia Hospitalar) – Nêmeton, São Paulo (SP).

SILVA, M. R. S.; ELSEN, I.; LACHARITÉ, C. "Resiliência: concepções, fatores associados e problemas relativos à construção do conhecimento na área". *Paideia*, Ribeirão Preto, v. 13, n. 26, 2003, p. 147-56.

TELES, S. T. *A resiliência da criança leucêmica: um estudo de caso clínico*. 2002. Monografia (especialização em Psicologia Hospitalar) – Nêmeton, São Paulo (SP).

TORRES, W. C. *A criança diante da morte: desafios*. São Paulo: Casa do Psicólogo, 1999.

TROMBETA, L. H. A. P.; GUZZO, R. S. L. *Enfrentando o cotidiano adverso: estudo sobre resiliência em adolescentes*. Campinas: Alínea, 2002.

VALLE, E. R. M. *Câncer infantil: compreender e agir*. São Paulo: Editorial Psy, 1997.

VALLE, E. R. M.; VENDRÚSCOLO, J. "A família da criança com câncer frente ao diagnóstico da doença – Encontros iniciais com a psicóloga". *Pediatria Moderna*, v. 32, n. 7, 1996, p. 736-51.

WERNER, E. E. "Resilience in development". *Current directions in psychological science*, v. 4, n. 3, 1995, p. 81-5.

YUNES, M. A. M.; SZYMANSKI, H. "Resiliência: noção, conceitos afins e considerações críticas". In: TAVARES, J. C. (org.). *Resiliência e educação*. São Paulo: Cortez, 2001, p. 13-42.

PARTE II
CONTRIBUIÇÕES DA PSICOSSOMÁTICA: CASOS CLÍNICOS E A MULHER COM CÂNCER

[...] Sentir tudo de todas as maneiras; viver tudo de todos os lados; ser a mesma coisa de todos os modos possíveis ao mesmo tempo; realizar em si toda a humanidade de todos os momentos. Num só momento difuso, profuso, completo e longínquo. [...]

Fernando Pessoa (Álvaro de Campos)

3. ELEMENTOS PSICANALÍTICOS PARA UMA ABORDAGEM PSICOSSOMÁTICA EM PSICO-ONCOLOGIA[1]

Rodrigo Sanches Peres
Manoel Antônio dos Santos

INTRODUÇÃO

O termo "psicossomática" foi originalmente forjado na segunda década do século XIX pelo psiquiatra alemão Johann Christian Heinroth (1773-1843) para adjetivar determinadas doenças orgânicas – entre as quais se destacavam o câncer, a tuberculose e a epilepsia – em cuja etiologia os fatores psíquicos aparentemente ocupavam papel central (Rodrigues e Rodrigues, 1991). O autor se identificava com os pressupostos do vitalismo, movimento filosófico que, em oposição à racionalidade renascentista, postulava que tanto a saúde quanto a doença se encontram associadas à ação de uma força vital que transcende as leis da química e da física. Nesse sentido, defendia uma visão integrada do ser humano incompatível com qualquer reducionismo, fosse ele de natureza psicológica, fosse de natureza biológica (Volich, 2000).

Entretanto, em virtude da influência da concepção dualista proposta na primeira metade do século XVII pelo filósofo francês René Descartes (1596-1650), a medicina examinava o corpo huma-

---

1 Uma versão inicial do presente estudo foi publicada na revista *Tempo Psicanalítico.*

no da ótica das ciências exatas. Afinal, o modelo cartesiano sustentava que o indivíduo é formado por duas partes básicas e distintas entre si: mente e corpo. A primeira seria uma instância imaterial responsável pelo pensamento, ao passo que a segunda, funcionando como uma máquina que se move por si mesma, poderia ser considerada um autômato puro (Del Vogo, 1998). Esse modelo, vale destacar, foi reforçado por posteriores descobertas científicas em microbiologia, as quais conduziram à valorização excessiva do papel desempenhado por agentes externos no desenvolvimento de doenças orgânicas.

No final do século XIX, porém, o médico austríaco Sigmund Freud (1856-1939) provocou uma mudança de paradigma ao propor, tendo como base sua prática clínica, que a sintomatologia corporal da histeria não decorria de problemas orgânicos, mas sim da inscrição somática – empreendida inconscientemente como resultado da ação de um mecanismo psíquico – de desejos de natureza sexual recalcados. Essa tese o levou a abandonar o positivismo que imperava na época e a migrar da medicina para a psicologia, de modo que subsidiou a fundação da psicanálise, modelo teórico e método terapêutico que fornece elementos para o delineamento das complexas interações que se estabelecem entre a mente e o corpo (Cukiert e Priszkulnik, 2000).

Os primeiros autores a utilizar os postulados psicanalíticos na tentativa de compreender a influência dos fatores psíquicos no desenvolvimento de doenças orgânicas foram o húngaro Sándor Ferenczi (1873-1933) e o alemão Georg Groddeck (1866-1934). Contudo, ambos se apropriaram indevidamente do modelo etiológico da histeria proposto por Freud, uma vez que, como salienta Del Vogo (1998), procuravam, cada um a seu modo, analisar os mais diversificados sintomas físicos como produto da ação de mecanismos puramente mentais. Dessa maneira, forjaram hipóteses extremistas a respeito do complexo "salto do psíquico para o somático", relacionando-o, invariavelmente, à existência de uma espécie de dialeto biológico dotado de significado inconsciente.

Um novo movimento psicossomático inspirado no pensamento freudiano começou a surgir a partir de 1930, com Franz Alexander (1891-1964), psicanalista húngaro radicado nos Estados Unidos (Santos Filho, 1993). Afirmando que determinados conflitos psíquicos provocam disfunções do sistema nervoso autônomo capazes de desencadear alterações nos músculos lisos e produzir secreções glandulares desordenadas, o autor defendia que muitas doenças orgânicas – a artrite reumatoide, a asma brônquica e a hipertensão arterial essencial, entre outras – poderiam ser entendidas basicamente como reações fisiológicas exacerbadas decorrentes de estados de tensão emocional crônica motivados por processos mentais desprovidos de significado simbólico.

Essas proposições foram questionadas ao longo dos anos seguintes por uma série de autores que acreditavam que Alexander se apoiava em uma visão dualista do homem (Haynal e Pasini, 1983). Assim, um grupo de psicanalistas franceses começou, no início da segunda metade do século XX, a delinear uma nova via de formação das manifestações corporais do sofrimento emocional. Liderado por Pierre Marty (1918-1993), esse grupo sustentava que pacientes somáticos se caracterizam por um modo de funcionamento psíquico distinto daquele apresentado por neuróticos e psicóticos (Vieira, 1997). Criou-se, assim, uma nova corrente teórica voltada à compreensão das relações mente-corpo: a Escola de Paris.

Essa corrente é apontada por diversos autores como uma das abordagens psicossomáticas mais consistentes e profícuas (Horn e Almeida, 2003; Santos Filho, 1993; Silva e Caldeira, 1993; Smadja, 1995; Peres e Santos, 2006). Entretanto, Marty e seus colaboradores acrescentaram conceitos à literatura psicanalítica que ainda não foram consagrados. Partindo do princípio de que o domínio desses conceitos se mostra imprescindível para o adequado entendimento das proposições da Escola de Paris, apresentaremos algumas considerações teóricas sobre dois termos forjados por Marty (1993) – "pensamento operatório" e "desorganização progressiva" – para articulá-los, em seguida, com a clínica psicanalítica de pacientes oncológicos.

BASES TEÓRICAS

Tendo em vista os achados oriundos de seus trabalhos clínicos, Marty e M'Uzan (1962/1994) sustentaram que, normalmente, indivíduos portadores de sintomas somáticos apresentam pensamentos superficiais, excessivamente orientados para a realidade externa e estreitamente vinculados à materialidade dos fatos. Desse modo, sugeriram que esses sujeitos se caracterizam por acentuado comprometimento da capacidade de simbolização. Ademais, propuseram que esse comprometimento tende a se desdobrar em considerável apagamento de toda expressividade de ordem mental, o que denota a presença de uma carência funcional do psiquismo.

Veemente tendência à ação também se afigura como uma particularidade de pacientes somáticos, pois frequentemente estes lançam mão de condutas pouco elaboradas para minimizar o impacto causado pelas excitações que os acometem ao longo da vida. Desse modo, não raro apresentam acentuada automatização dos comportamentos habituais. Possivelmente isso ocorre porque o inconsciente desses pacientes não consegue se comunicar mediante o emprego de representações e tende, em consequência, a encontrar no comportamento sua única possibilidade de expressão (Marty, 1993; Marty e Loriod, 2001).

Essa hipótese adquire ainda mais coerência partindo-se do princípio de que as palavras, nessas condições, encontram-se desvinculadas de elementos simbólicos e remetem ao concreto e ao factual. O indivíduo somente consegue se projetar no futuro ou voltar ao passado transformando-os em corruptelas do presente. Seu discurso, linear, opaco e árido, não ultrapassa a abstração e conduz a um pensamento que se situa em um campo temporal limitado, de maneira que oblitera a metaforização e o torna um prisioneiro da atualidade (Marty e M'Uzan, 1994).

As palavras, todavia, são empregadas por pacientes somáticos como instrumento relativamente eficaz de descarga das tensões. Por esse motivo, a despeito de não serem sobreinvestidas, tampouco sobredeterminadas, podem se mostrar funcionais para a manutenção do equilíbrio do aparelho psíquico. Isso sugere que eles não se encontram totalmente desligados do próprio inconsciente. Na realidade, contatos são mantidos com os conteúdos situados para além da consciência com regularidade (Peres e Santos, 2006; Vieira, 1997). Esses contatos, porém, são qualitativamente inadequados e não subsidiam o desenvolvimento de elaborações integradoras da vida pulsional.

Marty (1998) salienta também que pacientes somáticos geralmente estabelecem vínculos afetivos pouco significativos e mantêm relacionamentos superficiais. Contudo, em contraste com o que se observa nos casos de neurose obsessiva, essa tendência não decorre da manipulação do material psíquico, uma vez que, como apontado anteriormente, importante restrição da capacidade de simbolização os acomete. A propensão ao distanciamento e à manutenção de "relações brancas", portanto, encontra-se associada às identificações esquemáticas que, amiúde, são estabelecidas pelos indivíduos em pauta graças à escassez de seus investimentos libidinais.

Essas identificações esquemáticas, a propósito, envolvem a execução de uma operação psíquica diferenciada, à qual o referido autor deu o nome de "reduplicação projetiva". Seu principal efeito é a negação tanto da própria originalidade quanto da originalidade do outro, o que faz que o sujeito reconheça naqueles que o cercam "[...] uma imagem de si mesmo moldada por inteiro de forma idêntica" (Marty, M'Uzan e David, 1963, p. 322). A incapacidade de identificar as características alheias inviabiliza a ocorrência de introjeções e, assim, engendra, como observam Horn e Almeida (2003), uma modalidade relacional singular.

Levando em consideração esses achados, Marty e M'Uzan (1994) propuseram que sujeitos acometidos por doenças somáticas geralmente apresentam funcionamento mental distinto, ao qual deram o nome de "pensamento operatório". É necessário destacar que, ao contrário do que se poderia supor a princípio, o pensamento operatório não se refere apenas a uma forma de pensamento, mas sim a uma dinâmica psíquica específica. Por esse motivo, os termos "funcionamento operatório" e "vida operatória" usualmente são empregados na literatura científica como substitutos do conceito original. Marty (1993, p. 17) ressalta que o desenvolvimento de suas ideias parte do princípio de que "[...] as atividades fantasmática e onírica permitem integrar as tensões pulsionais e protegem a saúde física". O pensamento operatório, em contrapartida, torna a substituição da simbolização pela reação biológica uma prática recorrente, impelindo o indivíduo a reagir somaticamente ao sofrimento mental. Conclui-se, portanto, que o pensamento operatório não deve ser entendido como mero desdobramento do impacto emocional causado pela ocorrência de uma enfermidade orgânica, mas como um fator associado ao adoecimento.

Todavia, por serem essencialmente orientados para a ação, não raro indivíduos que apresentam características operatórias conseguem se proteger da eclosão de sintomas orgânicos, pois se sabe que os comportamentos podem promover de forma relativamente satisfatória a descarga das excitações. O pensamento operatório, por conseguinte, não necessariamente conduz a somatizações. Além disso, nem todos os portadores de sintomas somáticos apresentam características operatórias. Não obstante, a identificação do funcionamento operatório subsidia a compreensão de importantes aspectos do psiquismo de pacientes acometidos por enfermidades orgânicas.

É preciso reconhecer, por fim, que a etiologia do pensamento operatório não é totalmente compreendida. Postula-se é que esse modo de funcionamento psíquico se encontra intimamente relacionado com desarmonias afetivas ocorridas na primeira infância, em virtude do desempenho inadequado – excessivo ou insuficiente – da função materna (Marty, 1998). Nesse sentido, pode-se propor que, na maior parte dos casos, indivíduos operatórios foram educados por mães que eram autoritárias, deprimidas, negligentes, superprotetoras ou, em razão de qualquer outro motivo, não se mostraram capazes de proteger os filhos das tensões que os acometeram no início da vida. Trataremos agora da noção de "desorganização progressiva". Antes, porém, é preciso esclarecer que, segundo Marty (1993), o desenvolvimento mental ocorre mediante a execução de movimentos psíquicos de organização pautados em elementos funcionais prévios. Para que o novo conjunto evolutivo seja adequado às necessidades atuais do psiquismo, os elementos funcionais prévios devem ser reorganizados de modo a se tornar mais complexos e numerosos. Quando isso não ocorre – em virtude de traumatismos sucessivos ou da existência de um afluxo contínuo de tensões –, tem início um movimento contraevolutivo de desorganização que leva o psiquismo a encontrar severas dificuldades para elaborar adequadamente as excitações às quais é submetido.

Nos casos em que o movimento contraevolutivo é intenso a ponto de promover a dispersão dos elementos funcionais anteriormente estruturados, instala-se um processo patológico cujo subproduto normalmente é a destruição da organização libidinal do indivíduo. No final da década de 1970, Marty criou o termo "desorganização progressiva" para fazer referência a esse movimento desconhecido até então (Horn e Almeida, 2003). Relacionada com a vida operatória, a desorganização progressiva geralmente culmina com a eclosão de uma somatização grave, que, por sua vez, tende a retroalimentar a desorganização progressiva, instalando um círculo vicioso potencialmente letal.

Possivelmente isso ocorre porque, com o intuito de se proteger das angústias desencadeadas pela dispersão libidinal, o psiquismo delega sua coordenação ao ego ideal. Tal processo não permite a pretendida restauração do estado de suposta onipotência do narcisismo primário, pois invariavelmente provoca o emprego exacerbado de mecanismos compensatórios. Ademais, inviabiliza a formação de sintomas mentais e aumenta a vulnerabilidade somática. Marty (1993, p. 29) defende essa hipótese afirmando que "o ego ideal testemunha um estado de exigência sem nuances do sujeito em relação a si mesmo, sem possibilidades de adaptação às circunstâncias externas outras que não as de uma realidade operatória". Conclui-se, portanto, que a desorganização progressiva se desenvolve na direção oposta à da evolução. A indisponibilidade de elementos funcionais capazes de subsidiar uma nova organização, contudo, não necessariamente enseja uma somatização severa. Eventualmente, movimentos contraevolutivos geram feridas narcísicas contornáveis mediante o retorno a posições anteriores do desenvolvimento. Vale destacar que esse retorno incapacita temporariamente o psiquismo de executar simbolizações. Em consequência, as reações somáticas substituem, de modo provisório, o trabalho mental.

Além de reversíveis, as afecções orgânicas que se produzem nessas circunstâncias podem ser adaptativas, pois criam condições favoráveis para a instalação de uma nova organização, cessando, assim, os movimentos contraevolutivos. Marty (1976, p. 115) deu a esse processo o nome de "regressão somática" para evidenciar que "uma incontestável regressão ocorre [...] no nível das bases funcionais do início da eventual organização, mais evoluída, que não pode se realizar. Essa regressão reorganizadora [...] serve ao mesmo tempo, novamente, de ponto de partida para uma reedição do movimento inicial que tende para a eventual organização mais evoluída".

Mas o que realmente determina se os desdobramentos do desenvolvimento inadequado da organização mental serão desestruturantes ou reorganizadores? Segundo Horn e Almeida (2003), dois parâmetros básicos devem ser levados em conta para que se possa responder corretamente a essa pergunta. O primeiro deles é a intensidade das feridas narcísicas desencadeadas pelos movimentos contraevolutivos. Quanto mais intenso for o ataque promovido pelo ego ideal ao narcisismo, maior será a probabilidade de ocorrer uma desorganização progressiva, dado que, nessas condições, eventuais pontos de fixação funcionais não se mostrarão disponíveis e qualquer movimento regressivo primário será abortado.

O segundo parâmetro é a duração da regressão empreendida inconscientemente pelo aparelho psíquico com o intuito de contornar as feridas narcísicas. Desorganizações progressivas em geral são decorrentes de movimentos regressivos prolongados, uma vez que estes inviabilizam a formação de sintomas mentais. Em contrapartida, estabilizações ou reorganizações tendem a surgir quando da ocorrência de regressões temporalmente circunscritas. Marty (1993, p. 32) deixa isso claro ao afirmar que "o desencadeamento de uma somatização sucede, em um tempo mais ou menos longo de latência, uma desorganização mais ou menos profunda do funcionamento mental".

ILUSTRAÇÕES CLÍNICAS

Com base no trabalho clínico desenvolvido nos últimos anos com pacientes oncológicos, pudemos notar que muitos deles apresentam características típicas do funcionamento operatório. Afinal, geralmente são dotados de capacidade de simbolização restrita, a qual engendra acentuada limitação do potencial associativo e fomenta progressiva desertificação da vida imaginativa. Sem um lastro de vivacidade e criatividade, o mundo interno dos pacientes em questão parece opaco e unidimensional, o que os leva a participar empiricamente da realidade em vez de experimentá-la em sua plenitude.

Essa tendência pode ser observada no discurso de Jean, 29 anos, portador de leucemia mieloide crônica, para quem o transplante de medula óssea seria a única possibilidade de tratamento. Ao ser questionado, durante uma entrevista psicológica conduzida em seu primeiro dia de hospitalização, sobre as dificuldades que esperava enfrentar em função da modalidade terapêutica à qual seria submetido, Jean afirmou: "Eu penso mais no depois, né? Porque o remédio é caro, então eu penso que vai ser mais difícil quando sair... Eu penso, vamos dizer, no serviço, né? Eu não tenho estudo... Acho que vai ser difícil conseguir um serviço. Penso em arrumar um serviço que eu sei fazer, mas acho que vai ser difícil".

Obviamente, a preocupação de Jean é justificável, uma vez que o transplante de medula óssea não raro desencadeia complicações físicas tardias que dificultam a recolocação do paciente no mercado de trabalho. Além disso, os medicamentos utilizados para evitar a recorrência da doença realmente têm um custo elevado. Vale destacar, todavia, que a modalidade terapêutica em questão se afigura como um procedimento agressivo e complexo que pode tanto recuperar a vida do paciente quanto conduzi-lo a óbito ainda durante o período de hospitalização. Jean tinha ciência disso, pois fora informado pela equipe médica responsável por seu atendimento que, em média, 50% dos pacientes submetidos ao transplante de medula óssea em condições análogas às suas não sobrevivem.

Seria esperado, por esse motivo, que Jean discorresse sobre as angústias associadas à incerteza da evolução do tratamento ou sobre os temores desencadeados em função da iminência da morte. No entanto, ele optou por apresentar, ao longo de toda a entrevista psicológica, um relato demasiadamente superficial e objetivo, desconectado de qualquer conteúdo simbólico e pouco condizente com o momento crítico que vivenciava naquela ocasião. Possivelmente, isso ocorreu porque Jean mantinha pouco contato com seus conteúdos inconscientes, o que inviabilizava conexões associativas integradoras da vida pulsional. Seu discurso pode ser entendido como reflexo de uma evidente restrição da capacidade de elaboração psíquica.

Convém ressaltar também que nossa prática clínica tem revelado que grande parte dos pacientes oncológicos apresenta marcante tendência ao estabelecimento de "relações brancas". Pedro, 56 anos, portador de câncer de próstata, afirmava com orgulho ser dotado de ampla rede de contatos sociais em função de seu trabalho como administrador de recursos humanos. Durante a psicoterapia, porém, evidenciou-se que Pedro mantinha com todos aqueles com os quais convivia um relacionamento estritamente profissional, de modo que tinha colegas de trabalho, e não amigos. Por essa razão, durante o período em que permaneceu afastado do emprego para o tratamento da doença que o acometia, recebeu visitas apenas da ex-mulher e de seu único filho.

Além disso, o funcionamento operatório também leva o indivíduo a privilegiar a ação em detrimento da reflexão nos momentos de tensão. Rosa, 47 anos, submetida a mastectomia bilateral em função de câncer de mama, adotava condutas que podem ser consideradas um bom exemplo dessa característica. Visando prevenir a ocorrência de linfedemas nos membros superiores, os médicos responsáveis por seu tratamento proibiram-na de executar tarefas domésticas que exigissem esforço físico intenso e contínuo. Não obstante, Rosa referiu, durante uma sessão de psicoterapia de grupo, que não seguia as instruções médicas: "Eu não me conformo de não poder esfregar os azulejos do banheiro. Pra mim, só passar um paninho não adianta. Eu preciso esfregar bastante porque isso me ajuda a ficar mais sossegada quando eu tô nervosa".

Que relações podem ser estabelecidas entre as tendências operatórias que caracterizam os referidos pacientes e o adoecimento que interceptou bruscamente suas vidas? Na ótica das proposições teóricas da Escola de Paris, o pensamento operatório não deve ser entendido como mero efeito do impacto emocional causado por uma enfermidade orgânica, mas sim como um fator associado ao surgimento da doença, uma vez que, como já exposto, oblitera a integração das tensões pulsionais e, consequentemente, favorece a eclosão de sintomas físicos. Conclui-se, assim, que o funcionamento operatório frequentemente torna o corpo o porta-voz de conteúdos de ordem psíquica que não foram simbolizados e se reduziram à sua expressão somática.

O trabalho clínico com pacientes oncológicos tem nos indicado também que muitos deles adoeceram após acontecimentos traumáticos. Possivelmente isso ocorreu porque eles não dispunham de elementos funcionais capazes de subsidiar a execução do trabalho de luto que se fazia necessário. Em consequência, não conseguiram executar movimentos psíquicos de organização evolutiva depois dos referidos acontecimentos. Dessa forma, desencadearam-se movimentos contraevolutivos que promoveram a destruição da organização libidinal existente até então. A enfermidade dos indivíduos em questão pode ser entendida, nesse sentido, como o subproduto de uma acentuada desorganização progressiva.

Paula, 54 anos, portadora de câncer de útero, apresentou os primeiros sintomas da doença cerca de um ano após ter tomado conhecimento de que seu marido, com quem estava casada havia trinta anos, vinha mantendo um relacionamento extraconjugal com uma mulher mais jovem. Semanas depois, Paula foi expulsa de casa pelo cônjuge, pois ele pretendia assumir a amante. Revoltada com essa situação, a paciente ameaçou a amante de morte. Durante a psicoterapia à qual havia dado início após esse episódio, Paula demonstrou que não dispunha de recursos internos para se reorganizar mentalmente diante do movimento contraevolutivo que havia se instalado. Algum tempo depois, seu organismo foi tomado por metástases e seu quadro clínico evoluiu para a terminalidade.

O casamento de Claire, 32 anos, portadora de leucemia mieloide aguda, foi mais breve do que o de Paula, porém teve um desfecho mais trágico, porque seu marido faleceu em um acidente de trânsito cinco meses após o matrimônio. Claire relatou que estava andando de motocicleta com ele quando um automóvel que vinha sendo conduzido de forma imprudente causou uma colisão que os levou ao chão. Seu marido não se feriu, mas, ao notar que ela havia machucado a perna, resolveu seguir o automóvel, indignado porque o motorista não se preocupara em lhes prestar socorro. Contudo, enquanto Claire aguardava no local do acidente, algumas quadras adiante seu marido se envolveu em outro acidente e faleceu.

Claire relatou esse acontecimento ao ser submetida a uma entrevista psicológica durante o período em que permaneceu hospitalizada, em função do tratamento da enfermidade que a acometia. A despeito de não ter apresentado nenhuma mobilização afetiva durante a entrevista, Claire deu a entender sentir-se de certa forma responsável pelo acidente do marido, não apenas porque ele resolvera perseguir o automóvel ao perceber que ela havia se machucado, mas também por não tê-lo impedido de adotar essa conduta: "Ele viu aquilo [o ferimento de Claire] e ficou nervoso. Então ele catou a moto e foi atrás do cara. E eu nem falei nada pra ele: 'Fica, não vai'. Ele catou a moto e me deixou ali".

Vale destacar que cerca de um ano e meio depois da morte de seu primeiro marido, Claire se casou novamente e teve três filhos com o homem que é seu atual cônjuge. Todavia, ela discorreu de maneira superficial sobre a relação que mantinha com este, dando a entender, mediante seu comportamento não verbal, que o matrimônio passava por uma grave crise. Diante do exposto, é possível propor que Claire não foi capaz de elaborar psiquicamente o acidente que levou seu primeiro marido a óbito e, por esse motivo, envolveu-se precipitadamente em um novo relacionamento. Ao que parece o segundo casamento favoreceu a formação de um conjunto evolutivo adequado às necessidades que seu psiquismo apresentava naquele momento.

No entanto, ela não foi capaz de restabelecer sua organização libidinal prévia. Possivelmente seu aparelho psíquico permaneceu no limiar de uma desorganização progressiva por muitos anos. Claire forneceu, nas entrelinhas de seu discurso, alguns elementos sugestivos de que esse frágil equilíbrio se rompeu em função do afluxo de excitações decorrentes do desgaste de seu segundo casamento. Um processo lento e silencioso de dispersão dos elementos funcionais anteriormente estruturados teve então início. Seu psiquismo não conseguiu se defender adequadamente das angústias associadas ao luto não elaborado do primeiro marido, por um lado, e à crise do segundo casamento, por outro. Assim, o referido processo culminou com a eclosão de uma somatização grave.

Ressalte-se, não obstante, que estabelecer uma relação de causa e efeito entre a morte do primeiro marido de Claire e seu adoecimento posterior seria um procedimento reducionista. A enfermidade de Claire aparentemente se encontra relacionada com um movimento de desorganização progressiva, associado ao fato traumatizante do qual foi vítima. Entretanto, a paciente poderia ter assimilado os efeitos disruptivos do referido acontecimento se tivesse executado uma regressão somática. Esse expediente possivelmente geraria como subproduto afecções orgânicas reversíveis logo após o óbito de seu primeiro marido, e não uma doença grave anos depois. Para tanto, contudo, Claire precisaria ter à disposição em seu aparelho psíquico representações enriquecidas por conteúdos afetivos qualitativa e quantitativamente mais significativos.

CONSIDERAÇÕES FINAIS

Tendo em vista o que precede, evidencia-se que, tomando como base as proposições teóricas da Escola de Paris, o adoecimento de pacientes com características operatórias que tendem a apresentar desorganizações progressivas pode ser entendido como um sintoma desprovido de sentido simbólico. Vale salientar também que é possível diferenciar a enfermidade apresentada por esses pacientes das afecções orgânicas que acometem a maioria das pessoas vez ou outra ao longo da vida. Qualquer indivíduo pode somatizar nas ocasiões em que seus recursos psíquicos se mostram incapazes de subsidiar a elaboração das tensões inerentes à sua existência. Cumpre assinalar, porém, que, na maioria dos casos, esse recurso é ocasional e engendra patologias reversíveis ou crises de doenças crônicas que não colocam em risco sua sobrevivência.

Os pacientes operatórios, em contrapartida, aparentemente utilizam o artifício em questão de modo recorrente, o que favorece o surgimento de enfermidades mais severas. É necessário esclarecer, contudo, que as afecções orgânicas que acometem pacientes operatórios não devem ser entendidas como "doenças psicossomáticas". Em última análise, isso seria incoerente com os postulados da Escola de Paris, pois, segundo esta, a unicidade mente-corpo faz do homem um ser psicossomático por definição. Consequentemente, conclui-se que, como aponta Marty (1993), afirmar que uma doença é psicossomática encerra uma falácia, pois, quando utilizado como adjetivo, o termo "psicossomático" remete ao antigo dualismo mente-corpo.

O modelo teórico da Escola de Paris reconhece a multifatorialidade do adoecimento orgânico e não atribui exclusivamente a determinantes psíquicos a eclosão de enfermidades somáticas. Em virtude da complexidade desse processo, todavia, privilegia a análise dos fatores mentais associados ao adoecimento. De qualquer forma, essa opção metodológica não avulta como um reducionismo psicológico, mas sim como um recorte necessário diante das múltiplas facetas do adoecer. Assim, as hipóteses acerca da gênese de afecções orgânicas pautadas nesse modelo teórico não excluem outras tentativas de explicação desses fenômenos apoiadas em elementos conceituais de raciocínio distintos.

REFERÊNCIAS

CUKIERT, M.; PRISZKULNIK, L. "O corpo em psicanálise: algumas considerações". *Psychê*, São Paulo, v. 5, 2000, p. 53-63.

DEL VOGO, M. J. *O instante de dizer: o mito individual do doente sobre a medicina moderna*. Trad. M. Gambini. São Paulo: Escuta, 1998.

HAYNAL, A.; PASINI, W. *Manual de medicina psicossomática*. Trad. M. C. R. Barbosa, R. L. Lana e R. R. Josef. São Paulo: Masson, 1983.

HORN, A.; ALMEIDA, M. C. P. "Sobre as bases freudianas da psicossomática psicanalítica: um estudo sobre as neuroses atuais". *Revista Brasileira de Psicanálise*, São Paulo, v. 37, n. 1, 2003, p. 69-84.

MARTY, P. *A psicossomática do adulto*. Trad. P. C. Ramos. Porto Alegre: Artes Médicas, 1993.

_____. *Mentalização e psicossomática*. Trad. A. E. V. A. Güntert. São Paulo: Casa do Psicólogo, 1998.

MARTY, P.; LORIOD, J. "Funcionamento mental e funcionamento somático". Trad. L. Y. Massuh. In: McDOUGALL, J. *et al.* (orgs.). *Corpo e história*. São Paulo: Casa do Psicólogo, 2001. p. 151-211.

MARTY, P.; M'UZAN, M. "O pensamento operatório". Trad. V. A. C. Beusson. *Revista Brasileira de Psicanálise*, São Paulo, v. 28, n. 1, 1994, p. 165-74.

MARTY, P.; M'UZAN, M.; DAVID, C. *L'investigation psychosomatique*. Paris: PUF, 1963.

PERES, R. S.; SANTOS, M. A. *A exclusão do afeto e a alienação do corpo*. São Paulo: Vetor, 2006.

RODRIGUES, A. L.; RODRIGUES, D. M. "Introdução à história da medicina psicossomática". *Revista Brasileira de Pesquisa em Psicologia*, São Caetano do Sul, v. 3, n. 2, 1991, p. 79-85.

SANTOS FILHO, O. C. "Histeria, hipocondria e fenômeno psicossomático". In: MELLO FILHO, J. (org.). *Psicossomática hoje*. Porto Alegre: Artes Médicas, 1993, p. 108-12.

SILVA, A. F. R.; CALDEIRA, G. "Alexitimia e pensamento operatório: a questão do afeto na psicossomática". In: MELLO FILHO, J. (org.). *Psicossomática hoje*. Porto Alegre: Artes Médicas, 1993, p. 113-8.

SMADJA, C. "Le modèle psychosomatique de Pierre Marty". *Revue Française de Psychosomatique*, Paris, v. 7, 1995, p. 7-25.

VIEIRA, W. C. "A psicossomática de Pierre Marty". In: FERRAZ, F. C.; VOLICH, R. M. (orgs.). *Psicossoma: psicossomática psicanalítica*. São Paulo: Casa do Psicólogo, 1997, p. 15-22.

VOLICH, R. M. *Psicossomática: de Hipócrates à psicanálise*. São Paulo: Casa do Psicólogo, 2000.

4. MULHERES COM CÂNCER DE MAMA, DE ÚTERO E DE OVÁRIOS: ESTUDOS CLÍNICOS DE CASOS

Carmen Maria Bueno Neme
Rita Nathália Berti Bredariolli

Os cânceres de mama, útero e ovários são responsáveis por altos índices de mortalidade feminina no Brasil e no mundo. O câncer de mama tem alta incidência: o primeiro em frequência na mulher, é temido pelos índices de mortalidade e pelos efeitos psicológicos relacionados com a autoimagem e a sexualidade. No Brasil esse tipo de câncer é o que mais mata mulheres; as estimativas para o ano de 2010 são de 49.240 casos novos, com um risco estimado de 12.000 mortes, sendo cerca de 150 mortes de homens e o restante, de mulheres (Inca, 2010).

Segundo a Organização Mundial de Saúde (2001), a incidência de câncer de mama é maior em mulheres com idade média de 35 anos. Os sintomas dessa neoplasia podem ser palpáveis em 90% das ocorrências, como tumor ou nódulos nas axilas ou no seio e alterações na pele da mama, como abaulações ou retrações. Em cerca de 10% dos casos os nódulos não são palpáveis e são diagnosticados por meio de exames mais específicos. A detecção pode ser feita por meio de exame clínico (ECM), mamografia e autoexame das mamas. Em caso de suspeita da doença, realizam-se a ultrassonografia e a biópsia do tecido. O estadiamento[1] é baseado nos critérios da

---

1 Estágio de desenvolvimento do câncer.

União Internacional de Combate ao Câncer (UICC) de 1997, pela classificação Tumor, Nódulo, Metástase (TNM) (Thuler e Mendonça, 2005).

O câncer de colo de útero é o segundo tipo de neoplasia mais presente na população feminina. O número de casos novos de câncer do colo do útero esperados para o Brasil no ano de 2010 é de 18.430, com um risco estimado de cerca de 5.000 mortes. Os exames preventivos, como o de Papanicolau, devem ser realizados periodicamente em mulheres com atividade sexual, em especial naquelas entre 25 e 59 anos de idade. Os principais sintomas são sangramentos no início ou no final da relação sexual e a ocorrência de dor durante o coito (Inca, 2010).

O câncer de ovários é o mais difícil de ser diagnosticado e, embora seja menos frequente, cerca de 70% dos casos, quando descoberto, já se encontra em fase letal. Os cistos no ovário tornam-se mais alarmantes quando são maiores que dez centímetros de diâmetro e possuem áreas sólidas e líquidas. Para prevenir o câncer, mulheres com idade acima de 40 anos devem fazer exames pélvicos, exames médicos e ultrassonografias regularmente (Inca, 2007).

Os diferentes tipos de câncer não têm uma única causa, mas etiologia variada. Para que a doença ocorra, é necessária uma operação conjunta de diversos determinantes, como predisposição genética, fatores hormonais, exposição a fatores ambientais de risco, contágio por determinados vírus, uso de cigarro e álcool, ingestão de substâncias alimentícias cancerígenas, imunodepressões ocasionadas por estresse e outros fatores, além das variáveis relacionadas com a reprodução e a genética celular. Pesquisas na área do estresse, da psiconeuroimunologia e da psico-oncologia, incluindo estudos clínicos, indicam a importância da contribuição de aspectos psicológicos e sociais na gênese e no desenvolvimento dos cânceres, destacando aspectos psíquicos e de personalidade (Carvalho, 1994; Neme, Soliva e Ribeiro, 2003; Neme, 2005; Peres, 2008).

Antigas observações clínicas, citadas por Mello Filho e colaboradores (1992), bem como estudos atuais, sugerem a existência de relações entre os "modos de ser" da pessoa e a emergência da doença oncológica, impulsionando teóricos e pesquisadores a buscarem o aprofundamento da compreensão de aspectos de personalidade possivelmente associados à eclosão de doenças somáticas. Pesquisas no campo da psico-oncologia indicam a existência de complexas relações entre diferentes fatores de risco na gênese e no desenvolvimento dos cânceres. Entre estes, os psicossociais têm sido apontados como decisivos nos processos de adoecimento, controle da doença e recuperação do paciente oncológico. A história de vida, a dinâmica familiar e os aspectos de personalidade interferem no modo pelo qual o indivíduo se expõe, interpreta e enfrenta situações de estresse, as quais são apontadas pela literatura em psicossomática, psiconeuroimunologia e psico-oncologia como importantes desencadeadores de inúmeras patologias, em virtude de seus efeitos imunológicos (Bunge, 1980; Alexander, 1989; Shàvelzon, 1992; Temoshok, 1992; Ramos, 1994; Carvalho, 1996).

Pesquisas realizadas a partir da década de 1990, relacionadas com a identidade de gênero, buscaram averiguar e apreender o significado e a importância das diferenças entre homens e mulheres no contexto da vida social cotidiana, esclarecendo aspectos e dificuldades da mulher em suas interações afetivas e sociais com o homem e com as pessoas em geral. Essas interações, mediadas por atribuição de papéis baseada em estereótipos, revelaram-se definidoras de um conjunto de expectativas e legitimações de posições hierarquicamente inferiores da mulher em relação ao homem, a despeito das claras transformações das funções femininas na família, no trabalho e na sociedade em geral, o que acarretou aumento de responsabilidades e diversificação de papéis familiares e sociais atribuídos à mulher contemporânea. A legitimação dos papéis femininos gera normas que norteiam o desenvolvimento de modos de lidar com as adversidades da vida, incluindo o enfrentamento de situações de estresse e de doenças mentais ou físicas, que precisam ser descritos e mais bem compreendidos.

O enfrentamento de uma doença geralmente grave como o câncer, relacionada com a fatalidade e o risco de perder a vida – especialmente quando os órgãos ou partes do corpo atingidos pela doença podem levar à amputação de símbolos da feminilidade como as mamas, o útero ou os ovários –, dependerá dos recursos psicológicos individuais desenvolvidos e socialmente disponíveis para a mulher, além de outras variáveis biopsicossociais e as da situação específica vivida.

A literatura recente em psico-oncologia, além de estudos e observações clínicas, indica a ocorrência de relações de influência entre recursos psicológicos individuais e a emergência de diferentes doenças, incluindo o câncer, apontando principalmente fatores como: isolamento social e dificuldades nos relacionamentos interpessoais; depressão e melancolia; sentimentos de negligência; repressão de necessidades pessoais e da agressividade, fora dificuldades de enfrentamento e de adaptação psicossocial (Neme, 2005a; Neuber *et al.*, 2007).

Embora reconheça que doenças complexas como o câncer são multideterminadas e multifatoriais, a psicossomática psicanalítica, em uma concepção monista, contribui com a análise de fatores psíquicos que se associam a maior ou menor predisposição ao adoecimento somático. Essas contribuições, somadas aos muitos resultados de pesquisas psicofisiológicas no campo do estresse e do enfrentamento psicológico e, mais recentemente, às hipóteses psicoimunológicas, vão formando um arcabouço teórico importante para o progressivo esclarecimento dos aspectos psíquicos e psicossociais envolvidos no adoecimento, ao lado de fatores culturais, biológicos e ambientais.

Ao estudar a história prévia de estresse em mulheres com cânceres de mama, útero e ovários, Neme, Soliva e Ribeiro (2003) verificaram a existência de diferenças estatísticas significativas quanto ao modo de perceber e avaliar os acontecimentos de vida considerados estressantes, ocorridos no período de cinco anos antes do estudo, entre vinte mulheres com câncer e vinte mulheres sem câncer ou outras doenças graves. Constataram também a importância significativamente maior atribuída pelas mulheres com câncer às situações de estresse de sua história prévia, comparativamente às avaliações realizadas pelas mulheres sem câncer. Seus resultados confirmaram os obtidos por diferentes estudos nessa linha, mostrando que o processo de enfrentamento de adversidades e eventos da vida é individual e que, embora o "estilo" individual seja influenciado pela cultura, cada pessoa apresenta um estilo particular no modo de lidar com o estresse ou adversidades (Neme, 2005).

De acordo com Neme (2005a) e Lipp (2003), os efeitos psicofisiológicos do estresse, incluindo alterações imunológicas inevitáveis, podem ser ou não mantidos por longos períodos de tempo, dependendo de como a pessoa lida com as situações adversas, superando-as ou não. A maneira particular de avaliar, significar afetivamente e reagir aos eventos da vida é parte integrante do "modo de ser" ou da personalidade total do indivíduo e, sendo identificado, poderá ser objeto de atenção e de modificações com finalidades profiláticas e preventivas em saúde.

Para Cohen e Herbert (1996), a maioria dos estudos de revisão sobre imunidade e adoecimento indica que entre os fatores psicológicos mais apontados estão os decorrentes de eventos estressantes da vida, depressão clínica, afetos negativos, falta de apoio social e repressão ou negação de afetos. Revisões realizadas pelos autores sugeriram que a depressão clínica e a depressão de afetos foram associadas a mudanças funcionais no sistema imunológico, incluindo diminuição de atividade das células NK. Estudo de revisão feito pelos autores apontou evidência substancial de que os fatores psicológicos podem influenciar a atividade imune por meio de mudanças numéricas e funcionais celulares e alterações hormonais, especialmente constatadas em estudos sobre doenças infecciosas menos graves (herpes, gripes, resfriados).

Revisão de literatura realizada por Neme (1999) apresentou estudos como os de Carleial (1981); Bauer, Gauer e Nardi (1993); Moreira (1994); e Diehl *et al.* (1998), que indicam relações de influência entre estados psicológicos, temperamento e fatores emocionais estressantes e o aparecimento da doença oncológica.

Pesquisas sobre estresse, adoecimento e câncer no Brasil indicaram a relevância do estresse autoinduzido (Lipp, 2003), frequentemente gerado por dificuldades na superação de situações de vida adversas ou traumáticas e/ou pela excessiva importância atribuída às situações vividas (Neme, Soliva e Ribeiro, 2003), por crenças disfuncionais (Neme e Kato, 2003) e por manutenção de mágoas e ressentimentos ligados às relações familiares e conjugais (Neme, 1999; Lipp, 2003; Neme, Soliva e Ribeiro, 2003; Neuber *et al.*, 2007). O modo de reagir e lidar com o estresse varia de indivíduo para indivíduo, dependendo de seu estilo de enfrentamento, de aspectos da situação e de seu modo de ser ou personalidade (Neme, 2005a).

Abordando o tema "personalidade e câncer", Carvalho (1994) e V. A. Carvalho (1996) referem-se à abundante, e por vezes contraditória, literatura sobre a influência da estrutura de personalidade e o desenvolvimento de doenças como o câncer, concluindo pela necessidade de avançar na pesquisa nessa área, além de criar mecanismos para lidar preventivamente com indivíduos que apresentam aspectos de personalidade que representam maior risco de adoecimento. De acordo com as pesquisas mencionadas por Carvalho (1994), os fatores de personalidade mais frequentemente relacionados com o câncer foram: imaturidade psíquica (caracterizada por formas pouco maduras ou diretas de encarar vicissitudes da vida, uso de projeções e mecanismos de defesa para encarar emoções e afetos); repressão de sentimentos e afetos; comportamentos passivo-agressivos; isolamento; ressentimentos e depressão.

Ao trabalhar com pacientes com diagnóstico de melanoma, Temoshok (1992) percebeu que estes apresentavam raiva não expressa (por trás de uma aparência de controlada tranquilidade); ansiedade reprimida; baixa autoestima e autoconfiança reduzida; dependência afetiva e fortes sentimentos de desesperança. A autora contrapôs esse conjunto de reações ao padrão de "comportamento ou personalidade Tipo A" (pessoas ansiosas e competitivas, autoconfiantes, vigorosas e propensas a desenvolver doenças cardiovasculares) e ao padrão de "comportamento ou personalidade Tipo B" (pessoas bem adaptadas e com maior equilíbrio emocional), denominando o padrão encontrado de "comportamento ou personalidade Tipo C". Embora os estudos sobre fatores emocionais ou de personalidade e doenças mais complexas como as autoimunes ou o câncer indiquem relações de influência entre aspectos psicológico-emocionais e o risco de adoecimento, dificuldades metodológicas sugerem a necessidade de pesquisas mais controladas, com diferentes delineamentos e métodos, e complementares às encontradas na literatura. Nesse sentido, como apontam Peres e Santos (2006), a utilização de abordagens qualitativas em pesquisa, de teorias de orientação psicodinâmica e de instrumentos voltados ao exame de aspectos psicológicos constitui uma alternativa relevante para o avanço do conhecimento das variáveis individuais, de personalidade, associadas à doença oncológica e ao seu enfrentamento. Para Burton (1978) e Peres e Santos (2006), o termo "personalidade", muitas vezes empregado com inúmeros significados, pode ser entendido como o conjunto de características individuais relativamente estáveis, resultantes da interação de fatores biológicos, psicológicos, sociais e culturais.

PERSONALIDADE E ADOECIMENTO: CONTRIBUIÇÕES DA PSICOSSOMÁTICA PSICANALÍTICA

O estudo da história sobre as concepções de saúde e doença revela que a noção de indissociabilidade corpo-mente remonta aos modelos chamados "primitivos", mantendo-se no pensamento dos gregos, como Platão, Hipócrates e, posteriormente, Galeno (131--200 d.C.), considerado o pai da medicina do Ocidente, e subsistindo ao modelo cartesiano, sendo mantida pelo chamado modelo "romântico" que vigorou paralelamente ao estabelecimento do modelo "biomédico" (Ramos, 1994).

A partir do século XX, a questão da integração psique-soma foi sistematicamente retomada pela medicina psicossomática com os estudos de Franz Alexander (1891-1964) e Helen Flanders Dunbar (1902-1959), nos Estados Unidos, que, com um grupo de psicanalistas, criaram a "Escola Psicossomática de Chicago". O postulado básico desses autores era a existência de aspectos de personalidade comuns a pacientes que sofriam de determinadas doenças, especialmente a tuberculose, os cânceres e as cardiopatias, caracterizando verdadeiros "perfis" de personalidade (hipótese da especificidade), mais ou menos propensos a ter esta ou aquela doença (Mello Filho, 1992). Vale destacar que o termo "psicossomática" foi inicialmente cunhado pelo psiquiatra alemão John Christian Heinroth (1773-1843) para referir-se a algumas doenças orgânicas que, segundo suas observações, eram desenvolvidas por influência de fatores psíquicos (Rodrigues e Rodrigues, 1991).

A psicossomática, como abordagem e campo de estudos, desenvolveu-se sobretudo com base nas contribuições da psicanálise, agregando, posteriormente, novos conhecimentos advindos de pesquisas psicofisiológicas e outras mais recentes, da psicoimunologia. Embora Freud tenha se dedicado à descoberta e à compreensão dos fatores psíquicos relacionados com as doenças da mente, deixando de lado o estudo dos fatores psíquicos associados às doenças do corpo, suas concepções, especialmente as da segunda tópica, na qual a personalidade é subdividida nas três instâncias (*id*, ego e superego) e as funções defensivas do ego são descritas, tornaram-se bases fundamentais para o desenvolvimento, a partir de 1930, da chamada medicina psicossomática, inaugurada pelas teorias de Alexander e Dunbar (LaPlanche e Pontalis, 2000; Mello Filho, 1992).

Segundo Mello Filho (1992), a psicossomática moderna é uma filosofia, um modelo, um modo de ver o ser-doente, compreendido como verdadeiro monobloco psicossomático. Abriga contribuições de pesquisas científicas e de teorias psicológicas desenvolvidas com base no grupo de Chicago, as quais foram reformuladas, superadas e substituídas por novas concepções que ampliaram a compreensão das relações mente-corpo, consideradas em diferentes enfermidades, incluindo o câncer e outras doenças graves.

O desenvolvimento da psicossomática psicanalítica pode ser estudado a partir do final do século XIX e início do século XX, principalmente depois de tentativas empreendidas por Sándor Ferenczi (1973-1933) e Georg Groddeck (1866-1934) de interpretar as doenças orgânicas de modo semelhante ao realizado por Freud com a histeria, postulando a existência de simbolizações somáticas e de enfermidades unicamente causadas por fatores psíquicos. Os modelos psicogênicos pré-psicanalíticos, criados por ambos os teóricos, foram considerados reducionistas, além de dualistas (separavam corpo-mente), mas instigaram as tentativas posteriores de avançar na compreensão das complexas relações mente-corpo na gênese das doenças orgânicas (Rodrigues e Rodrigues, 1991; Peres e Santos, 2006).

Com o advento da psicanálise e a contestação do modelo psicossomático psicanalítico postulado inicialmente pelo grupo de Franz Alexander, novos grupos de estudo foram constituídos e se desenvolveram. Na França, Pierre Marty (1918-1993) e colaboradores lideraram a "Escola Psicossomática de Paris", que, com outras proposições posteriores, forneceram importantes contribuições à psicossomática atual. Do mesmo modo, a psicanalista Joyce McDougall, por transitar mais flexivelmente por diversas correntes da psicanálise, conseguiu avançar com relação às ideias de Marty e de outros estudiosos. Hoje ela é considerada um dos mais importantes nomes da psicossomática psicanalítica (Peres e Santos, 2006).

As principais contribuições teóricas de Marty (1993) referem-se à sua concepção monista de interação mente-corpo, tomada como unidade indissociável, à afirmação de que os pacientes com doenças somáticas apresentam um modo particular de funcionamento psíquico e aos conceitos desenvolvidos para descrever o desempenho dos pacientes com doenças somáticas: pensamento operatório, depressão essencial, mentalização e desorganização progressiva.

Sem pretender aprofundar as proposições da psicossomática de Marty e colaboradores, sintetizaremos esses conceitos para apresentar suas contribuições principais, importantes para a compreensão dos aspectos de personalidade das mulheres com câncer analisados neste capítulo.

O conceito de pensamento operatório pode ser entendido como comprometimento da capacidade de simbolização com consequente propensão à ação; orientação excessiva do indivíduo para a realidade externa, material e concreta; carência de expressividade mental/emocional e predominância de pensamentos superficiais desvinculados de afetos, que levam a condutas automatizadas e pouco elaboradas e à descarga de demandas pulsionais pela via sensório-motora (somática) e não pela via psíquica.

A depressão essencial é uma variante das depressões neuróticas ou psicóticas, observada em pacientes operatórios, desvinculada de um objeto determinado; manifesta-se sem sentimento de culpa, com sofrimento corporal e não mental, restringindo ainda mais a capacidade de simbolização e incrementando o funcionamento operatório. Os sintomas depressivos aparecem em situações de tensão ou de demandas excessivas, desorganizando o funcionamento psíquico do indivíduo.

Assim como a depressão essencial, a desorganização progressiva é considerada uma manifestação da pulsão de morte e caracteriza-se por um movimento contraevolutivo de desorganização que impede a elaboração psíquica de excitações e tensões atuais às quais o indivíduo está submetido. Marty (1993) parte do princípio de que o desenvolvimento mental é decorrente de sucessivos e contínuos movimentos evolutivos de organização ao longo da vida e de que os novos movimentos são calcados nas organizações prévias que dialeticamente se reorganizam sob o efeito de novas tensões e necessidades psíquicas. Novas demandas psíquicas retro-organizam as organizações previamente estabelecidas e, dessa forma, impulsionam a contínua evolução mental.

A instalação da desorganização progressiva supõe o desenvolvimento de profundas feridas narcísicas e a desestruturação da organização libidinal em um indivíduo com inadequado desenvolvimento mental, de modo que as pressões e as necessidades psíquicas atuais, em vez de reorganizar as organizações precedentes, contraevoluem, produzindo maior desorganização. Esse processo patológico ocorre principalmente em virtude da existência de representações psíquicas empobrecidas ou desprovidas de conteúdos afetivos, que favorecem o desenvolvimento de manifestações somáticas graves.

O termo "mentalização" foi criado e utilizado por Marty para referir-se ao conjunto de representações psíquicas de uma pessoa. De acordo com LaPlanche e Pontalis (2000), para a psicanálise, as representações resultam de percepções do indivíduo, formam a base de sua vida mental e são fundamentais nos processos oníricos, na fantasia e no pensamento. Uma mentalização adequada é necessária para a elaboração psíquica, e tal adequação dependerá da quantidade e da qualidade das representações disponíveis para o indivíduo, ou seja, da existência de "boas" ou "más" mentalizações. Ao contrário das "boas mentalizações", as "más mentalizações" relacionam-se com representações mentais empobrecidas – tanto do ponto de vista quantitativo quanto qualitativo –, o que dificulta para o aparelho psíquico a elaboração efetiva de pressões e tensões que se apresentam ao indivíduo no decorrer da vida, favorecendo a somatização.

De acordo com Marty (1993), os "pacientes somáticos", ou seja, aqueles que têm tendência à somatização, demonstram dificuldade para lidar com a realidade e superar conflitos ou tensões, tendo em vista que são pouco capazes de simbolizar, inviabilizando o extravasar de suas excitações por meio de sintomas psíquicos, o que os protegeria do adoecimento orgânico mais grave. Ressalva-se, entretanto, o caráter complexo e multifatorial das doenças orgânicas, de forma que as proposições de Marty ou as de outros autores da psicossomática psicanalítica não significam que todo paciente portador de doenças orgânicas necessariamente apresente as características psíquicas descritas ou, ainda, que qualquer pessoa com alguma dessas características vá desenvolver doenças somáticas. No entanto, os conceitos apresentados por Marty e colaboradores, com base em observações clínicas sistemáticas, fornecem ricos subsídios para compreender aspectos da personalidade de pacientes que tendem ao desenvolvimento de patologias orgânicas.

Segundo Peres e Santos (2006), Marty e seus colaboradores pouco abordaram a etiologia do funcionamento operatório e, consequentemente, a das demais características psíquicas descritas e atribuídas a "pacientes somáticos", apenas associando esse modo de funcionamento com problemas afetivos ocorridos na primeira infância dos pacientes, devido ao desempenho inadequado das funções maternas, geralmente exercidas por mães ou substitutas negligentes ou superprotetoras; distantes, doentes ou que falharam na proteção psicológica ao bebê.

Joyce McDougall (1989) também associa a tendência à somatização a perturbações nas relações mãe-bebê. Para a autora, quando a mãe é incapaz de proteger o filho das tensões oriundas do meio exterior, falhando também na tarefa de nomear e interpretar os estados afetivos do bebê, ela está exercendo insatisfatoriamente suas funções maternas de intermediar as relações do bebê consigo mesmo e com o mundo, dificultando para a criança o desenvolvimento da linguagem e o acesso à simbolização. Dessa forma, impossibilita a "des-somatização" do psiquismo infantil, impedindo que a criança integre suas experiências psíquicas.

McDougall (1991), cuja teoria foi influenciada por Marty e por Sífneos, usou o termo "alexitimia" para denominar uma estrutura psíquica caracterizada por pensamento operatório e dificuldade de descrever e sentir emoções. A palavra, de origem grega, significa "ausência de palavras para nomear emoções" e tem sido bastante empregada na literatura psicanalítica em psicossomática (Mello Filho, 1992).

Os principais conceitos de McDougall (1989, 1991) formulados para descrever o psiquismo de indivíduos somatizantes são "desafetação" e "normopatia". Diferentemente da alexitimia, em geral associada a fatores neurofisiológicos, a desafetação relaciona-se com dificuldades afetivas nas relações mãe-bebê e designa a tendência de o indivíduo lançar para fora da consciência todos os afetos com potencial desestruturante, levando-o a reagir de forma somática diante de um sofrimento mental mais intenso. Muito embora a desafetação não possa ser responsabilizada por todas as somatizações, haja vista que qualquer indivíduo submetido a excessos de estresse ou tensão pode adoecer, ela gera maior vulnerabilidade somática aos "des-afetados". Essa característica pode ser entendida como uma função psíquica de defesa, o que a torna também diferente do funcionamento operatório descrito por Marty, no qual o que ocorre é uma deficiência, uma falha funcional do psiquismo (Peres e Santos, 2006).

McDougall (1991) diferencia os fenômenos somáticos decorrentes da desafetação, nos quais acontece exclusão de afetos do psiquismo, das manifestações histéricas, nas quais ocorre conversão de conteúdos de natureza sexual que foram reprimidos. Entretanto, a desafetação pode, segundo a autora, ser considerada uma espécie de histeria arcaica, construída com elementos pré-verbais, sem significado simbólico, sem representação mental. Além disso, diferentemente da repressão e do recalcamento, não conduz ao inconsciente o material afetivo intolerável. Constituindo uma manobra defensiva, a desafetação aliena o indivíduo de suas experiências afetivas e de sua realidade interna, porém, ao contrário do que acontece nas psicoses, o conteúdo abortado do psiquismo não gera alucinação nem delírio, mas sim uma cisão corpo-mente e o desenvolvimento de sintomas somáticos como única forma possível de expressão.

Ao descrever o conceito de "normopatia", McDougall (1983) refere-se a ela como um tipo especial de psicopatologia na qual há aparente normalidade, caracterizada por estereotipia, distanciamento do indivíduo de sua realidade interna e pouca capacidade de simbolização. Constituindo também uma estratégia defensiva, a normopatia aliena o indivíduo de sua vida mental, levando-o a investir excessiva e compensatoriamente na realidade externa, promovendo falsa adaptação. O empobrecimento da capacidade de contatar seus afetos e os dos outros, leva ao estabelecimento de vínculos afetivos superficiais e também empobrecidos, além de um comportamento de busca exaustiva de atividades que visam eliminar tensões não simbolizadas.

Assim como na desafetação, na normopatia também há eliminação de afetos da consciência. Etiologicamente, ambos os processos decorrem do insuficiente desempenho de funções maternas de intermediar as relações do bebê com suas sensações e com o mundo externo e de auxiliar a codificação linguística das experiências do bebê, tornando-as simbolizáveis. No entanto, McDougall (1983) estabelece diferenças entre a desafetação e a normopatia, esclarecendo que o indivíduo normopata é geralmente capaz de exteriorizar conteúdos agressivos e pode não apresentar somatizações, pois consegue pulverizar os afetos não representados por meio de investimentos exagerados no mundo externo, factual e material, especialmente quando os fatos da realidade não geram grandes desorganizações nessa realidade. Já os indivíduos desafetados não exteriorizam a agressão e mostram-se inertes emocionalmente.

Por meio dos constructos teóricos e das descrições apresentadas por Marty e McDougall, aqui brevemente expostos, é possível compreender que, pautados por uma visão monista da psicossomática, ambos os autores não abordam as características de personalidade dos chamados pacientes somatizantes como "causas" das doenças somáticas, mas como elementos estruturais e psicodinâmicos que, aliados a um conjunto complexo de variáveis de diferentes ordens, predispõem o indivíduo ao adoecimento somático.

Com base nos aportes da psicossomática psicanalítica, em resultados de pesquisas na área da Psico-oncologia e em observações clínicas realizadas em atendimentos psicoterápicos dinâmicos breves de pacientes oncológicos em serviço de psico-oncologia hospitalar, considerou-se relevante a realização de um estudo que permitisse identificar aspectos psicológicos atuais e de personalidade de mulheres com câncer, buscando aprofundar a compreensão de elementos observados na prática clínica e sugeridos pela literatura. Com esse objetivo, foram realizados estudos de casos clínico-psicológicos dos quais participaram três mulheres, portadoras respectivamente de câncer de mama, câncer de útero e câncer de ovários. Tais estudos compuseram uma pesquisa mais ampla, conduzida no já mencionado serviço de psico-oncologia hospitalar, mediante projeto de extensão e de pesquisa[2].

O ESTUDO: MÉTODO E INSTRUMENTOS

Após a aprovação do projeto pelo comitê de ética da universidade e pela comissão científica de um hospital no interior do estado de São Paulo, foram selecionadas três pacientes, com base nos prontuários de mulheres com câncer em tratamento ambulatorial para cânceres de mama, de útero e de ovários, já entrevistadas para triagem no serviço de psico-oncologia do hospital. Das 35 mulheres em tratamento oncológico já entrevistadas na triagem, todas se mostraram interessadas no atendimento psicológico oferecido no serviço e tinham idade entre 35 e 60 anos. Estabeleceu-se como critério de seleção que as participantes do estudo fossem residentes na cidade onde a pesquisa foi conduzida; que realizassem, no período da coleta de dados, apenas tratamento ambulatorial para o câncer (quimioterapia e/ou radioterapia) e aceitassem se submeter à psicoterapia breve após a coleta de dados. Do grupo de 35 mulheres, selecionou-se aleatoriamente uma com câncer de mama (entre as 23 com esse diagnóstico), uma com câncer de útero (entre as oito

---

2 *História de eventos de estresse e suas implicações em mulheres com câncer de mama, colo de útero e ovário* – Bolsa de Iniciação Científica Fapesp, São Paulo, 2005.

com esse diagnóstico) e uma com câncer de colo de útero (entre as quatro com esse diagnóstico). As três mulheres convidadas concordaram em realizar todas as etapas propostas no estudo. As participantes foram submetidas a entrevistas clínicas, a provas psicológicas projetivas e a uma prova não projetiva, após a assinatura do Termo de Consentimento Livre e Esclarecido.

Estudos de caso com caráter descritivo e diagnóstico foram organizados para sistematizar os relatos das participantes nas entrevistas clínicas e os resultados obtidos nos seguintes instrumentos: Teste de Apercepção Temática (TAT) – protocolo reduzido (Murray *et al.*, 1967); Teste da Casa, Árvore, Pessoa e Família (em inglês, HTP) (Retondo, s/d); e Inventário Fatorial de Personalidade (IFP) (Pasquali, Azevedo e Ghesti, 1997).

Embora a literatura científica aponte limites e cuidados quanto ao uso e à interpretação de provas psicológicas, a combinação de diferentes instrumentos é um procedimento comum que complementa a avaliação psicológica. O TAT e o HTP são instrumentos projetivos que têm como intuito principal a investigação de processos mentais profundos e inconscientes (Peres e Santos, 2006; Hammer, 1981) que exigem a elaboração livre de histórias (TAT) e de desenhos (HTP) com base em estímulos pouco estruturantes das tarefas solicitadas. Podem ser utilizados como técnicas de investigação clínica da personalidade, oferecendo ricas informações e contribuindo para a elaboração de diagnósticos amplos que, segundo Trinca (1997), designam uma série de situações que permitem ressaltar o que é relevante e significativo na vida emocional do indivíduo, visando encontrar um sentido para o conjunto de informações disponíveis.

Buscando uma visão dinâmica da personalidade, o TAT exige a elaboração de histórias com base na apresentação de figuras em branco e preto (pranchas), solicitando que essas produções tenham um início, um desenvolvimento e um fim, seguido da atribuição de um título. As instruções devem ser adequadas à compreensão dos examinandos, mas, no geral, apresenta-se o TAT como uma prova de imaginação e de produção de histórias ao final das quais se realiza um breve inquérito para esclarecer aspectos relacionados com as produções exibidas. No exame completo do TAT, são apresentadas ao indivíduo dezenove pranchas com figuras em preto e branco e uma prancha em branco, mas é possível utilizar um protocolo reduzido, selecionando-se oito ou mais pranchas, de acordo com orientações do *Manual prático*, de natureza didática, elaborado por Jacquemin (s/d). Em geral, usa-se um protocolo mínimo universal, correspondente às pranchas 1, 2, 3RH, 4, 6MF, 7MF, 10, 11 e 13R (protocolo para mulheres), conforme o utilizado neste estudo. Cada uma dessas pranchas apresenta determinado conteúdo simbólico e investiga aspectos inconscientes, cobrindo várias áreas de relacionamento e funcionamento do indivíduo consideradas importantes para a compreensão do psiquismo do examinando.

O significado das pranchas utilizadas no estudo, conforme síntese elaborada por Jacquemin (s/d, p. 36), baseada em diferentes autores, é apresentado no Quadro 2.

No HTP, solicita-se a realização de desenhos de uma casa, uma árvore, uma pessoa (e de uma pessoa do sexo oposto ao da figura desenhada inicialmente), podendo-se pedir ao paciente que desenhe uma família qualquer e/ou a própria família (um de cada vez), seguidos de pequeno inquérito sobre cada produção, organizado de forma sintética com base nos inquéritos completos apresentados nos manuais (Kolck, 1984; Campos, 1998; Retondo, s/d). Na técnica gráfica do HTP, pede-se ao sujeito que desenhe figuras que lhe são familiares, de forma totalmente livre, de maneira que o estímulo resulta inespecífico e ambíguo, permitindo a projeção de aspectos pessoais e inconscientes e refletindo suas necessidades. O HTP, portanto, investiga o fluxo da personalidade pela criatividade artística, captando – por meio dos traços, do tamanho e da posição das figuras, do uso ou não da borracha e das características das figuras desenhadas – a visão subjetiva do sujeito sobre si mesmo e seu ambiente, daquilo que seleciona como importante e do que enfatiza ou ignora ao desenhar (Hammer, 1981).

Quadro 2 Significado mais comum das pranchas do TAT

Número da prancha	Significado mais comum
1	Ambição dos pais para o filho; autorrealização; autoimagem; expectativas e ambições; recusa e oposição; postura diante da realização e produção.
2	Relações familiares, especialmente quanto à saída do núcleo familiar primário, encaminhando-se para tarefas adultas; questões ligadas ao trabalho e às expectativas de futuro; conflitos edipianos; autonomia-dependência; papel dos sexos; aspirações pessoais.
3RH	Experiências depressivas; atitudes diante de agressão e depressão; punição, cansaço, suicídio, morte; frustrações, desgostos ou mágoas; conflito dramático.
4	Capacidade de controle de impulsos, indicando a existência ou não da reflexão para contê-los; capacidade de lidar com a agressividade; indecisão; ciúme; modo de lidar com conflitos da realidade; conflitos homem-mulher; sentimento ou temor de abandono.
6MF	Questões afetivas e/ou conflituosas pertinentes às relações com a figura paterna e às relações conjugais; agressão, sedução, briga e ciúme.
7MF	Aspectos afetivos na relação mãe-filha; atitude diante da maternidade; comportamentos nas relações familiares.
10	Tristeza, pesar, luto; reunião ou separação; relação homem-mulher e possíveis conflitos amorosos e/ou sexuais; confiança e ternura; separações, reencontros, reconforto.
11	Aspectos mais inconscientes, medos e ansiedade primitivos; angústia; fantasias e tendências sexuais e agressivas; capacidade de controle perante situações perigosas; questões ligadas ao desconhecido e a temores, podendo sugerir a existência de perturbações mais graves de personalidade.
13R	Perspectivas futuras na vida e fantasias/experiências de desamparo; experiências e histórias infantis; imagem de si, solidão; abandono.

O desenho da casa provoca no sujeito associações sobre a vida doméstica e as relações familiares. A árvore e a pessoa investigam aspectos centrais da personalidade, como a imagem corporal e o autoconceito. Por ser um elemento básico e vegetativo, a árvore é um símbolo que permite a projeção de sentimentos mais profundos e aspectos primitivos da personalidade. De acordo com Hammer (1981), a experiência clínica com o HTP sugere que é mais fácil para o indivíduo atribuir traços mais conflituosos e emocionalmente perturbadores à árvore do que à pessoa, pois esta é mais próxima de um autorretrato e exige mais manobras defensivas que no desenho da árvore (elemento impessoal).

O desenho da família, no caso de sujeitos adultos, funciona como estímulo que reativa as percepções infantis do sujeito sobre sua família de origem, bem como sobre sua posição e relações no seio familiar. Pode também estimular a expressão de conflitos presentes, relacionados com a família atual em sujeitos casados e com filhos, o que, em muitos casos, reflete padrões e identificações familiares pregressas (Hammer, 1981).

O HTP e os demais instrumentos projetivos visam explorar elementos da personalidade dos sujeitos, ampliando a compreensão de aspectos mais ou menos estruturais ou estáveis de sua personalidade ou modo de ser, de aspectos dinâmicos de organização e expressão de sentimentos e afetos, além de tendências e conflitos atuais, segundo a abordagem psicodinâmica (Cunha, 2000).

O valor das técnicas projetivas como instrumentos clínicos de elaboração dos estudos de caso pode ser incrementado pela utilização conjunta de outros instrumentos sistematizados e validados, além de dados obtidos em entrevistas clínicas. Um dos instrumentos sistematizados bastante utilizados na prática clínica é o Inventário Fatorial de Personalidade (IFP), uma adaptação para a cultura brasileira do Edwards Personal Preference Schedule (EEPS), sistematizado em 1953 nos Estados Unidos.

O IFP consiste em um levantamento de aspectos de personalidade de natureza objetiva e verbal. Visa avaliar o indivíduo em quinze necessidades ou motivos psicológicos: assistência (capacidade empática de dar suporte emocional a outros); dominância (autoconfiança e necessidade de controle sobre outros); ordem (capacidade de ordenação, organização e equilíbrio); denegação (resignação, abulia e submissão passiva a forças externas; culpa e autodestruição); intracepção (egocentrismo, submissão às fantasias e à própria subjetividade, praticidade e uso da realidade); desempenho (ambição e empenho; necessidade de controlar ou manipular outros visando atender a altos níveis de autoexigência); exibição (vaidade, desejo de impressionar e ser considerado); dramatização (capacidade de sedução e fascínio sobre os outros); heterossexualidade (desejos românticos e sexuais pelo sexo oposto); afago (busca de afeto, apoio e proteção, ansiedade de abandono, insegurança e desespero); mudança (capacidade de aventurar-se e sair da rotina, dificuldade de manter ligações e compromissos duradouros); persistência (rigidez, tendência a sobrecarregar-se); agressão (raiva, irritação e ódio); deferência (capacidade de respeitar e obedecer a ordens, necessidade de agradar aos superiores); autonomia (capacidade de resistir à coerção, vontade de agir segundo desejos e impulsos, desafio às convenções) e afiliação (capacidade de dar e receber afeto, lealdade e apego de pessoas queridas).

O IFP dispõe, ainda, de duas escalas de controle (validade e desejabilidade social) que visam averiguar se o sujeito respondeu adequadamente ao inventário e se houve tentativa de responder a fim de ser socialmente aceito (Pasquali, Azevedo e Ghesti, 1997).

Para a correção e a avaliação dos resultados obtidos no IFP, foram utilizados escores e correspondentes interpretações indicados em seu manual de aplicação e análise. De acordo com o manual, o perfil da personalidade do sujeito é expresso, sobretudo, pelos escores abaixo do percentil 30 e acima do percentil 70. No entanto, os escores entre os percentis 40 e 30, bem como os escores entre 60 e 70, também representam necessidades salientes dos sujeitos, mas menos acentuadas. Os escores abaixo do percentil 40 representam necessidades fracas, e aqueles acima de 60, necessidades fortes. Nos estudos de caso apresentados, serão discutidas apenas as necessidades ou motivos psicológicos que apresentaram escores significativos (Pasquali, Azevedo e Ghesti, 1997).

Antes da aplicação das duas provas projetivas e do IFP, cada participante foi entrevistada individualmente. A entrevista clínico--psicológica é uma situação de relação interpessoal que visa à compreensão do comportamento total do entrevistado em todo o curso da relação estabelecida com o entrevistador. Nessa relação intersubjetiva, os papéis dos participantes são diferenciados, cabendo ao entrevistador o papel técnico de obter e interpretar as informações necessárias, conforme os objetivos da entrevista (Bleger, 1987). Foi realizada uma entrevista clínico-psicológica com cada participante constituída de dois encontros, cada um com duração de cerca de uma hora e com base em roteiro semiestruturado norteador da entrevista. Esse roteiro foi formado de questões acerca da infância, da adolescência e da vida adulta das participantes, investigando fatos da vida por elas apresentados como significativos e explorando sua importância para as entrevistadas, bem como perguntando como enfrentaram e superaram, ou não, as adversidades vivenciadas. Todas as questões, formuladas de maneira aberta e geral, permitiam complementação com outras perguntas, visando ao esclarecimento das informações fornecidas pelas entrevistadas e a compreensão de suas histórias, nas principais áreas da vida: saúde, família, relações sociais e de trabalho.

Considerando resultados de pesquisas (Carleial, 1981; Neme, 2005a) sobre relações de influência entre aspectos psicossociais e o aparecimento e o desenvolvimento de cânceres ou de outras doenças crônicas graves, as entrevistas psicológicas focalizaram a história de vida total das participantes, com ênfase nos fatos de vida recordados e relatados referentes aos dez anos anteriores ao aparecimento da doença doença, buscando identificar situações de tensão, de estresse ou de pressões excessivas.

Por meio da análise dos resultados obtidos com os instrumentos, além dos colhidos nas entrevistas clínicas, foi realizada a identificação de aspectos psicológicos e elementos centrais de personalidade das participantes, além da interpretação da sua organização dinâmica, resultando na configuração de uma compreensão global de linhas indicativas de estruturação psíquica e de aspectos psicodinâmicos atuais, buscando estabelecer uma síntese diagnóstica compreensiva. De acordo com Trinca (1987), o diagnóstico de tipo compreensivo visa elucidar os componentes do mundo interno e externo do paciente relacionados com conflitos e com a organização da personalidade. Esse tipo de diagnóstico organiza e estrutura os elementos de um estudo de caso, realizado segundo determinada concepção teórica ou pressupostos, buscando compreender a dinâmica emocional do paciente e suas relações com o meio familiar e social. Para interpretar os elementos encontrados nos estudos de caso, foram utilizadas as principais contribuições teóricas da psicossomática psicanalítica, especialmente as de McDougall (1983, 1991), Marty (1993) e Mello Filho (1992).

As mulheres participantes do estudo não apresentaram resistência à execução das tarefas propostas, receberam informações devolutivas sobre as sínteses diagnósticas elaboradas e foram submetidas a psicoterapia dinâmica breve após a entrevista de informação ao término da coleta de dados. Todas as tarefas das participantes, incluindo as respostas ao IFP, foram analisadas pelas duas pesquisadoras da seguinte forma: exame das produções, realizado independentemente pelas duas pesquisadoras; redação independente, pelas pesquisadoras, das interpretações dadas aos desenhos (HTP) e às produções no TAT; reunião das pesquisadoras para leitura e averiguação das análises e das interpretações realizadas, visando à obtenção de sínteses conjuntas; organização de todo o material reunido com base nas entrevistas e nos resultados do IFP; organização final conjunta de todos os dados analisados e redação das sínteses de cada caso.

ESTUDOS DE CASO

Apresentamos a seguir os resultados obtidos na forma de três estudos clínicos de caso nos quais as participantes são identifica-

Psico-oncologia – Caminhos e perspectivas

das com nomes fictícios. Posteriormente, discutimos semelhanças e discrepâncias encontradas na comparação dos casos.

Caso 1: Lívia

Lívia tem 54 anos e recebeu o diagnóstico de câncer de ovários. Na entrevista psicológica, a participante atribuiu sua doença aos problemas sofridos com o marido e ao excesso de trabalho. Lívia enfrentou uma traição do cônjuge, o que acarretou mágoas e ressentimentos, acompanhados de resignação e passividade. Ela destacou ainda a dificuldade de lidar com a morte do pai, que faleceu por problemas cardíacos, e com a morte da irmã, por câncer. A infância foi lembrada como etapa mais feliz, a despeito de dificuldades de relacionamento dos pais. A adolescência foi lembrada como fase permeada de alguns conflitos e marcada pela necessidade de trabalhar. O período de dez anos antes da doença foi considerado extremamente estressante, permeado por problemas nas relações conjugais e no trabalho (onde se sentiu injustiçada) e pela perda do pai e da irmã, com grandes dificuldades de superação dos problemas relatados.

No TAT foram obtidas as interpretações a seguir.

Prancha 1: produção pobre com omissão, o que indica atitude de passividade e falta de energia diante das possibilidades de produção, realização, metas e ideais. Apatia e falta de aspirações.

Prancha 2: baixo nível de aspiração intelectual ou de realização pessoal; expectativas pobres; percepção da família (de origem) como pouco estimuladora e apática.

Prancha 3RH: dificuldade de lidar com a agressividade. Postura depressiva e de aceitação submissa perante dificuldades da vida, frustrações e mágoas.

Prancha 4: conflitos matrimoniais, dificuldade de enfrentar questões conjugais; tendência a assumir culpa por conflitos nessa área; temor de abandono.

Prancha 6MF: temores de abandono. Atitude de aceitação passiva diante das pressões na relação conjugal e inseguranças relacionadas à proteção/figura paterna.

Prancha 7MF: atitude positiva diante da maternidade e afetos positivos com relação à figura materna e à maternidade.

Prancha 10: repressão de aspectos da sexualidade; conflitos amorosos e/ou sexuais.

Prancha 11: dificuldade de contatar impulsos e desejos ou de lidar com eles. Temor à agressão e ao perigo com uso de distorções perceptuais defensivas que anulam a ameaça e suas possibilidades de se defender diretamente. Dificuldades na exploração e na compreensão de seu mundo interno.

Prancha 13R: negação de suas carências e de sentimentos de abandono e solidão. Dependência infantil de atendimento de suas carências por outros e por situações externas.

No HTP, foi possível identificar e interpretar os seguintes elementos na produção de Lívia: sinais de insegurança, sentimentos de abandono e rejeição, especialmente ligados à figura paterna e às relações conjugais; tendência à racionalidade e à superficialidade por dificuldade de identificar ou expressar emoções e sentimentos, mas lida bem com situações objetivas; insegurança e temores de rejeição levam à busca de aceitação pelo outro e ao uso de dissimulação de seus desejos e necessidades, fragilizando sua noção de identidade; a dificuldade de integrar sentimentos e emoções confere um modo rude e superficial de contato com o outro, prejudicando as relações sociais e afetivas.

Dissimula a agressividade e a tendência a controlar o outro para obter aceitação e cuidados, e os insucessos nessa tentativa reforçam os sentimentos de abandono, gerando falta de confiança no contato social, devido a temores de perda afetiva e ao comportamento dependente em suas relações. Sua dependência afetiva tende a manifestar-se na forma de excessivo cuidado, doação e proteção dos outros. Apresenta grande dificuldade de se opor ao meio, impossibilitando a resolução de situações conflituosas, o que resulta em ressentimentos e mágoas, acumulados e mantidos ao longo do tempo. Suas fragilidades afetivo-emocionais acarretam dificuldades de aceitar aspectos da realidade e na negação destes. Recorre à repressão de seus impulsos e emoções agressivos, gerando sentimentos de vazio, depressão e melancolia, com tendência a reações emocionais explosivas em situações em que esse precário controle emocional falha.

No Inventário Fatorial de Personalidade (IFP), por sua vez, é possível destacar os resultados quantitativos: escores extremamente altos para afago (percentil 75), desempenho (percentil 80) e ordem (percentil próximo de 87); escores extremamente baixos para intracepção (percentil 20), exibição (percentil próximo de 10), agressão (percentil inferior a 4), mudança (percentil 26), autonomia (percentil 4) e heterossexualidade (percentil 2); escores altos para assistência (percentil 65) e escores baixos para afiliação (percentil 40) e denegação (percentil 35).

A interpretação do IFP sugere que Lívia é uma pessoa que busca muito apoio e proteção e constantemente necessita de alguém que a entenda, satisfaça seus desejos e a proteja, além de apresentar ansiedade e sentimentos de abandono, insegurança e desespero (afago). Anseia dominar pessoas e/ou situações (dominância). Tende a realizar as coisas com rapidez, ordem e praticidade (ordem) e apresenta capacidade de vencer obstáculos práticos eficientemente (desempenho). Tem sentimentos de piedade e compaixão e revela comportamento doador para com o outro, percebido projetivamente como indefeso (assistência). Entretanto, o baixo escore obtido no item "afiliação" (capacidade de troca afetiva/apego leal) permite sugerir a existência de real identificação com o aspecto indefeso e desprotegido do outro (empatia), busca de cuidado e proteção para si, como retribuição aos cuidados e à atenção dispensados.

O baixo escore obtido em "denegação" (entrega, resignação/abulia) indica que não há real aceitação passiva das situações que vive ou submissão e resignação às oposições, críticas e agressões externas. No entanto, o escore extremamente baixo obtido nos indicadores de agressividade (agressão) sugere dificuldades para se defender ou se opor abertamente, levando a repressões da raiva/ agressividade e a conflitos não solucionados, com conservação de sentimentos negativos e aparente aceitação e resignação.

A participante alcançou resultados indicativos de pouquíssima motivação para relacionamentos sexuais ou românticos (escore mais baixo obtido), possivelmente devido à sua condição atual.

Os escores obtidos nos itens ("desejabilidade social" e "validade") indicam esforço para responder às questões do inventário de modo não aleatório, com atenção e compreensão do solicitado (validade), ao mesmo tempo que procurou mostrar-se socialmente bem-vista (desejabilidade social).

Síntese do caso

Os resultados obtidos por meio da entrevista clínica e dos instrumentos utilizados (TAT, HTP e IFP) com Lívia indicam:

1. Tendência à depressão: baixo nível de aspiração, suscetibilidade a sentimentos de abandono e rejeição, dependência afetiva com respeito aos outros (necessidade de aprovação), sentimentos de vazio, fragilidade e insegurança, necessidade de agradar aos outros e atitudes "doadoras" (com expectativas de ser cuidada e aceita), dificuldades de lidar diretamente com os conflitos conjugais.

2. Repressão, dissimulação e dificuldade de expressão de sentimentos agressivos ligados a conflitos afetivos não resolvidos e a situações não aceitas. Tendência a atitudes de aparente aceitação ou resignação que conservam, porém, mágoas e ressentimentos não identificados e não expressos, o que dificulta sua capacidade de se defender. Dessa forma, diminuem sua ansiedade e seus temores de ser rejeitada ou não aceita pelos outros, mantendo a dependência e gerando fontes internas de estresse, constituídas de mágoas, sentimentos de solidão e ressentimentos por conflitos não

resolvidos, especialmente relacionados, no presente, às relações conjugais.

3. Capacidade de organizar e de lidar racionalmente com situações práticas e concretas. Raramente ocorrem manifestações emocionais explosivas ou risco de descontrole, além de fortes necessidades de aprovação e temores de rejeição. Apresenta pobre capacidade de imaginar e simbolizar.

Os principais aspectos de personalidade encontrados sugerem superficialidade afetiva; dificuldade de identificar suas emoções e sentimentos e de lidar com eles; dificuldade de simbolização e boa capacidade de lidar racionalmente com situações externas e concretas; autoprodução de fontes internas de tensão e indicadores de atitude depressiva diante da vida.

Caso 2: Melissa

Melissa tem 59 anos e recebeu o diagnóstico de câncer de mama. Na entrevista psicológica, atribuiu a doença ao estresse emocional dos últimos anos, provocado especialmente pela traição do cônjuge, o que a fez desejar a separação e trouxe grandes sentimentos de perda e mágoa. Melissa relatou ter demorado muito para sentir-se recuperada. Falou ainda do ressentimento pela impossibilidade de engravidar, não aceitando os tratamentos de fertilização e frustrando-se quanto ao desejo de ter filhos. Relembrou o adoecimento da irmã por câncer e do pai por infarto de miocárdio, relatando seu sofrimento e a exaustão ao ter de cuidar dos familiares doentes. Acrescentou que se sente esgotada com as inúmeras exigências de seu trabalho e as constantes viagens que realiza. A história de vida referente aos períodos da infância e adolescência foi abordada de forma sucinta, sem gerar muitas recordações, porém com a menção de que sua vida foi marcada por inseguranças familiares e pessoais e dificuldades de conseguir o que desejava. O período de dez anos antes do diagnóstico do câncer foi marcado por excessivas demandas familiares, especialmente por ter sido a cuidadora principal do pai e da irmã, bem como pelas contrariedades advindas de sua situação conjugal, que considera não ter ainda superado completamente.

No TAT foram obtidas as interpretações a seguir.

Prancha 1: atitudes de dúvida diante das possibilidades de realização e incerteza sobre a metas e ideais. Insegurança em situações de pressão e dúvidas quanto ao procedimento para resolvê-las, tendendo a buscar ajuda de alguém para assegurar-se.

Prancha 2: desenvolvimento psicológico e adequada solução da questão autonomia-dependência em relação à família de origem. Capacidade de perceber obstáculos externos para a realização de aspirações pessoais e desejos de superação.

Prancha 3RH: percebe-se como pessoa frágil (doente) que precisa do apoio familiar para sentir-se forte e segura. A necessidade de apoio estimula a atitude de obediência e aceitação, além da negação de sentimentos hostis e da agressividade.

Prancha 4: busca de controles externos (sociais, religiosos, familiares) para auxiliar no manejo de seus impulsos. Dificuldade de lidar com a agressividade, racionalizando e evitando contato com situações conflituosas interpessoais.

Prancha 6MF: apego e dependência afetiva com respeito à proteção que relaciona à figura paterna. Negação de aspectos mais adultos da sexualidade. Diante de situações afetivo-sexuais conflituosas, sente-se ameaçada e tende a afastar-se e fugir, sem lidar diretamente com o conflito ou resolver seus problemas ou sentimentos.

Prancha 7MF: deslocamento de seus sentimentos de solidão referentes à ausência de filhos, em busca de compensação em apoios e soluções externas, além de envolvimento com situações e atividades que permitam outras realizações. Fuga do tema das relações maternas.

Prancha 10: idealização da vida conjugal; confiança e ternura depositados na situação idealizada.

Prancha 11: evitação de contato com aspectos menos racionais e desconhecidos de sua personalidade. Sente-se insegura e em perigo diante da possibilidade de aprofundar seu autoconhecimento e utiliza controles externos para evitar o contato com aspectos inconscientes, voltando-se para situações concretas que evocam segurança. **Prancha 13R:** racionalização de sentimentos de tristeza e solidão ligados à percepção de que recebe poucas gratificações de seu meio externo. Esforça-se por manter sentimentos positivos (alegria, por exemplo), apoiando-se em fantasias de soluções mágicas ou idealizações para suprir carências e sentimentos de solidão ou abandono.

No HTP, destacam-se a capacidade de equilíbrio e o bom controle em atividades práticas que não envolvam emoções; necessidade de apresentar-se e ser vista como competente, organizada, solícita e solidária, sem demonstrar suas necessidades de proteção e cuidado. Apresenta atitudes doadoras, auxilia os outros e controla suas necessidades e desejos por meio de certa rigidez, orgulho e formalidade nos relacionamentos. Dissimula suas necessidades afetivo-sexuais e protege-se pelo retraimento para evitar a manifestação de sentimentos e emoções.

Demonstra dificuldades para lidar com conflitos, que fogem de seu controle racional, buscando soluções mágicas ou isolando-se e afastando-se dessas situações. Dessa forma, tende a manter ansiedades e angústias, não superando situações geradoras de sofrimento. Apresenta indicadores de precária resolução de lutos ligados a sucessivas perdas de familiares, bem como à perda da mama afetada pelo câncer e da autoimagem anterior ao adoecimento.

No Inventário Fatorial de Personalidade (IFP), Melissa apresentou escores extremamente altos para assistência (percentil 70), deferência (percentil 90), afiliação (percentil 95), ordem (percentil 88) e persistência (percentil 80); escores extremamente baixos para afago (percentil 20), intracepção (percentil 17), exibição (percentil 6), mudança (percentil 30), heterossexualidade (2). Além disso, obteve fraco escore para agressão (percentil 12) e dominância (percentil 33).

A análise dos resultados obtidos no IFP indica tratar-se de pessoa com desejos de dar e receber afeto, tendendo a apresentar confiança, boa vontade, afetos positivos, lealdade e apego aos amigos (afiliação). Respeita, admira, utiliza como modelo e obedece a seus superiores, reconhecendo, elogiando e honrando suas relações hierárquicas (deferência). Tem facilidade para organizar e conferir ordem às coisas e ao que faz (ordem). Tende a levar adiante todo o trabalho iniciado, por mais difícil que seja (persistência). Apresenta fortes sentimentos de piedade, compaixão e ternura com relação a entes queridos, sempre oferecendo suporte emocional e consolo na tristeza, doença e outros infortúnios (assistência). Embora esses aspectos possam ser positivos e adaptativos, quando em excesso podem acarretar dificuldades e sobrecarga emocional. Quanto aos aspectos em que obteve percentis extremamente baixos, os resultados indicam tratar-se de pessoa que não acredita poder receber muita atenção e proteção dos outros, o que a leva a ajudar e dar apoio, na expectativa de receber (afago). Mostra-se bastante realista e concreta, com baixo uso de fantasias e pouca capacidade introspectiva (intracepção). Não busca novidades, tem facilidade para manter rotinas fixas e dificuldade para mudar seus hábitos (mudança) e apresenta níveis extremamente baixos de energia sexual e de desejos românticos (heterossexualidade), além de dificuldades para a superação de oposições, preferindo evitar opor-se ou agredir os outros (agressão).

Síntese do caso

Com base na análise dos resultados obtidos nas entrevistas e por meio dos instrumentos utilizados (HTP, TAT e IFP), pode-se sugerir que Melissa apresenta:

1. Dificuldade significativa de lidar com sua subjetividade e com as emoções, lidando bem com situações e rotinas concretas e pouco flexíveis, as quais consegue controlar. Tende a desesperar-se diante de situações novas e difíceis e neces-

sita do apoio familiar para resolvê-las e/ou procura reduzi--las a seus aspectos racionais controláveis e/ou adota atitude infantil que implica expectativa de soluções mágicas.

2. Apresenta dificuldade de identificar, reconhecer e valorizar necessidades afetivo-emocionais que se manifestam por distanciamento e formalismo nas relações afetivas e sociais, por tendência constante de "ajudar" os outros e por dissimulação de suas inseguranças, dúvidas, carências de apoio, sentimentos de solidão e temores de abandono.

3. Reprime sua agressividade, racionaliza ou evita seus desejos e conflitos e foge de situações difíceis que aumentem sua insegurança, ansiedade e representem risco de descontrole.

4. Conserva, em consequência, muitos ressentimentos e mágoas relacionados a conflitos e situações não resolvidas, tem dificuldade de superar perdas e lutos (morte dos pais, marido e irmão; impossibilidade de ter filhos; perda da mama e da imagem corporal), além de apresentar resistências e dificuldades para lidar e recuperar-se de situações de estresse pouco controláveis (como um diagnóstico de câncer).

5. Os resultados obtidos sugerem grande dificuldade para a identificação e a resolução direta de afetos e emoções; afastamento e superficialidade nas relações afetivas; dificuldade de enfrentamento e manejo de situações de tensão emocional, com geração de estresse autoinduzido, além de indicadores de ansiedade e tendência à somatização.

Caso 3: Bruna

Bruna tem 37 anos e recebeu o diagnóstico de câncer de útero, no estadiamento II. Ela atribui a doença aos problemas familiares que vem enfrentando e ao sofrimento pelos quais passou nos últimos anos. Quanto à história de vida relatada na entrevista psicológica, a participante destacou o grande estresse, a preocupação e o sofrimento com os problemas de seu irmão, usuário de drogas, que se envolveu com traficantes e assaltantes, foi preso e se separou, gerando desavenças familiares e problemas judiciários. Relatou dificuldades de relacionamento com os pais e, de forma mais marcada, com a mãe, a quem considerava distante e pouco afetuosa para com ela. Bruna contou ainda que se casou cedo para evitar o ambiente doméstico. Mencionou também sua dificuldade de engravidar, a ocorrência de um aborto espontâneo antes de conseguir ter seu filho e os problemas conjugais derivados da suspeita de traição pelo marido. O período da adolescência foi lembrado como tumultuado por conflitos familiares e problemas com os comportamentos do irmão dependente químico; a infância foi definida como uma etapa menos conturbada, embora com momentos de turbulência gerados por desavenças entre pais e familiares, o que a deixava insegura e triste, sentindo-se inferior às amigas. O período prévio ao diagnóstico de sua doença foi descrito como muito complicado, permeado de conflitos familiares e de problemas de difícil solução, culminando com sua doença.

A análise de sua produção no TAT permitiu chegar às constatações a seguir.

Prancha 1: produção sem riqueza de detalhes que revela percepção pobre ou distorcida da realidade. Apresenta tendência a reagir com passividade, tristeza e negação do desejo de autorrealização perante situações que demandam ação e produtividade. Sentimento de frustração e impotência diante de ambições.

Prancha 2: percepção da família e das figuras parentais como frágeis ou omissas. Conflitos de sentimentos em suas relações com as figuras parentais que sugerem dificuldades e ambiguidades na resolução da questão autonomia-dependência e da segurança quanto a ambições futuras.

Prancha 3RH: omissão perante a agressividade. Sentimentos de fragilidade e impotência diante de problemas, vistos como passíveis de resolução apenas mediante o recebimento de auxílio de pessoas mais capazes e protetoras. Experiências depressivas.

Prancha 4: necessidade de romper com a situação conjugal, percebida como frustrante. Omite a insatisfação e o conflito, tendendo a compensar-se pela ação; dificuldades de lidar com conflitos da realidade.

Prancha 6MF: necessidade de proteção de figuras masculinas (paterna), em conflito com o desejo de ser independente e de obter sucesso por si mesma; desconfiança nas relações conjugais.

Prancha 7MF: conflitos entre necessidades infantis de apoio e proteção materna e senso de responsabilidade e de dever relacionados aos papéis atuais de esposa e mãe. Aparenta tristeza e sensação de esgotamento diante da rotina em suas relações intrafamiliares.

Prancha 10: pesar e dificuldades associados à situação conjugal. Necessidade de negar ou fugir dessa percepção, apoiando-se em atividades e em seu papel materno.

Prancha 11: temor de perder-se ou fragilizar-se em contato com aspectos de sua personalidade menos conhecidos e controlados (vistos como sombrios). Busca fugir desse contato, apoiando-se em aspectos externos idealizados e compensatoriamente vistos como positivos.

Prancha 13R: necessidade de superar a passividade, a acomodação e o sentimento de vazio. Percepção de que dispõe de recursos internos para isso, porém necessita de estímulo e ajuda externa para conseguir. Experiência de desamparo.

No HTP, a produção de Bruna sugere equilíbrio e bom controle em atividades práticas que não envolvam aspectos emocionais, além da necessidade de apresentar-se e ser vista como competente, organizada, solícita e solidária. Dissimula e não demonstra suas insatisfações, fragilidades e necessidades de proteção e cuidado. Apresenta desejos de autonomia, de realização e de sucesso. Sentimento de pressão ambiental e pouco espaço para expandir-se. Suas dificuldades para realizações são, muitas vezes, superadas por comportamentos impulsivos.

Apresenta tendência a mascarar seus temores e conflitos e a compensar as frustrações por meio de fantasias de proteção e cuidados. Tende a ver o mundo de forma negativa e insegura, lançando mão de defesas como a racionalização e o isolamento (introversão e afastamento de trocas interpessoais). Seus receios e inseguranças nas relações interpessoais resultam no estabelecimento de poucas amizades, vistas como únicas, com as quais se liga de forma rígida e dependente. Essa forma de se relacionar reflete imaturidade psicossocial e diminuição da percepção de aspectos totais da realidade. Evita entrar em contato com lados da realidade que possam ameaçar seu controle emocional ou evocar agressividade e hostilidade.

No Inventário Fatorial de Personalidade (IFP) mediante análise dos resultados quantitativos, Bruna apresentou escores extremamente altos para afiliação (percentil 95); ordem, persistência e autonomia (percentil 85); assistência (percentil 80); escores extremamente baixos para desejabilidade social (percentil 5), intracepção (percentil 5) e agressão (percentil 10); escore forte para heterossexualidade (percentil 70) e afago (percentil 60); escore fraco para exibição (percentil 33).

Na análise interpretativa, avaliou-se que Bruna busca dar e receber afeto, mantendo-se leal às pessoas com quem se relaciona (afiliação). Apresenta tendência à organização e necessidade de manter controle das situações (ordem), além de perseverança na busca de resultados em seu trabalho (persistência). Procura agir independentemente, de acordo com seus impulsos imediatos (autonomia). Mostra aspectos de "personalidade doadora", disponibilizando-se para o atendimento das necessidades de outros, manifestando sentimentos de simpatia, compaixão e ternura diante dos que vê como indefesos e carentes de suporte emocional (assistência). Ao mesmo tempo, os resultados indicam dificuldades para superar oposições, preferindo evitar opor-se, censurar ou agredir os outros, e para lidar com sua agressividade (agressão). Tem necessidades de proteção, consolo, compreensão e satisfação de seus desejos pelas pessoas com as quais mantém laços afetivos, além de sofrimento (insegurança e desespero) pela ansiedade de abandono (afago). Costuma se ver como "forte", não se deixando conduzir nas situações práticas por ideais de busca da felicidade ou pela imaginação (intracepção). Apresenta reserva e pouca manifestação emocional perante adversidades, evitando revelar-se abertamente ou impressionar o outro em situação de sofrimento ou adversidade (exibição). Quanto a sexualidade e desejos românticos, demonstra pouca abertura e interesse no momento (heterossexualidade). Os resultados obtidos revelaram baixa desejabilidade social, indicando que a participante procurou responder com veracidade às questões do instrumento.

Síntese do caso

Os resultados obtidos por meio da entrevista e dos instrumentos utilizados indicam:

1. Capacidade de lidar com situações práticas que não envolvem aspectos emocionais.
2. Tendência a negar ou mascarar seus conflitos, fragilidades e frustrações, mostrando-se forte e solícita e buscando realizações em atividades práticas de trabalho. Conflitos conjugais, emoções, inseguranças e temores são evitados e parcialmente negados.
3. Tendência a ignorar suas necessidades, dedicando-se a auxiliar e apoiar aqueles a quem considera, projetivamente, necessitados de ajuda (aspectos de "personalidade doadora");
4. Necessidades de proteção e apoio parcialmente negadas, o que leva a insatisfações e aumento de frustrações.
5. Repressão de hostilidade e agressividade, com consequente evitação de situações nas quais possa expressar emoções e/ ou manter menor controle racional.
6. Insegurança nas relações interpessoais, o que acarreta excesso de seletividade e certo isolamento de situações sociais.
7. Dificuldades de contatar e lidar com emoções e afetos, que resultam em percepção e expressão fragmentada ou parcial das situações que vivencia e enfrenta.

8. Sentimentos de tristeza, vazio e pressão ambiental, o que dificulta a mobilização de energia para mudar (em direção ao que deseja) e leva à passividade para lutar por suas necessidades e desejos.

Os principais aspectos de personalidade encontrados indicam dificuldade de entrar em contato com emoções e de lidar com elas; dissociação entre suas necessidades afetivas e sua ação concreta para satisfazê-las; empobrecimento da vida afetiva e fortes indicadores de tendência à somatização.

ANÁLISE COMPARATIVA DOS ESTUDOS DE CASO

Os resultados obtidos nos três estudos de caso indicaram um conjunto de semelhanças entre as participantes Lívia, Melissa e Bruna, tanto no que se refere às histórias de vida (infância, adolescência e idade adulta) e aos problemas que enfrentaram no período de dez anos antes do diagnóstico da doença, considerados por elas como não superados, quanto nos principais aspectos de personalidade analisados com base nos instrumentos utilizados.

Nas entrevistas, as participantes relataram conflitos conjugais relacionados com experiências de traição e outras frustrações que resultaram em decepções, ressentimentos e mágoas acumulados e mantidos ao longo do tempo (constituindo contínua fonte interna de contrariedade ou estresse). As participantes indicaram não ter superado o ressentimento relativo às frustrações conjugais, de modo semelhante ao encontrado por Neuber *et al.* (2007).

Lívia cuida do cônjuge doente, Melissa ficou viúva e Bruna convive com o marido e a suspeita de traição, que abalou o relacionamento conjugal com desconfianças e desentendimentos. As três participantes consideraram o período anterior ao diagnóstico da doença como "muito difícil", "sofrido", "turbulento", "com muito estresse emocional", "muitas perdas", "permeado de mágoas, problemas e ressentimentos". As três relacionaram a doença oncológica aos problemas que enfrentaram nos anos que a antecederam e às tensões emocionais que viveram, incluindo uma infância difícil e permeada por conflitos familiares (Melissa e Bruna) e dificuldades vividas na adolescência, considerada uma fase conturbada (Lívia). Lívia e Melissa relataram ter sido traídas pelos cônjuges. Melissa separou-se do marido (e ficou viúva recentemente) e Lívia continuou a viver maritalmente, a despeito de mágoas e ressentimentos. Bruna contou sobre suas suspeitas de traição pelo marido, o que a levou a distanciar-se dele como mulher, embora continuasse com seu papel de esposa. Melissa e Bruna tiveram dificuldade de engravidar; Melissa não se submeteu aos tratamentos, desistindo de ter filhos; e Lívia conseguiu engravidar sem tratamento específico, após um aborto espontâneo. Lívia e Melissa enfrentaram problemas de saúde de familiares. Os pais de ambas morreram por doenças cardiovasculares e ambas perderam irmãs com câncer. Para essas duas participantes, o trabalho é importante área de suas vidas e ambas referiram problemas e dificuldades relacionadas a exigências excessivas e a relacionamentos nesse campo. As três participantes dedicaram-se muito aos familiares, cuidando de genitores e irmãs doentes (Lívia e Melissa), tratando do marido doente (Lívia) e auxiliando a família de origem a lidar com problemas gerados por um membro familiar dependente químico (Bruna).

Os resultados obtidos nas entrevistas com as três participantes mostram que a área das relações familiares foi mais permeada de conflitos e problemas, tanto no que se refere às famílias de origem, como nos relacionamentos conjugais, confirmando os achados de Neme, Soliva e Ribeiro (2003) e de Neme (2005; 2005a) em pesquisa com mulheres com cânceres de mama, de útero ou de ovários, bem como os de Neuber *et al.* (2007) em estudo sobre a conjugalidade de mulheres com cânceres de mama.

Considerando os resultados obtidos pelos instrumentos clínicos utilizados, verificou-se que Lívia, Melissa e Bruna apresentaram fortes indicadores de repressão de desejos, necessidades, sentimentos hostis e agressividade; dissimulação de necessidades e afetos; dificuldades na identificação e na expressão de emoções e sentimentos; empobrecimento afetivo e dificuldades de simbolização; facilidade para lidar com circunstâncias de trabalho e/ou situações práticas de vida, controláveis racionalmente (mais evidente em Lívia e Melissa); personalidade afetivamente insegura, "doadora", emocionalmente imatura e dependente (com necessidade de aceitação e apoio externos; dificuldade de autodefesa efetiva; sentimentos ou receios de abandono e solidão); frágil autocontrole em questões emocionais; uso de mecanismos de defesa imaturos para enfrentar ansiedades e angústias; atitudes de evitação e fuga de situações conflituosas por meio de excessiva dedicação ao trabalho (Lívia e Melissa) e/ou de viagens (Melissa, atualmente aposentada); dificuldade de superar conflitos e de lidar com sentimentos hostis, com geração e manutenção de ressentimentos e mágoas (autoindução de estresse); indicadores de depressão e de tendência à somatização.

Apesar das semelhanças encontradas na análise dos aspectos emocionais e de personalidade das entrevistadas, verificou-se que Lívia apresentou grande resignação à sua situação atual, com passividade, ausência de luta e/ou expectativa de reversão dos conflitos, além de autoatribuição de culpa por seus problemas, sugerindo características de transtorno depressivo. Melissa e Bruna apresentaram semelhanças nos indicadores de transtorno de somatização, possivelmente relacionado com as dificuldades mencionadas quanto ao manejo de situações afetivo-emocionais e ao pobre contato intrassubjetivo (frequentemente evitado), com tendência ao exercício de forte controle racional sobre situações emocionalmente mobilizadoras (dissimuladas, evitadas ou negadas). Melissa apresentou também fortes indicadores de excessiva ansiedade (transtorno de ansiedade).

O Quadro 3 apresenta a comparação dos resultados obtidos no IFP, os quais, por serem mais objetivos, permitem verificar as principais semelhanças e diferenças entre os fatores de personalidade das três participantes.

Quadro 3 Comparação dos resultados obtidos no IFP

Fatores	Escore de Lívia	Escore de Melissa	Escore de Bruna
Assistência (sentimentos de piedade e compaixão; comportamento doador para com outros, percebidos projetivamente como indefesos).	Alto	Muito alto	Muito alto
Intracepção (sentimentos e inclinações difusos, dominados pela procura da felicidade, fantasia e imaginação. Caracteriza-se por pouca praticidade, subjetividade, idealismo e individualismo).	Muito baixo	Muito baixo	Muito baixo
Afago (busca de apoio e proteção; ansiedade; sentimentos de abandono e desespero).	Muito alto	Muito baixo	Muito baixo
Deferência (sentimentos de respeito, admiração e reverência a um superior).	Intermediário	Muito alto	Intermediário
Afiliação (forte identificação com o aspecto desprotegido do outro; busca de cuidado e proteção para si como retribuição dos cuidados e atenção dispensados).	Baixo	Muito alto	Muito alto
Dominância (desejo de dominar os outros ou as situações).	Alto	Baixo	Intermediário

(*continua*)

Quadro 3 Comparação dos resultados obtidos no IFP (*continuação*)

Fatores	Escore de Lívia	Escore de Melissa	Escore de Bruna
Denegação (não aceitação passiva ou resignada, oposições, críticas ou agressões externas).	Baixo	Intermediário	Intermediário
Desempenho (capacidade de vencer obstáculos práticos com eficiência).	Muito alto	Intermediário	Intermediário
Exibição (vaidade, forte desejo de impressionar, ser ouvido e ser visto).	Muito baixo	Muito baixo	Baixo
Agressão (dificuldades para se opor ou se defender abertamente de agressões externas; repressão da agressividade).	Muito baixo	Muito baixo	Muito baixo
Ordem (praticidade, capacidade de rapidez e ordem nas realizações concretas).	Muito alto	Muito alto	Muito alto
Persistência (tendência a levar a cabo qualquer trabalho que inicie, por mais difícil que possa parecer).	Intermediário	Muito alto	Muito alto
Mudança (necessidade de novidades, mudar de hábitos, comidas e coisas).	Baixo	Baixo	Intermediário

(*continua*)

Quadro 3 Comparação dos resultados obtidos no IFP (*continuação*)

Fatores	Escore de Lívia	Escore de Melissa	Escore de Bruna
Autonomia (dificuldades de executar tarefas impostas por autoridade, gostam de agir independente e livremente, seguindo seus impulsos).	Muito baixo	Intermediário	Muito alto
Heterossexualidade (motivação para relacionamentos romântico-sexuais).	Muito baixo	Muito baixo	Muito baixo
Desejabilidade social (tentativa de mostrar-se socialmente bem-vista).	Alto	Baixo	Muito baixo
Validade (esforço para responder às questões do inventário de modo não aleatório, com atenção e compreensão do solicitado).	Muito alto	Alto	Muito alto

As três mulheres analisadas apresentaram em comum os resultados das seguintes características ou necessidades, de acordo com o IFP: assistência (alto/muito alto); intracepção (muito baixo); exibição (baixo/muito baixo); agressão (muito baixo); ordem (muito alto); heterossexualidade (muito baixo); validade (alto/muito alto), os quais indicam que estas são pessoas com forte necessidade de dar suporte e consolo a outros; têm dificuldades de se conduzir por sentimentos, fantasias e imaginação, atendo-se aos fatos concretos e mostrando-se objetivas, pouco calorosas, pouco sensitivas ou intuitivas, pouco idealistas e com dificuldades de simbolizar. Ao mesmo tempo, apresentaram fortes tendências de manter as coisas em ordem e organizadas, além de necessidades de precisão e controle em suas tarefas e atividades. Seus resultados mostram ausência do desejo de impressionar e da necessidade de ser ouvidas ou vistas em sua subjetividade e intimidade. Revelam pouca energia de luta, oposição ou energia para superação de dificuldades afetivo-emocionais, além de não expressarem raiva ou irritação. Quanto aos desejos românticos e sexuais, apresentam-se muito pouco mobilizadas, não manifestando, no momento, interesse nessas relações ou em temas afins. As três participantes obtiveram altos escores na escala de validade do instrumento, mostrando que buscaram ser verdadeiras em suas respostas e indicando a confiabilidade dos resultados obtidos.

Nos três estudos de caso, os resultados obtidos mediante análise e interpretação dos dados são concordantes com os encontrados na literatura em psicossomática psicanalítica e em psico-oncologia, especialmente os estudos que relacionam aspectos de personalidade e comportamento; estresse emocional e câncer (Mello Filho, 1992; Carvalho, 1994; Peres e Santos, 2006; Neuber *et al.*, 2007). Similarmente, resultados de estudos relatados por LeShan (1994) com cerca de quinhentos pacientes oncológicos indicaram tendência a reprimir e negar emoções, além de sentimentos e experiências de abandono, solidão e sentimentos de culpa.

Os resultados encontrados nesse estudo corroboram os obtidos pelos pesquisadores citados e os publicados por Gimenes e Fávero (1997) e por Neuber *et al.* (2007), em especial considerando-se o acúmulo de situações estressantes às quais a mulher vem sendo submetida nas últimas décadas, ao lado das dificuldades relacionadas à identidade de gênero, socialmente produzidas e mantidas, principalmente levando-se em conta os conflitos na área das relações familiares e conjugais, cuja responsabilidade é tradicionalmente atribuída à mulher.

Os estudos clínicos indicaram que as três mulheres analisadas apresentaram dificuldade de lidar com situações emocionais; propensão a evitar conflitos; repressão da agressividade, dificuldade de superação de conflitos emocionais e tendência à manutenção de mágoas, sobretudo relacionadas a problemas conjugais não diretamente enfrentados ou resolvidos, sugerindo tendência à somatização, à depressão e à ansiedade, além da apresentação de padrões de personalidade apontados como frequentes entre pacientes oncológicos na literatura em psico-oncologia, especialmente a chamada "personalidade tipo C" (Temoshok, 1992).

Considerando as similaridades encontradas na avaliação dos aspectos psicológicos nos três estudos de caso apresentados e os principais conceitos de Marty (1993), em sua teoria psicossomática, podem-se identificar elementos do funcionamento operatório, caracterizado pelas dificuldades de simbolização, tendência à ação e à orientação para o concreto e atividades práticas, constatadas nos casos estudados. Identificaram-se também nas três participantes do estudo uma tendência a atitudes depressivas e dificuldades que podem ser compreendidas no contexto do que Marty denomina "má" mentalização, que consiste em representações psíquicas empobrecidas. Esse empobrecimento dificulta a elaboração de tensões e pressões emocionais que se apresentam ao longo da vida e favorecem a somatização. De acordo com Marty (1993), os "pacientes somáticos" não lidam facilmente com a realidade no que se refere à superação de tensões e conflitos e, por sua dificuldade de simbolizar, não favorecem a descarga de excitações psíquicas que poderiam proteger seu funcionamento psicofisiológico, demonstrando, em decorrência, maior facilidade para o adoecimento orgânico.

Com base nos principais conceitos de Joyce McDougall (1989, 1991), pode-se sugerir que as três mulheres avaliadas nesse estudo apresentaram traços do que a autora denomina "normopatia", descrita como uma tendência do indivíduo de distanciar, de sua consciência, os afetos potencialmente desestruturantes configurados como grande sofrimento psíquico, o que o leva a usar o corpo como forma de expressão. A normopatia pode ser entendida, segundo McDougall, como uma organização defensiva, diferente do funcionamento operatório descrito por Marty, o qual se caracteriza por deficiência ou falha funcional do psiquismo (Peres e Santos, 2006).

A dificuldade de lidar com afetos, constatada nas mulheres participantes desse estudo, também pode ser entendida do ponto de vista do conceito de desafetação descrito por McDougall. Na desafetação, considerada uma defesa alienante, ocorre uma exclusão dos afetos do psiquismo, que faz o indivíduo se distanciar de sua realidade interna e de suas vivências afetivas, restando a via somática como único caminho para a expressão desses afetos. Desafetação e normopatia são, portanto, estratégias defensivas que promovem a cisão mente-corpo, dificultam a identificação e a elaboração de conflitos psíquicos, emoções e sentimentos e levam o indivíduo a um funcionamento aparentemente adaptativo. Essa falsa adaptação se configura por altos investimentos compensatórios na realidade externa, em detrimento do contato com a realidade interna, acarretando o desempenho satisfatório de atividades práticas e de produções concretas, o que socialmente é valorizado e recompensado. Essa característica foi constatada nos três estudos de caso apresentados, de acordo com resultados obtidos nos instrumentos utilizados para a avaliação das participantes.

Para McDougall (1991), a busca excessiva por atividades práticas tem a função de ajudar na eliminação de tensões que não foram simbolizadas, o que ocorre em pessoas com pobre capacidade de lidar com seus afetos e os dos demais, levando a relações afetivas superficiais e insatisfatórias, o que também pode ser exemplificado na análise dos três casos estudados.

CONSIDERAÇÕES FINAIS

Os resultados obtidos em nosso estudo indicam a relevância de identificar e aprofundar a compreensão dos aspectos psicológicos possivelmente envolvidos na gênese de doenças graves, sobretudo considerando-se o alto índice de mortalidade por câncer, em especial na população feminina. De caráter multideterminado, o adoecimento por câncer deve ser objeto de estudos multidisciplinares e interdisciplinares que utilizem diferentes metodologias e delineamentos de pesquisa, incluindo os estudos clínicos de caso.

Diante de uma doença grave e geradora de tanto sofrimento físico e psíquico como o câncer, não se pode prescindir de nenhum nível ou tipo de contribuição que ajude a elucidar fatores predisponentes ou implicados na recuperação da qualidade de vida dos doentes.

Sugerem-se a ampliação e adequação de programas preventivos em saúde e a elaboração de programas profiláticos psicoeducativos, preventivos e terapêuticos que disponibilizem e incorporem resultados de estudos no campo da saúde e em psico-oncologia.

Além de estimular o fortalecimento de recursos psicológicos e psicossociais identificados na literatura científica como protetores do estresse e de situações de risco ao adoecimento à população em geral, considera-se fundamental o incremento quantitativo e qualitativo de programas profiláticos e preventivos no campo da saúde da mulher, ressaltando-se que, a despeito dos avanços obtidos no diagnóstico e no tratamento da doença oncológica, o câncer continua responsável por altos índices de mortalidade na população feminina.

Espera-se ainda que os resultados alcançados nos estudos de casos clínicos aqui apresentados possam contribuir para o avanço de conhecimentos psicológicos psicodinâmicos no campo da psico-oncologia e da psicossomática, favoreçam a discussão sobre a utilização de instrumentos de avaliação psicológica em pesquisas e na prática clínica, e representem algum tipo de subsídio aos profissionais de saúde envolvidos no tratamento de mulheres com câncer, clarificando o jogo de forças entre fatores internos e externos no processo saúde-doença. O estudo realizado mostrou ser possível a exploração da dimensão subjetiva do adoecimento por meio das contribuições da psicossomática psicanalítica, com o auxílio de instrumentos psicológicos que se revelem úteis a essa exploração.

REFERÊNCIAS

ALEXANDER, F. *Medicina psicossomática: seus princípios e aplicações*. Trad. Célia Beatriz Fischmann. Porto Alegre: Artes Médicas, 1989.

BAUER, M. E.; GAUER, G. J. C.; NARDI, N. B. "Depressão maior e atividade do sistema imunológico". *Revista da ABP-APAL*, v. 15, n. 3, 1993, p. 87-94.

BLEGER, J. *Temas de psicologia*. Trad. R. M. M. de Moraes. 3. ed. São Paulo: Martins Fontes, 1987.

BUNGE, M. *The mind-body problem. A psychobiological approach*. Oxford: Pergamon Press, 1980.

BURTON, A. *Teorias operacionais de personalidade*. Rio de Janeiro: Imago, 1978.

CAMPOS, D. M. S. *O teste do desenho como instrumento de diagnóstico da personalidade*. Petrópolis: Vozes, 1998.

CARLEIAL, B. M. "Uma hipótese sobre a origem e o tratamento do câncer". *Psicologia em Curso*, v. 2, n. 6, 1981.

CARVALHO, M. M. M. J. (org.). *Introdução à psiconcologia*. Campinas: Editorial Psy, 1994.

_____. "Psico-oncologia: história, características e desafios". *Psicologia USP*, v. 13, n. 1, 2002.

CARVALHO, V. A. "Personalidade e câncer". In: CARVALHO, M. M. M. J. (org.). *Introdução à psiconcologia*. Campinas: Editorial Psy, 1994, p. 65-79.

_____. "Psico-oncologia: abordagens teóricas – Novos rumos". In: *Anais do III Encontro e I Congresso Brasileiro de Psico-oncologia*. Sociedade Brasileira de Psico-oncologia, São Paulo, 1996, p. 3-6.

COHEN, S.; HERBERT, T. B. "Health psychology: psychological factors and physical disease from the perspective of human psychoneuroimmunology". *Annual Review of Psychology*, v. 47, 1996, p. 113-42.

CUNHA, J. A. *et al. Psicodiagnóstico – V*. 5. ed. revisada e ampliada. Porto Alegre: Artmed, 2000.

DIEHL, L. A. *et al.* "Depressão e câncer de mama". *Revista da Associação Brasileira de Medicina Psicossomática*, v. 2, n. 4, 1998, p. 131-6.

GIMENES, M. G. G.; FÁVERO, M. H. *A mulher e o câncer*. Campinas: Editorial Psy, 1997.

HAMMER, E. F. "A técnica projetiva da casa-árvore-pessoa: interpretação do conteúdo". In: HAMMER, E. F. (org.). *Aplicações clínicas dos desenhos projetivos*. Rio de Janeiro: Interamericana, 1981, p. 121-53.

INSTITUTO NACIONAL DO CÂNCER (INCA). *Estimativas 2010: incidência de câncer no Brasil*. Rio de Janeiro: Inca, 2010. Retirado em 30 jul. 2010 de www.inca.gov.br.

JACQUEMIN, A. *Manual prático do Teste de Apercepção Temática (TAT)*. Material didático utilizado na disciplina Técnicas Projetivas em Psicologia Clínica II – Departamento de Psicologia e Educação – Faculdade de Filosofia, Ciências e Letras de Ribeirão Preto/Universidade de São Paulo, s/d.

KOLCK, O. L. *Técnicas projetivas gráficas no diagnóstico psicológico.* São Paulo: EPU, 1984.

LAPLANCHE, J.; PONTALIS, J. B. *Vocabulário da psicanálise.* Trad. P. Tamen. São Paulo: Martins Fontes, 2000.

LESHAN, L. *Brigando pela vida: aspectos emocionais do câncer.* São Paulo: Summus, 1994.

LIPP, M. E. N. (org.). *O stress está dentro de* você. 5. ed. São Paulo: Contexto, 2003.

MARTY, P. *A psicossomática do adulto.* Trad. P. C. Ramos. Porto Alegre: Artes Médicas, 1993.

McDOUGALL, J. *Em defesa de uma certa anormalidade.* Trad. C. E. Reis. Porto Alegre: Artes Médicas, 1983.

_____. *Teatros do eu.* Trad. O. Coddá. Rio de Janeiro: Francisco Alves, 1989.

_____. *Teatros do corpo.* Trad. P. H. B. Rondon. São Paulo: Martins Fontes, 1991.

MELLO FILHO, J. *Psicossomática hoje.* Porto Alegre: Artes Médicas, 1992.

MOREIRA, M. S. "Psicologia e câncer". *Jornal Brasileiro de Medicina* v. 66, n. 1-2, 1994.

MURRAY, H. *et al. Teste de Apercepção Temática* (TAT). Trad. Álvaro Cabral. São Paulo: Mestre Jou, 1967.

NEME, C. M. B. *Enfrentamento do câncer: ganhos terapêuticos com psicoterapia num serviço de psiconcologia em hospital geral.* 1999. Tese (doutorado em Psicologia) – Departamento de Psicologia da Pontifícia Universidade Católica, São Paulo (SP).

_____. *Stress, enfrentamento e resiliência na história de mulheres com e sem câncer.* 2005a. Tese (pós-doutorado em Psicologia) – Laboratório de Estudos Psicofisiológicos do Stress da Pontifícia Universidade Católica de Campinas (SP).

_____. "Ganhos terapêuticos com psicoterapia breve em serviço de psico-oncologia hospitalar". In: SIMON C. P.; MELO-SILVA, L. L.; SANTOS, M. A. *et al. Formação em psicologia: desafios da diversidade na pesquisa e na prática.* São Paulo: Vetor, 2005b, p. 39-68.

NEME, C. M. B.; KATO, S. "Mulheres com câncer de mama: crenças sobre a doença e temores quanto ao tratamento". In: NEME C. M. B.; RODRIGUES, O. M. P. R. R. (orgs.). *Psicologia da saúde: perspectivas interdisciplinares.* São Carlos: Rima, 2003. p. 125-48.

NEME, C. M. B.; SOLIVA, S. N.; RIBEIRO, E. J. "História prévia de eventos de estresse e câncer de mama, útero e ovário". In: NEME C. M. B.; RODRIGUES, O. M. P. R. R. (orgs.). *Psicologia da saúde: perspectivas interdisciplinares.* São Carlos: Rima, 2003, p. 95-124.

NEUBER, L. M. B. *et al.* "Aspectos psicossociais e afetivo-conjugais em mulheres com e sem câncer da mama". *Revista Brasileira de Mastologia,* v. 17, n. 4, 2007, p. 156-62.

PASQUALI, L.; AZEVEDO, M. M.; GHESTI, I. *Inventário fatorial de personalidade. Manual técnico e de avaliação.* São Paulo: Casa do Psicólogo, 1997.

PERES, R. S. *Na trama do trauma: relações entre a personalidade de mulheres acometidas por câncer de mama e a recidiva oncológica sob a ótica da psicossomática psicanalítica.* 2008. Tese (doutorado em psicologia) – Departamento de Psicologia e Educação, Faculdade de Filosofia, Ciências e Letras de Ribeirão Preto (SP).

PERES, R. S.; SANTOS M. A. *A exclusão do afeto e alienação do corpo.* São Paulo: Vetor, 2006.

RAMOS, D. G. *A psique do corpo: uma compreensão simbólica da doença.* São Paulo: Summus, 1994.

RETONDO, M. F. N. G. *Manual prático de avaliação do HTP (casa-árvore-pessoa) e família.* São Paulo: Casa do Psicólogo, s/d.

RODRIGUES, A. L.; RODRIGUES, D. M. "Introdução à história da medicina psicossomática". *Revista Brasileira de Pesquisa em Psicologia,* São Caetano do Sul, v. 3, n. 2, 1991, p. 79-85.

SHÀVELZON, J. "Sobre psicossomática e câncer". In: MELLO FILHO, J. *et al. Psicossomática hoje.* Porto Alegre: Artes Médicas, 1992.

TEMOSHOK, L. *The type C connection – The behavioral links to cancer and your health.* Nova York: Random House, 1992.

THULER, L. C. S.; MENDONÇA, G. A. "Estadiamento inicial dos casos de câncer de mama e colo de útero em mulheres brasileiras". *Revista Brasileira de Ginecologia e Obstetrícia,* v. 27, n. 11, 2005, p. 656-60.

TRINCA, W. *Investigação clínica da personalidade: o desenho livre como estímulo de apercepção temática.* 2. ed. São Paulo: EPU, 1987.

_____. (org.). *Formas de investigação clínica em psicologia: procedimento de desenhos-estórias; procedimentos de desenhos de família com estórias.* São Paulo: Vetor, 1997.

5. A MULHER E O CÂNCER DE MAMA: ESTRESSE E CONJUGALIDADE

Luciana Maria Biem Neuber
Carmen Maria Bueno Neme
Gilberto Uemura

O câncer de mama é mundialmente considerado o mais comum entre os cânceres femininos. É a segunda maior causa de mortes de mulheres no Brasil, além de acarretar consequências físicas e psíquicas representadas por mutilações e prejuízos graves em relação à autoestima, à autoimagem e à sexualidade. Gerador de sofrimento biopsicossocial, o câncer preocupa profissionais de diferentes áreas da saúde, que buscam alternativas para sua prevenção e seu tratamento (Gomes, 2000; Ruiz Flores *et al.*, 2001).

A trajetória feminina foi, e ainda é, marcada por mudanças no papel social da mulher, que une, conflituosamente ou não, suas realizações pessoais e profissionais. Consequentemente, muitas vezes, a mulher se vê obrigada a ceder em seus desejos e necessidades. A mama – parte do corpo que representa a maternidade e sexualidade feminina – pode adoecer, simbolizando conflitos entre submissão e liberdade. Essa possibilidade, segundo Gimenes (1997), necessita ser examinada de forma cuidadosa e faz parte dos estudos sobre o câncer de mama e sua gênese.

Se até o início do século XX o diagnóstico de câncer era considerado sentença de morte, atualmente o panorama da doença oncológica vem sofrendo mudanças significativas – graças aos avanços da medicina no desenvolvimento de cirurgias, radioterapia, quimioterapia, hormonioterapia, imunoterapia etc., além das contribuições da psiquiatria e da psicologia, por meio de estudos sobre fatores psicossociais envolvidos na doença (Gimenes, 1997; Neme, 2005b).

Câncer é uma denominação geral utilizada para identificar mais de cem doenças diferentes. O surgimento de um câncer se dá a partir do momento em que ocorre um descontrole celular, durante o mecanismo de contínua renovação das células, presentes nos seres vivos. Basta que apenas uma célula com informações genéticas incorretas seja incapaz de cumprir as funções às quais foi designada para que o câncer se forme. À medida que essa célula se divide, produz outras com construção genética também incorreta, ocorrendo, desse modo, a formação de um tumor, composto de uma massa dessas células imperfeitas. O câncer cresce em progressão geométrica, por meio de nutrientes e oxigênio transportados pelos vasos sanguíneos vizinhos. Para que seja detectado, o tumor precisa conter bilhões de células, após um número significativo de duplicações celulares. As células cancerosas podem se dirigir a outros tecidos do organismo se o tumor não for detido. As células doentes caem na corrente sanguínea e chegam a órgãos distantes, disseminando-se e formando novos tumores em regiões distantes do tumor primário – as metástases (Pinnot, 1991; Ruiz Flores *et al.*, 2000).

O câncer é uma doença de etiologia multifatorial, caracterizada por anormalidades genético-celulares que geram duplicação excessiva, formando as neoplasias. A classificação dos diferentes tipos de câncer depende do tipo e da característica das células de origem, bem como do tamanho e da localização dos tumores, o que definirá sua gravidade ou estadio. Entre os fatores de risco, encontram-se variáveis genéticas, alimentares, socioambientais, psicológicas e comportamentais, que, associadas, participam da gênese da doença (Pinnot, 1991; Gimenes, 1997; Neme, 2005a).

Historicamente, o conceito de saúde e doença, assim como a discussão sobre a relação mente-corpo, tem sido o centro de interesse de estudos de profissionais e cientistas de várias áreas do co-

Psico-oncologia – Caminhos e perspectivas

nhecimento. Durante anos, o ser humano foi alvo de uma visão fragmentada por perspectivas teóricas diferentes e redutoras nos campos de conhecimento biológico, psíquico e social. O modelo biomédico-mecanicista tradicional foi sendo repensado à medida que deixou de ser suficiente para a compreensão de doenças crônicas e multideterminadas (Castro *et al.*, 2006; Czeresnia, 2007).

Os avanços da medicina e das ciências afins possibilitaram uma nova compreensão do ser humano ao contribuir significativamente para a relação entre as ciências sociais e as enfermidades graves, como o câncer. Surge um novo paradigma, a visão holística, que integra o biológico, o psíquico e o social no processo saúde-doença. A expressão "psicossomática" surge com o psiquiatra alemão Heinroth (citado por Castro *et al.*, 2006). Segundo Jeammet *et al.* (1989), a doença psicossomática é um distúrbio somático que comporta um fator psicológico essencial à gênese do distúrbio, não apenas contingente, como pode ocorrer com qualquer afecção. Recentemente, o termo "psicossomático" foi substituído por "fatores psicológicos que afetam a condição médica", segundo a classificação do *DSM-IV* (Vasconcellos, 2000; DSM-IV, 2002; Castro *et al.*, 2006).

A tentativa científica de entender a etiologia, o tratamento e a prevenção do câncer contribuiu para a interface entre a psicologia e a oncologia, campo denominado psico-oncologia, originado nos Estados Unidos. No Brasil, a psico-oncologia desenvolveu-se por iniciativa de profissionais interessados e empenhados na identificação de fatores psicossociais envolvidos na gênese e na prevenção do câncer, e em reabilitação e qualidade de vida do doente oncológico (Gimenes *et al.*, 2000, Vasconcellos, 2000; Neme, Soliva e Ribeiro, 2003).

ESTRESSE E CÂNCER

O estresse é atualmente reconhecido por seus efeitos imunodepressores e potencialmente relevantes para a gênese das neoplasias malignas, como apontam Mello Filho *et al.* (1992) e Neme (2005a). A inter-relação de variáveis orgânicas e psicossociais na gênese do câncer e de muitas outras doenças tem sido objeto de estudos da psicoimunologia, que se solidifica como novo campo científico, fundamentado em resultados de pesquisas psicofisiológicas e nas contribuições das pesquisas na área do estresse (Borbjerg, 1990; Herbert, 1993; Lipp, 2003; Vasconcellos, 2000; Neme, Soliva e Ribeiro, 2003).

Compreende-se o estresse como um conjunto de reações psicofisiológicas complexas diante de fatos que ameaçam a homeostase – tanto em situações negativas de intenso sofrimento como nas de grande estimulação – e provocam um processo de adaptação caracterizado, entre outras alterações, pelo aumento de secreção de adrenalina. Em 1936, Hans Selye (citado por Margis *et al.*, 2006), fisiologista canadense, introduziu o termo "*stress*" na área da saúde para designar a reação geral e inespecífica do organismo a um estressante ou a uma situação estressante. Posteriormente, o termo passou a ser usado tanto para designar essa reação do organismo como a situação que desencadeia os seus efeitos (Margis *et al.*, 2006).

Os fatores estressores têm sido foco de estudo nas últimas décadas diante das consequências físicas e psíquicas sofridas pelo indivíduo ao longo da vida. Em 1967, Holmes e Rahe (citados por Margis *et al.*, 2006) foram pioneiros ao estudar acontecimentos diários menores e situações de tensão crônica de estresse. Os fatos de vida considerados estressores dependentes ocorrem com a participação do indivíduo e estão relacionados com a maneira como ele lida com as relações interpessoais e com o meio, gerando situações desfavoráveis para si próprio. Os estressores independentes fogem ao controle do indivíduo e são inevitáveis, como a morte de um membro da família (Margis *et al.*, 2006).

Atribui-se ao estresse crônico grande parte das doenças da atualidade, uma vez que ele é relativamente intenso e persistente, tal como ocorre em um relacionamento conjugal perturbado (com conflitos, agressões verbais e/ou físicas ao longo de anos), gerando efeitos psicopatológicos (Lipp, 2003; Neme, 1999). Esse fenômeno tem sido bastante estudado no campo da psico-oncologia, com resultados que indicam relação entre o estresse, o modo individual de enfrentamento e a doença oncológica (Neme, Soliva e Ribeiro, 2003; Neme, 2005a). Para autores como Lazarus e Folkman (1986), Neme, Soliva e Ribeiro (2003) e Neme (1999), a avaliação cognitivo-afetiva do fator estressante, bem como o estilo individual para lidar com situações de vida, relaciona-se com a maior ou menor possibilidade de desenvolver as chamadas doenças da adaptação. A exposição a situações de estresse é inevitável a todo organismo vivo, inclusive o ser humano. Entretanto, o homem é capaz de autoinduzir o estresse. Diferentes pessoas interpretam e enfrentam de forma diversa com fatores de estresse idênticos ou semelhantes no decorrer de sua história de vida, prolongando ou não sua exposição a esses fatores. Consequentemente, mantêm ou não profundas alterações psicofisiológicas desencadeadas, as quais incluem a imunodepressão (Lipp, 2003; Neme, 2005b).

Segundo o médico alemão Hamer (2005), todo câncer se inicia a partir de um conflito psicológico grave, com a intensidade do trauma e o tipo de emoção experimentada influenciando a ativação de determinada condição genética capaz de alterar uma área específica do cérebro e o órgão correspondente. Em suas pesquisas, Hamer buscou investigar as emoções e o estresse relacionados com a gênese do câncer, propondo uma nova concepção do funcionamento do cérebro, especificamente sobre a relação psique-cérebro-corpo, enfatizando também a importância de considerar cuidadosamente os fatores genéticos nas enfermidades.

ESTRESSE FEMININO E ADOECIMENTO

Ao estudar a história de vida e a história prévia de fatores de estresse em mulheres com câncer de mama, útero ou ovários, comparativamente com mulheres sem câncer ou outras doenças graves, Neme, Soliva e Ribeiro (2003) e Neme (2005a) constataram o predomínio de situações de estresse relatadas na área das relações familiares, bem como a existência de diferenças significativas entre ambos os grupos quanto ao grau de importância atribuído aos fatos estressantes vividos, não encontrando diferenças relevantes quanto ao número ou natureza dos eventos relatados.

O estudo de Moreira (1994), realizado com trinta pacientes com carcinoma mamário, concluiu que todas as mulheres apresentaram pelo menos um fator estressante emocional associado à origem da doença, concluindo que estados afetivos e fatores psicossociais estão relacionados com o aparecimento do câncer, dada sua influência no sistema imunológico.

O sistema imune é composto por diferentes tipos de célula: linfócitos T: auxiliares (CD4+) ou supressores (CD8+); linfócitos B e células NK – citotóxicas naturais ou *natural killers* (NK, na sigla em inglês). Essas células são especializadas no reconhecimento e no combate de antígenos (células anômalas e elementos estranhos àquele organismo), com a finalidade de defender e preservar o equilíbrio relacional do organismo (Vasconcellos, 2000; Neme, 1999).

A revisão de um conjunto de trabalhos referentes aos efeitos do estresse no sistema imunológico permitiu verificar a existência de relações entre o estresse e o sistema imunológico em seres humanos, demonstrando a ocorrência de alterações funcionais nas células NK, além de alterações numéricas nos demais linfócitos: diminuição dos linfócitos B e T auxiliares e supressores, diminuição da imunoglobulina M (IgM) no plasma e da imunoglobulina A (IgA) na saliva, apesar do aumento dos glóbulos brancos. Foram também estudados os tipos de estressante, constatando-se que as alterações imunológicas eram maiores quando o agente de estresse era mais objetivo, verificando-se que o estresse agudo aumenta o número de linfócitos T e linfócitos citotóxicos, enquanto o estresse crônico gera uma diminuição dessas células (Lipowski, 1984; Mello Filho *et al.*, 1992; Herbert e Cohen, 1993).

Pesquisas realizadas por Neme (1999, 2005a) e por Neme, Soliva e Ribeiro (2003) indicaram as relações familiares como a principal área de estresse, tanto em termos quantitativos quanto em relevância de fontes. Para esses pesquisadores, as circunstâncias de estresse na área familiar costumam ser mais duradouras, menos controláveis e mais frequentemente geradoras de novas fontes estressoras. Na área das relações familiares, Neme (1999, 2005a) encontrou problemas e dificuldades conjugais como separações, divórcios, violência, alcoolismo ou drogadição do cônjuge – além de perdas por mortes de cônjuges e filhos – como fontes mais significativas de estresse relatadas por pacientes com diferentes tipos de câncer e por mulheres com câncer de mama, útero e/ou ovários. Comparando, em pesquisas *ex post facto*, a história de fatos de estresse entre mulheres com câncer de mama, útero e/ou ovários e mulheres sem câncer ou outras doenças, Neme, Soliva e Ribeiro (2003) e Neme (2005a) encontraram diferenças estatísticas expressivas entre fatos de estresse na área familiar e nas áreas de saúde e das relações sociais em ambos os grupos, bem como avaliação de maior relevância pessoal atribuída pelo grupo de mulheres com câncer aos fatos de estresse de sua história do que pelo grupo de controle.

Constata-se, assim, que resultados obtidos em estudos no campo da saúde, analisados à luz das contribuições da psicofisiologia e da psicoimunologia, têm conseguido unir esforços multidisciplinares de profissionais e cientistas na tentativa de compreender as complexas variáveis presentes na gênese do câncer e de outras doenças graves.

A FAMÍLIA COMO SISTEMA E A CONJUGALIDADE

A teoria sistêmica contribuiu com importante modelo teórico para que a família seja compreendida como um sistema vivo complexo. Esse novo paradigma revolucionou as ciências exatas e biológicas e influenciou significativamente as ciências sociais no século XX, ao superar o modelo de causalidade linear no estudo de fenômenos complexos, configurados por interdependência e concomitância de diferentes variáveis, como ocorre nas relações familiares (Minuchin, 1982).

Segundo a teoria sistêmica, a família é um sistema complexo que funciona de acordo com alguns princípios sistêmicos básicos:

o sistema é um todo organizado; os padrões são circulares e não lineares, isto é, há influência mútua e bidirecionalidade entre os seus membros; os sistemas vivos são abertos (estabelecem trocas com o ambiente externo que provocam transformações no sistema); possuem elementos homeostáticos e mecanismos de reequilibração que mantêm a estabilidade de seus padrões; e são sistemas complexos compostos por subsistemas interdependentes. Assim, a família é considerada um todo no qual seus membros possuem uma estrutura, uma dinâmica e uma função na busca do equilíbrio homeostático do grupo familiar, regulados pelo princípio da retroalimentação (Nichols e Schuwartz, 1998; Cerveny, 2000; Dessen e Braz, 2005).

A formação do casal é vista como o início do ciclo vital da família nuclear. A partir dessa união, desenvolve-se o sentimento de pertença a um novo grupo, gerando autonomia e identidade próprias, sem que ambos se desvinculem completamente de seus antigos grupos de pertença (Andolfi *et al.*, 1989; Cerveny, 2000). Os sistemas de crenças e expectativas individuais culturalmente adquiridos, relacionados com o casamento, levam a idealizações românticas geradoras de anseios e novas expectativas, entendidas como concretização e prova de amor. Dessa forma, a união conjugal muitas vezes é concretizada na busca de um ideal pautado por crenças e expectativas individuais que, com a convivência a dois, podem causar frustrações e/ou decepções (Anton, 2002).

Na sociedade ocidental, considera-se importante que o casal se una por vontade própria. Pressões representadas por gravidez inesperada, necessidades financeiras, medo da solidão ou influência dos pais ou do grupo social poderão gerar problemas ao novo casal, que tem a tarefa de dar continuidade à construção de laços familiares, de acordo com suas famílias de origem. A repetição de modelos parentais conflituosos pode tornar-se um círculo vicioso intergeracional, originando patologias nas relações da família e no grupo familiar (Andolfi *et al.*, 1989; Anton, 2002).

A história de vida de ambos os cônjuges, especialmente a história de formação e transformação de vínculos afetivos desde a primeira infância, além dos modos individuais de enfrentamento de eventos estressores, determinará, em grande parte, os rumos do vínculo conjugal.

As relações conjugais e familiares representam áreas significativas na trajetória de todas as pessoas que viveram e vivem em um grupo familiar ou que têm ou tiveram a experiência de uma vida conjugal. Pesquisas indicam que as relações familiares e conjugais são fontes expressivas de estresse, bem como sugerem a necessidade de compreender em profundidade as possíveis associações entre fatores afetivo-emocionais de estresse ligados às relações familiares e conjugais e a saúde dos indivíduos envolvidos. Tendo em vista o papel da mulher nas relações conjugais e familiares e o papel do câncer de mama nos índices mundiais de mortalidade feminina, considera-se importante entender possíveis associações entre conjugalidade e adoecimento por câncer em mulheres.

CONJUGALIDADE: MULHERES COM E SEM CÂNCER DE MAMA

Buscando verificar possíveis relações entre aspectos da conjugalidade e a condição de mulheres com e sem câncer de mama ou outras doenças graves, realizamos um estudo transversal, por meio da aplicação individual de questionários semiestruturados, com uma casuística de oitenta mulheres. O Grupo A (GA) foi composto por quarenta mulheres com diagnóstico de cânceres de mama classificados nos estadios I, II e III (UICC, 2002), em diferentes fases de tratamento ambulatorial no setor de oncologia de um hospital geral ou em um ambulatório de ginecologia e obstetrícia de um hospital universitário ou, ainda, em tratamento em uma clínica oncológica privada, situados em duas cidades do estado de São Paulo. O Grupo B (GB) foi composto por quarenta mulheres sem câncer e sem registro de outras patologias graves conhecidas. Em ambos os grupos, as mulheres tinham entre 45 e 65 anos e mantinham ou já haviam mantido relacionamento conjugal. A seleção das participantes com carcinoma mamário foi realizada por meio de consulta aos prontuários médicos, considerando idade, escolaridade e estado civil. Foram excluídas pacientes no estadio IV (UICC, 2002), por apresentarem quadro metastático grave, que dificultava sua participação. Os dados das mulheres sem diagnóstico de câncer foram fornecidos por seus médicos. Os questionários foram preparados especificamente para os dois grupos, com perguntas abertas e de múltipla escolha. Apenas três questões foram específicas sobre o histórico da doença e fatores de risco, as quais foram aplicadas somente ao Grupo A. As demais questões foram iguais para ambos os grupos. Os questionários foram elaborados com base em estudo piloto e apresentaram: dados demográficos (idade, escolaridade, ocupação, religião e estado civil); dados psicossociais, para investigar a existência ou não de medidas preventivas contra o câncer de mama nos dois grupos, além de coletar informações sobre o histórico da doença e sobre os fatores de risco no Grupo A. Os aspectos afetivos da relação conjugal foram pesquisados nos dois grupos com a finalidade de investigar: os motivos e as expectativas existentes antes da união conjugal; a concretização ou não dessas expectativas; aspectos relacionais da convivência conjugal; o relato sobre a maneira como cada participante lidava com as crises conjugais e os sentimentos presentes na relação. Os dados obtidos foram quantificados após categorização das respostas às questões abertas. A análise estatística dos resultados quantitativos foi realizada segundo Zar (1999), por meio do Teste do Qui-quadrado (Testes de $\times^2$) e do Teste t de Student, considerando o nível de significância de 5%.

Os resultados encontrados não indicaram diferenças estatísticas significativas quanto aos dados sociodemográficos das participantes dos dois grupos. A maioria das mulheres era casada, católica, com ocupação profissional e nível fundamental de escolaridade incompleto (para o grupo de mulheres com diagnóstico de câncer de mama – GA), e nível superior completo (para as mulheres sem diagnóstico de câncer – GB).

Nos resultados referentes aos dados psicossociais de GA e GB quanto à prevenção do câncer de mama, às consultas ginecológicas preventivas anuais e aos motivos alegados para não realizá-las, não foram encontradas diferenças estatísticas significativas entre os grupos. Com respeito ao autoexame de mama, ocorreu importante diferença estatística entre os grupos (p = 0, 115); 86% das mulheres com câncer de mama relataram realizar regularmente o autoexame antes do diagnóstico da doença, enquanto 70% das mulheres sem câncer referiram não ter essa prática. Não foi constatada diferença estatística expressiva entre os grupos quanto aos motivos alegados para a não realização do autoexame de mama. Esses resultados são importantes para a área da saúde, na medida em que possibilitam reflexões que podem contribuir para incrementar programas de prevenção do câncer, como apontam Gimenes (1997), Gomes (2000) e Ruiz Flores (2001).

Embora a maioria das mulheres pesquisadas apresentasse baixa escolaridade, relataram realizar o autoexame de mama, influenciadas pelas propagandas de televisão, o que sugere que as campanhas preventivas têm sido relativamente eficazes, apesar da insuficiência do autoexame para um diagnóstico preciso do câncer de mama. Entre as mulheres pesquisadas, a maioria significativa (60%) afirmou não ter descoberto o câncer de mama em exames médicos de rotina, mas por meio do autoexame, por outras consultas médicas, por dor ou sensações percebidas nas mamas (encontrando-se p = 0,05).

Os resultados obtidos quanto ao diagnóstico da doença vão ao encontro dos de Neme (1999, 2005a) e Neme, Soliva e Ribeiro (2003), suscitando reflexões sobre os motivos pelos quais os exames de rotina não são adequadamente realizados ou são insuficientes para detectar o câncer de mama precocemente. Indicam também aparente insuficiência dos sistemas públicos de saúde, frequentemente carentes de recursos materiais, coleta de exames e número adequado de profissionais para suprir as necessidades da população na área da prevenção do câncer. Exames específicos como a mamografia não são acessíveis às camadas menos favorecidas da população, conforme referido por Neme (1999, 2005b). Como no estudo a maioria das mulheres com câncer tinha baixos níveis de escolaridade, provavelmente elas tinham pouco acesso à informação e aos serviços médicos e preventivos mais eficientes e ágeis.

Quanto aos fatores de risco relacionados com o diagnóstico do câncer de mama, investigados somente no GA, constatou-se que o uso de pílulas anticoncepcionais por anos consecutivos, o excesso de peso, a alimentação rica em gordura e o sedentarismo em 33% dos casos. Em seguida, apareceram: câncer de mama na família; primeira menstruação antes dos 12 anos; ter o primeiro filho após os 30 anos e nunca ter amamentado, em 17% da amostra. Os fatores de risco investigados fazem parte de um conjunto encontrado na literatura e apontados por Gimenes (1997), Borbjerg (1990) e Inca (2007) e ainda são objeto de estudos científicos, levando-se em conta a complexidade envolvida na identificação da etiologia no câncer de mama e na doença oncológica em geral. Tratando-se do câncer ou de qualquer outra enfermidade grave, não se pode desconsiderar a participação de nenhum dos fatores de risco possivelmente envolvidos, uma vez que a saúde humana é resultante da complexa interação dinâmica entre corpo, mente e ambiente externo – que transcende toda a explicação unilateral, conforme apontado por Pinnot (1991), Gimenes (1997) e Hamer (2005).

No tocante à vivência das mulheres com câncer no período anterior ao aparecimento da doença, 85% das participantes relataram ter passado por problemas e dificuldades, qualificadas como crises emocionais, apontando similaridade com os resultados obtidos por Neme (2005b) quanto à relevância do estresse emocional.

Com respeito aos motivos alegados para as crises emocionais prévias à doença, das 40 mulheres do GA pesquisadas, 32 apontaram os seguintes: conflitos no sistema familiar (oito pacientes citaram conflitos na relação conjugal; três, a traição conjugal e três, o alcoolismo do marido), além de morte de um membro familiar (seis pacientes); problemas de relacionamento familiar (três pacientes); "meus pais deram meu filho" (uma paciente); alcoolismo da filha (uma paciente); paternidade indesejada do filho (duas pacientes); doença do filho (três pacientes); "sofrimento da sobrinha que criei" (uma paciente); "separação conjugal dos meus filhos" (uma paciente).

Entre os motivos alegados, catorze mulheres apontaram a conjugalidade como responsável pela crise emocional que vivenciaram, o que indica a necessidade de ampliar o conhecimento dessa e de outras variáveis psicossociais presentes na história de vida prévia ao aparecimento da doença e também as presentes durante o tratamento da pessoa com câncer, como apontado por Moreira (1994), Neme (1999), Neme, Soliva e Ribeiro (2003), Lipp (2003) e Neme (2005b).

Sabe-se da importância da relação conjugal na configuração e na dinâmica da família, incluindo a educação dos filhos, e da significativa participação da mulher nessa configuração. O conhecimento aprofundado dos fatores estressantes mais comumente encontrados na relação conjugal, de como são enfrentados pelo casal e, particularmente, pela mulher é, portanto, essencial quando se pensa nas políticas de saúde da família, da mulher e da prevenção do câncer. Avanços científicos nessa área são indubitavelmente relevantes, por suas implicações psicossociais e psicoeducativas.

Nesse sentido, foram também avaliados os aspectos afetivos da relação conjugal para os dois grupos estudados. Quanto aos motivos que contribuíram para a realização de sua união conjugal, apenas entre as participantes do GA apareceram fatores como a necessidade financeira e o medo da solidão, encontrando-se escore significativo para a resposta "necessidade financeira" (p = 0,04), na comparação dos resultados entre ambos os grupos.

Considerando a família como um sistema de relações em que o todo e as partes influenciam e são influenciados pelos subsistemas, especialmente pelo subsistema conjugal, Andolfi *et al.* (1989) e Anton (2002) apontam para a importância do equilíbrio funcional familiar. Iniciar uma vida conjugal por necessidade financeira ou por medo da solidão pode intensificar as dificuldades esperadas na fase de adaptação do casal. A expectativa depositada no parceiro, de que supra suas necessidades individuais, pode resultar em dependência e consequentes frustrações e/ou decepções. A homeostase familiar pode sofrer desequilíbrio e os circuitos de retroalimentação tendem a se tornar rígidos, gerando fontes de estresse para os membros familiares, especialmente para aqueles que veem suas expectativas frustradas.

Referindo-se aos motivos que contribuíram para a realização de sua união conjugal, 90% das mulheres participantes sem câncer e 70% das mulheres com câncer indicaram o amor como um dos fatores, obtendo-se diferença estatística expressiva entre os grupos (p = 0,025) quanto ao amor como um dos fatores fundamentais para a concretização da união conjugal. Embora não tenham sido constatadas diferenças estatisticamente significativas entre os dois grupos quanto aos demais motivos que contribuíram para a união conjugal, verificou-se que a realização pessoal, a expectativa familiar, a expectativa social e a gravidez indesejada foram fatores mais apontados pelas mulheres com câncer do que pelas mulheres sadias.

Quando as mulheres do GA e do GB foram questionadas sobre o que esperavam da convivência a dois, não foi constatada diferença estatística significativa entre as respostas de ambos os grupos. Nos dois grupos de mulheres, 47,50% (38/80) relataram que o amor, o respeito, o carinho e o companheirismo faziam parte de suas expectativas; 25% (20/80) disseram contar com o amor, a paz, a compreensão e a harmonia; 12,5% (10/80) relataram que o diálogo, a compreensão, o respeito e o carinho faziam parte de suas expectativas. Apesar de não ter sido constatada diferença estatística importante, cabe ressaltar que a maioria das mulheres da amostra, tanto para GA quanto para GB, esperava encontrar o amor, o respeito, o carinho e a compreensão na convivência a dois. Esses aspectos positivos compõem a idealização de um par romântico, fruto de expectativas culturais, sociais e individuais, conforme destaca Anton (2002).

Ao investigar se essas expectativas prévias à união conjugal, tanto para GA quanto para GB, foram atendidas, constatamos que as expectativas foram consideradas realizadas para cerca de 50% das mulheres pesquisadas (35/80). A totalidade da amostra de mulheres do GA (100%) avaliou que suas expectativas prévias à união conjugal foram atendidas, embora algumas das participantes tenham apontado algum tipo de restrição: "mas não pude ter filhos" (1/40), "mas a bebida e o cigarro são incômodos" (1/40) e "mas o alcoolismo e a traição dele foram ruins" (1/40). Entre as mulheres dos grupos GA e GB, 11/80 responderam que suas expectativas foram parcialmente atingidas (13,75%), justificando suas respostas: "problemas sempre existem", "por causa da traição dele", "por causa do alcoolismo e das brigas". Cerca de 40% das mulheres de ambos os grupos (33,7%) responderam que suas expectativas prévias à união conjugal não foram concretizadas, alegando: "ele me traiu" (3/80); "nervosismo, agressividade e brigas" (2/80); "falta de diálogo, carinho, atenção e paciência" (10/80); "ele bebia, me traía e era nervoso" (2/40); "falta de dinheiro e ele ficou doente" (1/40); "nervoso, ciúmes e possessividade dele" (2/40); "fui o arrimo da casa, trabalhei muito e tive só um filho" (1/40); "incompatibilidade de gênios" (3/40); "parei de trabalhar e virei dona de casa" (2/40) e "ele começou a beber e morreu de cirrose" (1/40).

Estudos realizados por Neme, Soliva e Ribeiro (2003) e Neme (1999, 2005b) apontaram os conflitos familiares como um dos maiores responsáveis pelo estresse entre as mulheres que pesquisaram, indicando que a área das relações familiares apresenta dificuldades de difícil controle e de maior duração ao longo do tempo, incrementando os efeitos do estresse e potencializando suas consequências negativas na saúde. Embora os efeitos patogênicos do estresse também dependam dos modos individuais de enfrentamento, o desequilíbrio da homeostase familiar sofre influências de situações intrassistêmicas e intersistêmicas, configurando-o como situação de maior complexidade, conforme destacam Andolfi *et al.* (1989) e Cerveny (2000).

Os resultados obtidos quanto à classificação da convivência conjugal como "excelente", "boa", "satisfatória", "regular", "ruim" ou "péssima", solicitada às participantes de GA e GB, não indicaram diferenças estatísticas significativas. Entre as mulheres pesquisadas, 27,5% (22/80) consideraram a relação conjugal boa e, na mesma proporção, regular. As demais mulheres consideraram a relação conjugal excelente em 21,25% (17/80), satisfatória em 13,75% (11/80), ruim em 7,5% (6/80) e péssima em 2,50% (2/80). De acordo com a literatura, a convivência conjugal-familiar exige diferentes tipos e níveis de adaptação nas diversas fases do ciclo vital, nas quais ocorrem crises e conflitos que tendem a frustrar a idealização romântica da maioria das mulheres (Anton, 2002; Cerveny, 2000).

Sobre a frequência do diálogo na interação conjugal, não ocorreu diferença estatística significativa entre as mulheres de ambos os grupos. A ocorrência do diálogo foi indicada como frequente para 42,19% (27/80) das participantes, ocasional para 32,81% (21/80) e ausente para 25% (16/80). Os resultados obtidos quanto aos assuntos apontados pelas mulheres dos dois grupos como os mais comuns nas conversas do casal indicaram diferenças importantes entre GA e GB, com relação ao assunto "temas sociais" ($p = 0,014$). As mulheres com câncer da amostra alegaram conversar com seus parceiros sobre temas sociais gerais ou impessoais mais do que as mulheres sem câncer, as quais referiram priorizar assuntos menos gerais e/ou mais pessoais. A possibilidade de realizar trocas pessoais como parte da dimensão do companheirismo na relação de um casal pode diminuir as chances da chamada "solidão a dois"; consequentemente, diminui o potencial estressogênico dos inevitáveis conflitos pelos quais o casal pode passar e as chances de doenças ligadas ao estresse, visto que estas aumentam em indivíduos solitários (Neme, 1999).

Do mesmo modo, constatou-se diferença estatística significativa nas respostas obtidas entre os grupos pesquisados quanto ao modo de enfrentar as crises conjugais. As respostas das mulheres com câncer indicaram predomínio do "sofrer calada" ($p = 0,023$), enquanto as respostas das mulheres sem câncer indicaram maior utilização do diálogo no enfrentamento das crises conjugais ($p = 0,013$). Esses resultados são concordantes com os encontrados na literatura sobre estresse, enfrentamento e adoecimento em psico--oncologia, conforme estudado por Mello Filho (1992), Moreira

(1994), Neme (1999, 2005a), Vasconcellos (2000) e Neme, Soliva e Ribeiro (2003), apontando maior frequência de mágoas, ressentimentos e conflitos não resolvidos entre indivíduos doentes do que entre não doentes. As mulheres doentes da amostra indicaram lidar com as crises conjugais de forma menos direta e efetiva, possivelmente "engolindo" seus sentimentos (sofrendo caladas) e, consequentemente, não resolvendo seus conflitos, intensificando-os em novas crises. Estudos sobre relações entre estresse e câncer sugerem que a associação de estados emocionais no estresse, os modos individuais de enfrentamento, os aspectos de personalidade e as condições socioeducativas constituem um todo biopsicossocial, possivelmente relacionado com a carcinogênese (Moreira, 1994; Neme, 1999). Os aspectos psicossociais encontrados comporiam o conjunto de fatores de risco para o câncer, entre os demais já relativamente conhecidos, como os constitucionais, os genéticos, os imunológicos e os endócrinos (Gimenes, 2000; Dessen e Braz, 2005; Neme, 2005a).

Os resultados obtidos quanto aos sentimentos presentes na relação conjugal indicaram escores significativos para as mulheres com câncer de mama, comparativamente às mulheres sadias, constatados em maior grau para o GA do que para o GB, referentes à existência de: mágoas (p = 0,001), ressentimentos (p = 0,001), sentimentos de abandono (p = 0,003), medos (p = 0,007) e culpas (p = 0,077). Sentimentos identificados como: ódio (p = 0,003), rancor (p = 0,001) e desejo de vingança (p = 0,021) só foram apontados pelo grupo de mulheres com diagnóstico de câncer. Os conflitos afetivo-conjugais foram relatados pelas mulheres de ambos os grupos participantes. Entretanto, os sentimentos apontados pelas mulheres com câncer foram mais negativos, intensos e duradouros que os relatados pelas demais mulheres. As mulheres doentes que participaram do estudo revelaram maior dificuldade de lidar com os conflitos e de resolver as crises conjugais, prolongando, dessa forma, as consequências psicoimunológicas das situações de estresse, que, segundo pesquisas e apontamentos de Mello Filho *et al.*

(1992), Lipp (2003), Neme, Soliva e Ribeiro (2003) e Neme (2005a), devem ser consideradas fatores relevantes na gênese do câncer e de outras doenças graves.

CONSIDERAÇÕES FINAIS

Os resultados obtidos mostraram avaliações e sentimentos mais negativos entre as mulheres com câncer, comparativamente com as sem câncer quanto à conjugalidade, com persistência de afetos como rancores, ódio e mágoas e maior dificuldade para superar os conflitos familiares e conjugais, de modo similar ao encontrado na literatura da área. Esses resultados devem contribuir e incentivar novos estudos que busquem identificar outros fatores afetivo-emocionais presentes no contexto conjugal e familiar e suas possíveis relações de influência com o adoecimento oncológico na população feminina. Essa população tem sido sobrecarregada por acúmulo de papéis e funções na família e na sociedade, tornando-se cada vez mais vulnerável aos efeitos patogênicos do estresse crônico, os quais, aliados a aspectos individuais de personalidade e eventos da vida, constituem fortes mecanismos de risco para o adoecimento. Os resultados obtidos neste estudo e em outras pesquisas podem subsidiar a elaboração de programas preventivos que envolvam mulheres, casais e famílias, com a finalidade de clarificar expectativas, anseios, sonhos e realizações de vida, bem como auxiliá-los a encontrar maneiras mais adaptativas de lidar com os conflitos emocionais ao longo da vida conjugal e familiar, diminuindo o impacto dos fatores psicossociais de risco para o adoecimento, incluindo a doença oncológica, responsável ainda por tantas mortes entre a população feminina.

REFERÊNCIAS

ANDOLFI, M. *et al. Por trás da máscara familiar*. Porto Alegre: Artes Médicas. 1989.

ANTON, I. C. "Homem e mulher: seus vínculos secretos. Entre o passado e a história". In: *Homem e mulher: seus vínculos secretos*. Porto Alegre: Artmed, 2002. p. 21-53.

BORBJERG. O. "Psychoneuroimmunology and cancer". In: HOLLAND, J. C.; ROWLAND, J. H. (orgs.). *Handbook of psychooncology: psychological care of the patient with cancer*. Nova York: Oxford University, 1990, p. 727-36.

CASTRO, M. G.; ANDRADE, T. M. R.; MULLER, M. C. "Conceito mente e corpo através da história". *Psicologia em Estudo*, v. 11, n. 1, p. 39-43, jan./abr. 2006.

CERVENY, C. M. O. "Família e sistema". In: *A família como modelo: desconstruindo a patologia*. Campinas: Livro Pleno, 2000, p. 19-34.

CZERESNIA, D. "Interfaces do corpo: integração da alteridade no conceito doença". *Revista Brasileira de Epidemiologia*, v. 10, n. 1, mar. 2007, p. 19-29.

DESSEN, M. A.; BRAZ, M. P. "A família e suas inter-relações com o desenvolvimento humano". In: DESSEN, M. A.; JUNIOR, A. L. C. (orgs.). *A ciência do desenvolvimento humano. Tendências atuais e perspectivas futuras*. Porto Alegre: Artmed, 2005, p. 113-31.

GIMENES, M. G. G. *A mulher e o câncer*. Campinas: Editorial Psy, 1997.

GIMENES, M. G. G.; CARVALHO, M. M. J.; CARVALHO, V. A. "Um pouco da história da psico-oncologia no Brasil". In: ANGERAMI, V. A. (org.). *Psicologia da saúde*. São Paulo: Pioneira, 2000, p. 47-71.

GOMES, J. O. *Distribuição espacial da mortalidade por câncer de mama feminino no Estado de São Paulo*. 2000. Tese (doutorado em Saúde Pública) – Universidade de São Paulo, São Paulo (SP).

HAMER, R. G. *Breve introduzione alla nuova medicina germanica*. Alhaurin: Ediciones de la Nuova Medicina, 2005.

HERBERT, T. B.; COHEN S. "Stress and immunity in human: a meta-analytic review". *Psychosomatic Medicine* v. 55, 1993, p. 364-79.

INSTITUTO NACIONAL DO CÂNCER (INCA). *Estimativas 2008: incidência de câncer no Brasil*. Rio de Janeiro: Inca, 2007.

JEAMMET, P.; REYNALD, M.; CONOL, I. S. *Manual de psicologia médica*. São Paulo: Masson, 1989.

LAZARUS, R. S.; FOLKMAN, S. *Estrés y procesos cognitivos*. Barcelona: Roca, 1986.

LIPOWSKI, M. D. "What does the word psychosomatic really mean? A historical and semantic inquiry". *Psychosomatic Medicine*, v. 46, n. 2, 1984, p. 153-71.

LIPP, M. E. N. *Mecanismos neuropsicofisiológicos do stress: teoria e aplicações clínicas*. São Paulo: Casa do Psicólogo, 2003.

MANUAL DIAGNÓSTICO E ESTATÍSTICO DE TRANSTORNOS MENTAIS (DSM-IV). Porto Alegre: Artes Médicas, 2002.

MARGIS, R. *et al.* "Relação entre estressores, estresse e ansiedade". *Revista de Psiquiatria do Rio Grande do Sul*, v. 24, s.1, abr. 2006.

MELLO FILHO, J. *et al. Psicossomática hoje.* Porto Alegre: Artes Médicas, 1992.

MINUCHIN, S. *Famílias: funcionamento e tratamento.* Porto Alegre: Artes Médicas, 1982.

MOREIRA, M. S. "Psicologia e câncer". *Jornal Brasileiro de Medicina*, v. 66, n. 1-2, 1994, p. 149-56.

NEME, C. M. B. *Enfrentamento do câncer: ganhos terapêuticos com psicoterapia num serviço de psiconcologia em hospital geral.* 1999. Tese (doutorado em Psicologia) – Departamento de Psicologia da Pontifícia Universidade Católica, São Paulo (SP).

_____. *Stress, enfrentamento e resiliência na história de mulheres com e sem câncer.* 2005a. Tese (pós-doutorado em Psicologia) – Laboratório de Estudos Psicofisiológicos do Stress da Pontifícia Universidade Católica de Campinas (SP).

_____. "Ganhos terapêuticos com psicoterapia breve em serviço de psico-oncologia hospitalar". In: SIMON C. P.; MELO-SILVA, L. L.; SANTOS, M. A. *et al. Formação em psicologia: desafios da diversidade na pesquisa e na prática.* São Paulo: Vetor, 2005b, p. 39-68.

NEME. C. M. B.; SOLIVA, S. N.; RIBEIRO, E. J. "História prévia de eventos de estresse e câncer de mama, útero e ovários". In: NEME, C. M. B.; RODRIGUES, O. M. P. R. (orgs.). *Psicologia da saúde.* São Carlos: Rima, 2003, p. 95-124.

NICHOLS, M. P.; SCHWARTZ, R. C. "Terapia familiar. Conceitos e métodos". In: *O contexto histórico da terapia familiar.* Porto Alegre: Artmed, 1998, p. 15-74.

PINNOT, J. A. *Compêndio de mastologia.* São Paulo: Manole, 1991.

RUIZ FLORES, P. *et al.* "Genética del cáncer de mama. BRCA Y BRCA: los principales genes del predisposición a la enfermedad"/"Breast cancer genetics BRCa1 and BRCA2: the main susceptibility genes". *Revista Investigacíon Clínica*, v. 53, n. 1, 2001, p. 46-64.

SOBIN, L. H.; WITTEKIND, C. *TNM Classification of malignant tumours.* 6. ed. Nova York: Wiley-Liss, 2002.

VASCONCELLOS, E.G. *Psiconeuroimunologia: uma história para o futuro.* São Paulo: Pioneira, 2000.

ZAR, J. H. *Biostatistical analysis.* 4. ed. Nova Jersey: Prentice Hall, 1999.

PARTE III

O ADOECIMENTO E A MORTE COMO POSSIBILIDADE: VIVÊNCIAS DE FAMILIARES E DE PROFISSIONAIS DE SAÚDE

[...] Torna-me humano, ó noite, torna-me fraterno e solícito. Só humanitariamente é que se pode viver [...]

Fernando Pessoa (Ricardo Reis)

6. CÂNCER INFANTIL: OS SIGNIFICADOS DA DOENÇA PARA A FAMÍLIA[1]

Carolina Brito de Azevedo Amaral
Carmen Maria Bueno Neme

O CÂNCER INFANTIL

Embora o câncer seja considerado uma doença rara em crianças, ele corresponde a um significativo índice de mortalidade infantil, caracterizando-se como um problema de saúde pública no Brasil (Pedrosa *et al.*, 2005; Inca, 2007).

O câncer infantil tem vários aspectos (Valle, 1988, p. 4): os relacionados com a doença propriamente dita, que englobam, por exemplo, a etiologia, o diagnóstico, os tratamentos, os tipos de câncer; os que dizem respeito à criança afetada, no que tange aos aspectos psicológicos; os ligados à família da criança e ao seu círculo social de apoio; e os que incluem os profissionais que cuidam da criança doente.

Na infância, as neoplasias mais frequentes são leucemias, tumores do sistema nervoso central e linfomas. Oitenta e cinco por cento das leucemias em crianças são do tipo linfoide aguda (LLA), 10%, linfoide não aguda (LNLA) e 5%, mieloide crônica (LMC). Também ocorrem em crianças o neuroblastoma (tumor de gân-

---

1 Estudo realizado com bolsa da Fundação de Amparo a Pesquisa do Estado de São Paulo (Fapesp).

glios simpáticos), o tumor de Wilms (tumor renal), o retinoblastoma (tumor da retina do olho), o tumor germinativo (tumor das células que darão origem às gônadas), o osteossarcoma (tumor ósseo) e os sarcomas (tumores de partes moles) (Inca, 2006, 2007; Abrale, 2007).

O câncer infantil geralmente afeta as células do sistema sanguíneo e os tecidos de sustentação, enquanto no adulto atinge mais frequentemente as células do epitélio, que recobrem os diferentes órgãos (câncer de mama, câncer de pulmão etc.). As doenças malignas da infância, por serem predominantemente de natureza embrionária, são constituídas de células indiferenciadas e em constante renovação, reagindo melhor aos tratamentos atualmente existentes do que as doenças malignas do adulto (Inca, 2006, 2007). Os tratamentos mais comuns apontados pela literatura são as intervenções cirúrgicas, a quimioterapia e a radioterapia. Atualmente, a imunoterapia também é considerada uma alternativa no tratamento do câncer (Yamagushi 1994; Inca, 2006; Neto e Scaldaferri, 2005).

No adulto, o surgimento do câncer pode estar associado claramente a fatores ambientais, por exemplo: fumo e câncer de pulmão. Nas doenças da criança não se observa claramente essa associação. Por esse motivo, toda ênfase atual é dada ao diagnóstico precoce, destacando-se que a prevenção é um desafio para o futuro (Inca, 2006, 2007). Quanto ao tratamento, o progresso obtido nas últimas quatro décadas foi muito importante, visto que hoje 70% das crianças com câncer podem ser curadas se forem diagnosticadas precocemente e tratadas em centros especializados (Costa Júnior, 2001; Inca, 2006, 2007).

Embora o diagnóstico precoce seja preponderante para a cura, existem algumas dificuldades para realizá-lo, como o fato de a doença ser, muitas vezes, "silenciosa", já que os sinais e os sintomas só aparecem quando o câncer já está em estágio avançado (Valle, 1988). Ou, ainda, por falhas na formação médica, que impedem a detecção precoce da doença (Tucunduva *et al.*, 2004; Neme, 2005a).

De acordo com Lopes, Camargo e Bianchi (2003), até a década de 1970, a grande maioria das crianças portadoras de neoplasias acabava morrendo, embora o objetivo do tratamento na época fosse o de alcançar a cura a qualquer preço. Hoje, com o desenvolvimento de novas terapêuticas e o avanço nas pesquisas médicas, aumentou, de maneira significativa, o número de crianças que sobrevivem a um câncer. (Valle, 1997; Nucci, 2005, Inca, 2006). Segundo Valle e Françoso (1999, p. 15),

atualmente o objetivo do tratamento é maximizar a cura minimizando os efeitos colaterais imediatos e tardios, tendo em vista as altas taxas de sobrevida obtidas. O câncer infantil, considerado muito tempo doença fatal, é considerado nos dias de hoje doença crônica.

Nesse sentido, como destaca o Inca (2007), a cura não deve se basear somente na recuperação biológica, mas também no bem-estar e na qualidade de vida do paciente e de seus familiares. Costa Júnior (2001) ressalta que o câncer, por ser uma doença crônica, com prognósticos geralmente difíceis, alto nível de mortalidade e terapêuticas que exigem muita tolerância, demanda um tratamento que focalize o paciente em suas diferentes necessidades (físicas, psicológicas e sociais).

O TRATAMENTO ONCOLÓGICO: A CRIANÇA, A FAMÍLIA E O HOSPITAL

Ao abordar a questão de uma doença crônica na vida de uma criança, deve-se entender que ela estará em uma situação de tratamento longo e, muitas vezes, passará por processos invasivos e dolorosos. Durante o tratamento, as vivências da criança estarão fortemente relacionadas com a experiência de hospitalização. Mesmo quando o período de internação não é longo, o paciente deve frequentar hospitais para exames, cirurgias, quimioterapia e/ou radioterapia. Valle (1994) destaca que o tratamento em si é muitas vezes doloroso.

De acordo com Gomes e Mitre (2004), Valle (1997), Cunha e Viegas (2004), o ambiente hospitalar pode ser entendido como um fator estressante na vida da criança, que gera angústia, dor e fantasias; choro, rebeldia, agressividade, recusa de alimentos, apatia, entre outras reações. São muitos os fatores que influem no comportamento do paciente oncológico infantil, como: mudanças ambientais, que o obrigam a ficar longe de casa e da escola; separação de amiguinhos e da família; utilização de aparelhos estranhos e complicados; rotinas diferentes e cansativas; comida com aspecto e sabor aos quais não está habituado; horários rígidos e sono interrompido para avaliação de temperatura corporal e outros exames; pessoas e palavras desconhecidas; médicos e enfermeiras que conversam sobre assuntos estranhos perto de seu leito, além de procedimentos invasivos e muitas vezes traumatizantes.

Assim, para proporcionar à criança hospitalizada e/ou em tratamento maior qualidade de vida, destaca-se a importância de propiciar um ambiente mais agradável, no qual paciente, pais e familiares possam permanecer com um mínimo de conforto (Gomes e Mitre, 2004). Para que supere a experiência de estranheza e desconforto de uma hospitalização, a criança precisa dispor de instrumentos de seu domínio e conhecimento. Enfatiza-se a importância da possibilidade de continuação dos estudos, do brincar no hospital com auxílio das brinquedotecas hospitalares, de profissionais preparados e de intervenções que ajudem a criança e seus familiares a estabelecer boas relações com o hospital e com a equipe. Como aponta Valle (1997), durante a trajetória de tratamento, a presença de uma equipe de saúde envolvida afetivamente com o paciente e com conhecimento e habilidades técnico-instrumentais permite a troca de informações e uma atuação profissional mais adequada.

A segurança decorrente de vínculos afetivos familiares não conflituosos representa grande auxílio à criança hospitalizada. Estudiosos como Andolfi (1984), Simonton (1990), Ribeiro (1994), Valle (1994, 1997), Dousset (1999), McGoldrick e Carter (2001),

Tavares e Bonfim (2005) chamam a atenção sobre a relevância da família para o doente, o impacto da doença no equilíbrio familiar e a necessidade de orientação e terapia familiar, em muitos casos. Ao analisar as diferentes concepções dos principais pesquisadores de família, McGoldrick (2001) afirma que o conceito de família varia de acordo com a cultura, observando que ela está inserta em um contexto social, econômico e político. No caso de uma doença grave como o câncer, as relações familiares assumem grande importância, uma vez que todo o grupo familiar sofre com o diagnóstico da doença e com as mudanças e dificuldades ligadas aos tratamentos subsequentes (Rowland, 1990; Simonton, 1990; Ribeiro, 1994; Valle, 1997; Dousset, 1999).

Valle (1994) assinala que, após o diagnóstico de um câncer na criança, ocorrem profundas alterações na família, que afetam tanto a unidade familiar quanto a relação entre seus membros. Segundo Carvalho (1994), a família tem necessidade de ser assistida e a boa assistência pode funcionar de forma eficaz na dinâmica familiar, uma vez que a família, ameaçada pela morte de um de seus membros, sofre muito junto com o paciente. Da mesma forma, Neme (1999) observou profundas relações entre os modos de enfrentamento do paciente oncológico e os de seus familiares, desde o diagnóstico da doença até seu controle ou fase terminal.

Rait e Lederberg (1990) pontuam a importância da ascensão da psico-oncologia para que se pudesse compreender a família como um "paciente de segunda ordem" que deve também ser assistido. Em psico-oncologia, considera-se a família um elemento dinâmico, de modo que a doença em um de seus membros altera todas as suas relações, que, por sua vez, mudam o curso da doença. Assim, a família desempenha papel preponderante durante a trajetória da doença e do tratamento, pois suas reações influenciam a reação do paciente. É a família que proverá suporte emocional, compartilhará responsabilidades e decisões, e buscará manter estabilidade em meio a tantas incertezas e mudanças.

Para Yamaguchi (1994), a denominação genérica do termo "câncer", aplicada a várias doenças diferentes, gera confusões e temores, pois os pacientes e os seus familiares tendem a se pautar em experiências anteriores ou em casos de pessoas conhecidas que podem ser absolutamente diferentes na apresentação e na evolução da doença. Além disso, a palavra "câncer" ainda é carregada de estigma e de prenúncio de morte. Para Chiozza (1987, p. 28), "o nome de determinada doença leva implícito um significado particular". Os significados dos termos "saúde" e "doença" são constituídos pelo indivíduo no contexto histórico-cultural e social onde vive. Portanto, além de olhar para os aspectos físicos relativos à doença, é preciso identificar os fatores individuais, subjetivos, psicossociais e histórico-culturais que os acompanham (Minayo, 2000; McGoldrick e Carter, 2001; Tavares e Bonfim, 2005).

Segundo Neme (1999, 2005), o modo de lidar com o adoecimento e com os tratamentos varia de indivíduo para indivíduo, de acordo com os aspectos socioculturais, familiares e históricos de vida do doente. Paciente e família dão significados pessoais à experiência da doença, os quais também influenciarão o processo de enfrentamento das novas experiências e de todas as mudanças que a doença pode acarretar: interrupção e suspensão de atividades, problemas de ordem financeira, reorganização de papéis pessoais e familiares, adaptação a uma nova rotina.

Rolland (2001) destaca a importância de olhar para a família que tem um integrante enfermo incluindo seu sistema de crenças em relação à doença. Do mesmo modo, Neme (1999) e Neme e Kato (2003) assinalaram a influência das crenças do paciente com respeito à doença oncológica sobre as consequências de seu tratamento, seus processos de enfrentamento, suas vivências, sua sobrevida, sua qualidade de vida e a de seus familiares.

As vivências do paciente com câncer também dependem de outros aspectos a serem observados: fase do desenvolvimento em que se encontra, imagem e significado da doença nesse momento da vida para paciente e família, histórico familiar e individual de adoecimento por câncer, presença ou ausência de sintomas, necessidade de hospitalização, tratamentos propostos, estadiamento e local da doença (Neme, 1999).

Quando a pessoa se vê acometida por uma doença grave, o principal sentimento é o medo da morte e do sofrimento. Quando o doente é uma criança, o que realmente ela entende da doença? Por intermédio de quem ela vai compreender, significar e dar sentido às novas situações que vivencia e/ou vivenciará?

> Dependendo do estágio de desenvolvimento cognitivo em que a criança se encontra, ela terá um conceito de doença e saúde. Essa sua concepção de doença afetará sua percepção dos sintomas, sua reação emocional frente à doença, sua experiência de dor e desconforto, sua aceitação de cuidados médicos, bem como sua resposta ao tratamento. (Castro e Piccinini, 2002, p. 6)

Segundo Ortiz (1997), a criança tem dificuldade de entender a doença porque ainda se encontra em desenvolvimento, porque seu nível de compreensão não é o mesmo dos adultos e porque depende deles para sobreviver. Assim, a reação da criança diante da doença depende muito da forma como seus pais vão reagir a ela. Para Villas Boas de Carvalho (2005), as reações dos pais perante os procedimentos médicos influenciarão também nas reações de dor da criança. Sarano (1978) destaca que tudo que acontece com a criança passa pela figura da mãe. Assim, a percepção e os significados da doença para a criança encontram-se em íntima relação com os das pessoas de vínculo mais próximo, ou seja, a família. Como aponta Simonton (1990), a família é o elemento mais próximo do sistema de apoio ao paciente, exercendo um papel de intermediador entre a criança e a equipe de saúde, bem como entre a criança, a doença e o tratamento.

Quando o doente é uma criança, as dificuldades e os sentimentos de perda são potencializados, levando a família a enfrentar uma crise que não segue o "curso normativo" da vida. Como assinala Carvalho (2005), a possibilidade de morte no início da vida é tida como antinatural, portanto o câncer na criança é visto com grande tristeza, uma vez que os filhos são o foco emocional dos pais, que os veem como uma extensão da vida.

Quando a criança adoece, especialmente com uma doença crônica grave como o câncer, ocorre uma "perda" do filho saudável e do modo de viver de até então, a família desorganiza-se completamente, com a rotina e o equilíbrio da criança sendo totalmente alterados em função de internações, exames e outros procedimentos médicos. No que se refere ao paciente, Torlai (2005) ressalta que também ocorrerão inúmeras perdas, relacionadas à saúde, integridade física, rotina, convívio familiar, social e escolar, visto que a criança, muitas vezes, deixa de ser ativa para se tornar passiva perante os pais, os profissionais da saúde e o próprio tratamento.

Em pesquisa bibliográfica, Castro e Piccinini (2002) examinaram algumas questões teóricas e estudos recentes acerca das implicações para a família e para o paciente diante da doença orgânica crônica na infância e destacaram que a doença crônica, incluindo o câncer, caracteriza-se pelo curso demorado, pela progressão e pela necessidade de tratamentos prolongados. Portanto, pode afetar o desenvolvimento da criança, atingindo suas relações sociais no sistema familiar. De acordo com o estágio de desenvolvimento da criança, a doença terá repercussões diferentes em seus aspectos psicológicos e físicos. Embora as tarefas desenvolvimentais sejam as mesmas das crianças saudáveis, os sintomas, as dores, os tratamentos e todos os aspectos que englobam o adoecer podem prejudicar a autonomia e a independência nas atividades e, por vezes, acarretar atraso em seu desenvolvimento.

Outro aspecto importante encontrado na pesquisa bibliográfica de Castro e Piccinini (2002) é que o significado atribuído à doença pelo indivíduo influencia seu modo de agir sobre ela; a criança percebe quando está seriamente doente não apenas pelos sintomas físicos, mas também pela preocupação e a angústia de sua família. Os recursos psicológicos dos integrantes da família e a estrutura familiar se inter-relacionam e podem constituir complicadores ou facilitadores para a adaptação da criança à doença, acentuando ou atenuando seus efeitos negativos.

Os resultados do estudo de Castro e Piccinini (2002) apontam para a necessidade de examinar e compreender as dificuldades de ajustamento da criança doente e de sua família, bem como a importância de identificar as vivências da família do paciente infantil e de tentar minimizar ou reverter as eventuais consequências emocionais associadas à doença e à vivência da família da criança com câncer. Nesse sentido, o estudo de Almonte, Cubillos e Emparanza (1995) sinaliza a alta frequência de distúrbios psiquiátricos e percepção negativa de si mesmas em crianças sobreviventes ao câncer. Compreende-se, portanto, o que Merighi (2002) assinala: o binômio saúde-doença não pode mais ser entendido de forma isolada das pessoas que estão vivenciando concretamente esse fenômeno. É necessário adotar uma abordagem que permita contemplar a totalidade existencial da doença, tal como vivida subjetivamente.

Ao referir-se à concepção fenomenológica da doença, Merighi (2002, p. 160) afirma que "a doença, por exemplo, não é tida como um estado patológico passível ou não de cura, mas como um momento na vida de uma pessoa, tenha a direção que tiver, no qual a pessoa dirige suas ações, a partir do significado da doença em seu existir global".

DOENÇA INFANTIL E SUBJETIVIDADE: PERSPECTIVA FENOMENOLÓGICA

A experiência da doença deve ser entendida por meio da identificação e da compreensão de seu significado na existência concreta dos indivíduos com ela envolvidos. Para Santos e Pokladek (2002), a perspectiva fenomenológica é uma abordagem que permite compreender a doença por meio do olhar para o horizonte vivido e experimentado pelo homem em suas vivências com os outros, no seu "ser-no-mundo".

Tendo em vista a relevância das significações e das reações de pais e familiares para o equilíbrio e o processo de enfrentamento da criança doente, consideramos necessário analisar e compreender os significados da doença oncológica infantil para as famílias de crianças com diagnóstico de câncer que se encontram em fase de tratamento ou acompanhamento da doença.

OBTENÇÃO E ANÁLISE DAS VIVÊNCIAS DOS FAMILIARES DE CRIANÇAS COM CÂNCER

Visando analisar e compreender os significados da doença da criança para seus familiares, realizamos um estudo no qual foram descritas as vivências de pais e irmãos de oito crianças com câncer em tratamento em instituições hospitalares de duas cidades do interior do estado de São Paulo. As vivências foram obtidas por meio de relatos de entrevista com os familiares das crianças; e a análise, em uma perspectiva fenomenológica, buscou identificar os significados que esses familiares dão à doença e como veem as mudanças de vida e de rotina estabelecidas após o diagnóstico e o início do tratamento. Procuramos, também, investigar os aspectos positivos e negativos que, segundo a concepção da família, contribuíram e contribuem para vivências de bem-estar e de mal-estar no processo de enfrentamento da doença e do tratamento da criança com câncer.

Assim, buscamos relatos de famílias que vivenciam ou vivenciaram o adoecimento e o tratamento oncológico da criança em uma instituição hospitalar. Após a aprovação do estudo e o consentimento por escrito das famílias, iniciamos as entrevistas. Participaram do estudo oito mães, quatro pais e cinco irmãos de crianças entre 3 e 12 anos, com diferentes diagnósticos, estadiamentos e tratamentos do câncer.

Nas entrevistas, abordamos três temas gerais: rotinas da família; doença e tratamento; relações com a equipe de saúde e a hospitalização. Trabalhamos também com os dados clínico-médicos obtidos dos prontuários dos pacientes e com fichas preenchidas por pais e irmãos que contemplavam as seguintes informações: número de identificação; sexo; idade; estado civil; escolaridade; profissão; ocupação atual; cidade em que reside; número e idade dos filhos; identificação do cuidador primário. Realizamos as entrevistas de acordo com as exigências do método fenomenológico, no qual, como apontam Teles (2005), Valle (1997) e Holanda (2003), o pesquisador busca captar a experiência do pesquisado partindo do referencial deste, sem interpor entre ambos postulados, concepções ou interpretações, *a priori*. Para Amatuzzi (2001), a entrevista fenomenológica procura acessar os significados das experiências vivenciadas pela pessoa entrevistada, possibilitando que ela reflita sobre o momento vivido. As entrevistas foram gravadas em áudio e posteriormente transcritas e analisadas.

Como assinala Minayo (2000, p. 22), a pesquisa qualitativa é inerente ao processo de estudar o ser humano e implica considerar sujeito de estudo "gente, em determinada condição social, pertencente a determinado grupo social ou classe, com suas crenças, valores e significados". A fenomenologia é apontada por Minayo (2000) como uma corrente de pensamento que defende que as realidades sociais são constituídas de significados e por meio deles, observando-se que a identificação deles só pode ocorrer a partir da entrada na linguagem significativa da interação social. Valle (1988) ressalta que a tarefa do pesquisador é transformar a linguagem cotidiana, a experiência do vivido, em reflexão do vivido, por meio da compreensão e da interpretação, o que é possível pelo método fenomenológico.

Para a análise dos relatos das vivências dos entrevistados, levamos em consideração a complexidade e o estado sempre inacabado das ciências que envolvem o ser humano, as quais, antes de buscar o estabelecimento de leis gerais, dirigem-se a alguma forma de compreensão e interpretação (Minayo, 2000).

SIGNIFICADOS DA DOENÇA: ESTUDO DAS VIVÊNCIAS DA FAMÍLIA DA CRIANÇA COM CÂNCER

Segundo Teles (2005), a análise fenomenológica das entrevistas pressupõe a compreensão de que os dados discutidos são fruto do encontro da subjetividade do pesquisador e dos colaboradores da pesquisa. Os participantes, com base em suas vivências, colaboraram para a ampliação da compreensão do que representa para a família o adoecimento de uma criança por um câncer.

Foram adotadas como polos norteadores para a análise das entrevistas a pesquisa de Teles (2005) e a proposta de Giorgi (1985). Primeiro, realizamos a transcrição das entrevistas, que foram lidas diversas vezes, no intuito de apreender o fenômeno investigado no relato de cada participante entrevistado. Em seguida, identificamos, com base nas questões norteadoras e nas falas dos entrevistados, as unidades de significado[2]. Às unidades de significado atribuímos sentidos psicológicos, por meio da interpretação e da busca de convergências e divergências entre as unidades de significado. Com isso, foi possível compreender uma dimensão dos significados das vivências para os entrevistados. Os dados de cada criança e das famílias foram organizados a partir das informações obtidas com os familiares (oito mães, quatro pais e cinco irmãos) e das informações dos prontuários médicos. Procuramos aproximações entre as vivências de cada família, visando à compreensão dessas vivências separadamente e em seu conjunto. A seguir, foram retomadas as três questões norteadoras da pesquisa para a obtenção de uma descrição abrangente do fenômeno investigado. Partindo da perspectiva fenomenológica, lançamos um olhar compreensivo sobre as falas dos participantes, relacionando as unidades de significado com a literatura na área.

---

2 Trechos das falas dos entrevistados em que é possível perceber um significado atribuído por eles à situação analisada na pesquisa (Teles, 2005).

INFORMAÇÕES ACERCA DOS COLABORADORES DO ESTUDO

Os dados apresentados referem-se à síntese das anotações dos prontuários e dos dados obtidos dos colaboradores. Os nomes dos colaboradores são fictícios.

Quadro I Informações referentes às crianças

Criança	Diagnóstico	Tipos de tratamento	Idade	Escolaridade
Ana	Leucemia	Quimioterapia	10	Ensino fundamental em andamento – 5ª série
Brigite	Leucemia	Quimioterapia	3 e 10 meses	Frequentava a escola antes do adoecimento
Carlos Eduardo	Retinoblastoma	Cirurgia/ quimioterapia	5	Ensino básico em andamento – Pré II
Daniel	Leucemia	Radioterapia/ quimioterapia	6	Ensino fundamental em andamento – Iª série
Marcos	Linfoma de Burkitt	Radioterapia/ quimioterapia	12	Ensino fundamental em andamento – 6ª série
Nicole	Leucemia	Radioterapia/ quimioterapia	10	Ensino fundamental em andamento – 4ª série
Rafael	Linfoma de Hodgkin	Quimioterapia	12	Ensino fundamental em andamento – 7ª série
Vítor	Linfoma de Hodgkin	Quimioterapia	9	Ensino fundamental em andamento – 6ª série

Quadro 2 Informações referentes às mães participantes

Mãe	Idade	Escolaridade	Profissão	Estado civil[3]	Número de filhos e idade deles
Amélia (Ana) – cuidadora primária	40	Ensino médio completo	Auxiliar de serviços gerais	Casada	Dois (10 e 21 anos)
Bianca (Brigite)	29	Ensino médio completo	Auxiliar de escritório	Casada	Dois (1 e 3 anos e 10 meses)
Carina (Carlos Eduardo) – cuidadora primária	33	Ensino médio incompleto	Relata não ter profissão	Solteira	Quatro (5, 7, 13 e 15 anos)
Daniela (Daniel)	32	Ensino médio completo	Dona de casa	Casada	Três (1, 8 e 6 anos)
Maria de Fátima (Marcos) – cuidadora primária	43	Ensino médio completo	Dona de casa	Casada	Cinco (7, 8, 12, 14 e 16 anos)
Nair (Nicole) – cuidadora primária	31	7ª série do ensino fundamental	Empregada doméstica	Casada	Um (10 anos)
Rita (Rafael) – cuidadora primária	36	Ensino médio completo	Empregada doméstica	Casada	Dois (9 e 12 anos)
Vitória (Vítor) – cuidadora primária	27	7ª série do ensino fundamental	Empregada doméstica	Casada	Quatro (8, 9, 13 e 14 anos)

---

3 Os pais e as mães casados que colaboraram nesta pesquisa moravam juntos e acompanham/acompanharam o processo de adoecimento e tratamento dos filhos.

Quadro 3 Informações referentes aos pais participantes

Pai	Idade	Escolaridade	Profissão	Estado civil	Número de filhos e idade deles
Bruno (Brigite) – cuidador primário	52	Ensino superior completo	Contador	Casado	Quatro (10 meses, 1 ano e 3 meses, 17 e 24 anos)
Dênis (Daniel) – cuidador primário	32	Ensino médio completo	Vendedor	Casado	Três (1, 8 e 6 anos)
Nelson (Nicole)	29	4ª série do ensino fundamental	Balconista de açougue	Casado	Um (10 anos)
Valter (Vítor)	29	6ª série do ensino fundamental	Cabeleireiro	Casado	Quatro (8, 9, 13 e 14 anos)

Quadro 4 Informações referentes aos irmãos participantes

Irmão	Idade	Escolaridade
Brena (Brigite)	24	Ensino superior em andamento
Bernardo (Brigite)	17	Ensino médio em andamento – 3ª série
Carlos Henrique (Carlos Eduardo)	13	Ensino fundamental em andamento – 7ª série
Marcelo (Marcos)	14	Ensino médio em andamento – 1ª série
Vinícius (Vítor)	13	Ensino fundamental em andamento – 7ª série

VIVÊNCIAS DOS FAMILIARES

Depois de várias leituras dos relatos dos participantes, pudemos identificar, compreender e descrever algumas vivências comuns aos familiares. Com base nas unidades de significado encontradas nas falas dos participantes, as principais convergências identificadas foram:

- o *adoecimento e o diagnóstico* significaram susto, medo, incompreensão;

> Quando a gente descobriu a doença da Brigite, foi um susto, uma surpresa.
>
> (Bianca – mãe de Brigite)

> Quando surgiu o problema dele, a princípio eu fiquei apreensiva e assustada.
>
> (Carina – mãe de Carlos Eduardo)

- o *início do tratamento e as internações* foram os momentos mais difíceis para as famílias;

> Nos três primeiros meses do tratamento do Daniel, não bastasse o susto, eu fiquei desempregado. Eu não consegui emprego porque eu não poderia responder a essa situação.
>
> (Dênis – pai de Daniel)

> Eu "internei" com um filho meu, mas eu deixei três, inclusive eu tenho uma menina que tem 7, é um ano e meio mais velha que o Carlos Eduardo, entendeu? São dois pequenininhos. Aí eu tive dificuldade, fiquei desesperada.
>
> (Carina – mãe de Carlos Eduardo)

> Eu tinha "muita" dó, mas eu achava melhor aqui (ambulatório) do que no hospital... A gente vem, mas à tarde vai embora. E ela já vinha mais animadinha, não tendo que internar pra ela era ótimo.
>
> (Nair – mãe de Nicole)

- a *trajetória do tratamento* acarretou dificuldades e alterações quanto a rotina de vida, manutenção do emprego para pelo menos um dos genitores, necessidades materiais e de apoio, alterações na saúde de alguns familiares;

[...] desde a alimentação... Porque assim não adianta, às vezes a gente queria tomar refrigerante, ele ficava muito nervoso. Então, a gente evita comer aquilo que ele não pode comer.

(Rita – mãe de Rafael)

Depois que aconteceu essa situação, eu estou no meu quarto trabalho.

(Dênis – pai de Daniel)

Eu praticamente abandonei o serviço por causa disso. Cheguei para o meu patrão e fui falar com ele. Ele não aceitou, falei: "Então você fica com seu emprego que eu vou ficar com a minha filha".

(Nelson – pai de Nicole)

O meu filho Vinícius, que é o mais velho, sofreu bastante. Ele quase entrou em depressão, também, entendeu? Porque eu ficava internada com o Vitor e não dava atenção para ele...

(Vitória – mãe de Vítor)

• *o tratamento* é vivenciado como doloroso, invasivo, mas percebido como necessário;

Nós sabemos das dificuldades e das dores que a Brigite tem que enfrentar... Todos da família passamos juntos o nervosismo que dá com a quimioterapia, só que ela é necessária, né?

(Brena – irmã de Brigite)

Não é um tratamento fácil, é um tratamento sofrido, dolorido, que você tem que passar por muita coisa... mas eu achei que o tratamento ajudou bastante...

(Vitória – mãe de Vítor)

• *a doença* levou a novo modo de se relacionar/dialogar com a criança;

A atenção agora maior é voltada pra ele; se a gente for sair para algum lugar, pergunta pra ele. Se ele fala que não quer ir, não é não. Até a comida eu pergunto pra ele o que você quer? A atenção total é dele.

(Daniela – mãe de Daniel)

Você já não deixa ela fazer muita coisa... fica mais apreensivo. Uma coisinha, às vezes está até engasgando, mas você tá achando que... "num" quer passar aquilo tudo de novo.

(Nelson – pai de Nicole)

• *a equipe de saúde* é vista como fonte de apoio e confiança;

Eles são muito pacientes, todos eles, são muito atentos, muito humanos e solidários... E lá dentro tem tudo, psicóloga, tinha nutricionista, tinha até, se um pai que está de acompanhante para um filho, se um pai ou uma mãe passa mal, vem o clínico para atender ele...

(Carina – mãe de Carlos Eduardo)

Eu procuro acreditar no tratamento, acreditar na médica.

(Bruno – pai de Brigite)

As enfermeiras são todas muito bacanas; os médicos, todos muito bons, tratavam bem a gente.

(Maria de Fátima – mãe de Marcos)

• *a fé em Deus* é um apoio para os familiares (com exceção da família de Brigite);

Eu creio que foi Deus que me pôs uma paz, porque antes eu tinha medo de leucemia... Acho que é Deus, é a oração, porque eu fiquei tranquila, podia ter descabelado, eu parei de chorar. Porque eu não sei se é Deus que está me dando uma mão ou porque fiquei imaginando que agora Ele vai cuidar.

(Amélia – mãe de Ana)

Acredito muito em Deus... como eu sempre falei que eu ia sempre aceitar tudo que Ele me mandasse, mesmo que eu tivesse que chorar. Hoje, graças a Deus, eu tô bem.

(Rita – mãe de Rafael)

Eu falo: Não, filho, a gente tá aqui... Até hoje nós temos a nossa oração, eu e ele, a gente ajoelha no chão antes de dormir para agradecer a Deus por "tá" dando tudo certo, porque tem de acreditar.

(Dênis – pai de Daniel)

• *as redes de apoio* foram percebidas e valorizadas:

Minha irmã alugou uma casa do lado da minha para poder cuidar dos meus outros filhos...

(Carina – mãe de Carlos Eduardo)

Aí, de vez em quando, ia uma vizinha lá ajudar, ajudar a fazer comida.

(Marcelo – irmão de Marcos)

• *houve abertura* e solicitude para participar da pesquisa. Desde o momento dos contatos telefônicos, os colaboradores mostraram-se solícitos à participação em nosso estudo, referindo que, ao auxiliar na pesquisa, podem contribuir com outras famílias que vivenciarão situações que eles estão atualmente experimentando. A oportunidade de falar sobre suas experiências vividas revelou-se um importante recurso para auxiliar as famílias entrevistadas.

Eu fico maravilhada em poder falar para que outras pessoas, principalmente para quem está passando por isso ter uma noção de que vale a pena lutar, e nunca desistir da vida...

(Carina – mãe de Carlos Eduardo)

Você não sabe o que você faz, eu chegava em casa às vezes e precisava ouvir sabe? Eu, se ficasse sozinho, eu ficava desesperado, eu precisava de alguém do meu lado, pra conversar, pra dialogar, mas nunca tive, nunca tive.

(Valter – pai de Vítor)

Além dos aspectos comuns aos familiares participantes, pudemos identificar o individual e particular de cada família. Embora as experiências vividas pelas famílias apresentem convergências, cada familiar atribui significado, a seu modo, ao adoecimento de seus filhos ou irmãos. Apresentamos, então, uma síntese das vivências de cada uma das oito famílias que colaboraram com o presente estudo.

Ana

Dos familiares de Ana, entrevistamos apenas a mãe, Amélia. O pai, Alberto, tem 43 anos, é motorista, possui o ensino fundamental incompleto e é casado com a mãe de Ana. Atualmente está desempregado, trabalhando na chácara em que mora. O pai de Ana disse que poderia conversar com a pesquisadora, mas não compareceu aos encontros marcados para a entrevista. No relato de Amélia, as principais vivências familiares identificadas por meio das unidades de significados foram:

- *o início da doença* representou dificuldades, pois a família encontrava-se abalada e não sabia ainda como se organizar (para acompanhar o tratamento da filha, a mãe não consegue imaginar como manterá o emprego logo que suas férias acabarem. O pai, por sua vez, está inseguro em relação a pouca renda que a chácara lhe fornece);
- *o início do tratamento* significou alívio (a procura por diagnóstico foi um processo demorado, a filha sentia muita dor e não estava sendo corretamente medicada. Nesse período, a mãe não conseguia se alimentar);
- *a doença* significou a busca de causas e a autoculpabilização pelo adoecimento de Ana (uma anemia mal curada);

- *o tratamento* significa insegurança no processo de cura da filha, ora crendo nele, ora perdendo as esperanças;
- *rotinas alteradas* são percebidas por meio das idas até ao hospital e da mudança de casa para evitar que a filha fique na chácara em que moram, por causa das condições físicas do local;
- *o diálogo com a criança* é marcado pelas dificuldades em conversar com a filha sobre o que está acontecendo.

Desconfiaram que a Ana tinha apendicite... Fez uma cirurgia, fez tomografia, tinha anemia, tava caindo. Daí eu tinha medo, né, porque é ruim isso. Ela ia no hospital, tomava um analgésico, voltava pra casa, dormia gemendo e acordava. E você via que ela não estava sendo medicada. A gente não sabia e foi muito preocupante.

(Amélia – mãe de Ana)

Tem hora que eu "tenho assim" que ela já está até curada e que tudo vai dar certo. Depois, de repente, porque eu fiquei sabendo que algumas pessoas morreram de leucemia, aí vem o medo.

(Amélia – mãe de Ana)

Brigite

Frequentava uma creche antes do início da doença. Foi um membro da equipe da creche que percebeu os sintomas iniciais da doença (estrabismo). Bruno, pai de Brigite, é casado pela segunda vez. Brigite e sua irmã mais nova, Bruna (1 ano e 4 meses), são filhas do segundo casamento com Bianca. Bernardo e Brena, irmãos de Brigite, são filhos do primeiro casamento de Bruno.

Os dois irmãos mais velhos e os pais de Brigite participaram do estudo. As principais vivências que se desvelaram nas falas dessa família foram:

- *o adoecimento* significou a aproximação da família (inicialmente a aproximação se deu por meio de um infarto de

Bruno e, em seguida, com o adoecimento de Brigite, a família passou a ser cada vez mais próxima);

- *a doença* significou a busca de causas (inclusive a crença em que o fator psicológico influenciou o aparecimento do câncer);
- *o tratamento* significou a sobrecarga do cuidador primário (pai);
- *o enfrentamento da doença* se deu evitando informações acerca da doença;
- *dificuldades concretas*, como conciliar o ser pai e ser mãe de uma criança com câncer com o emprego; as dificuldades financeiras após o adoecimento da filha/irmã.

A principal mudança que eu identifico é a aproximação que nós tivemos com eles, porque até então eu e meu irmão tínhamos contato com o meu pai e não com a Bianca e as crianças.

(Brena – irmã de Brigite)

A gente sabe que é uma doença psicossomática, tem gente que fala que foi por causa da gravidez, porque quando eu fiquei grávida da Brida a Brigite se revoltou, ela não queria. Mas eu não sei, eu não acho que é por isso, eu não acredito cem por cento nisso. Acho mais que é por causa da anemia falciforme que não foi tratada como deveria ter sido tratada pelo médico.

(Bianca – mãe de Brigite)

É difícil, né, bastante correria. Fica todo mundo bem preocupado com o que vai acontecer com ela, o meu pai fica bem preocupado, é complicado, a gente fica querendo que ela sare logo... Fica mais difícil para o meu pai, que tem que trabalhar e ficar aqui com ela e tudo.

(Bernardo – irmão de Brigite)

Eu procuro nem saber direito o que é. Você tá entendendo? Esse negócio de ficar perguntando: "Que remédio é esse? Pra que serve aquele?" Eu acho assim, eu não sou médico, eu sou contador... Eu acho que a médica é que vai orientando e eu procuro só cumprir tarefas, é ela que é a profissional e é ela quem deve saber. Eu não me informo muito...

(Bruno – pai de Brigite)

A gente está com muitas dívidas, eu fui mandada embora agora do emprego, desde o começo do tratamento da Brigite a gente está com mais de sete mil reais em dívidas...

(Bianca – mãe de Brigite)

Carlos Eduardo

Carina, mãe de Carlos Eduardo, é solteira e disse que o pai do menino não é presente e, portanto, não acompanhou o processo de adoecimento do filho. A mãe e um irmão de 13 anos participaram da pesquisa. As unidades de significado encontradas na fala de Carina e Carlos Henrique foram:

- *a doença* rememorou as outras experiências de câncer na família e significou o receio de que o fator genético esteja presente;
- *o enfrentamento da doença* revelou-se por meio da força da mãe como cuidadora primária, que ficou todos os momentos com o filho, mostrando-se forte para ele e somando esforços junto aos outros familiares;
- *dificuldades concretas*, problemas financeiros para a alimentação adequada do filho doente e para o transporte dele.

Eu tive um avô que faleceu recentemente de câncer, eu perdi um irmão, com 9 anos, de câncer. E meu filho teve câncer. Isso assim nos parentes mais próximos... A maioria dos casos de câncer, a medicina diz que é genético, uma coisa que vem de família. Tomara que não seja nada, porque se for assim de família, tomara...

(Carina – mãe de Carlos Eduardo)

Eu tive que lutar. Eu pensei: "Eu vou fazer o máximo para ajudar meu filho..." E fiz tudo. Eu nunca perdi um dia de medicamento, eu nunca perdi uma consulta...

(Carina – mãe de Carlos Eduardo)

Eu queria que minha mãe ficasse um pouquinho mais com a gente.

(Carlos Henrique – irmão de Carlos Eduardo)

Então, às vezes, você sabe. Não é todo dia que a gente tem a geladeira derramando de coisa e não era tudo que ele comia. Então, se tinha um iogurte, era dele; se tinha uma banana, era dele. Se tinha para todo mundo, tudo bem; se não, o que tinha era dele.

(Carina – mãe de Carlos Eduardo)

Daniel

O pai e a mãe de Daniel foram colaboradores da pesquisa, e as principais unidades de significado que emergiram em suas falas foram:

- *o tratamento* revelou crença na médica e nos procedimentos;
- *o enfrentamento da doença* por meio da busca de informações sobre ela e do fornecimento destas a outros familiares;
- *a força do pai como cuidador primário*, que demonstrou tranquilidade para acompanhar o filho nas idas ao hospital e nas cerca de oito internações realizadas;
- *as rotinas alteradas* mostraram que há maior facilidade para a organização familiar quando um membro da família não trabalha fora, no caso, a mãe;
- *a relação com a criança* revelou intenso diálogo com o filho.

A gente confia na doutora. E tudo que ela vai fazer a gente aceita, o que ela falou tá falado.

(Daniela – mãe de Daniel)

A gente foi tentar descobrir mais sobre o assunto porque a gente era leigo... A gente pede informações para a doutora. E, quando tem dúvidas, a gente procura outras mães também.

(Daniela – mãe de Daniel)

Desde que eu descobri que 92% do organismo dele está afetado, eu nunca desisti.

(Dênis – pai de Daniel)

A rotina não alterou muito, pois minha esposa já estava em casa, ela tinha saído fazia um mês do trabalho para cuidar do Danilo [filho que nasceu um pouco antes do adoecimento de Daniel].

(Dênis – pai de Daniel)

No começo do tratamento é muito importante a família conversar; não pode esconder que a criança está em tratamento. Ele já sabe que tal e tal dia a gente vai vir ao hemocentro.

(Dênis – pai de Daniel)

Marcos

Maria de Fátima (mãe de Marcos) e Marcelo (irmão) participaram da pesquisa. As principais vivências que se desvelaram das falas de Marcos e Maria de Fátima foram:

- *o tratamento* significou possibilidade da cura, mas também as dificuldades da separação da mãe dos outros filhos;
- *o enfrentamento da doença* revelou-se pela força da mãe como cuidadora primária, que ficou todos os momentos com o filho, mostrando-se forte para ele;
- *a fé em Deus* mostrou-se como apoio;
- *as redes de apoio* (vizinhos) tiveram grande importância.

O pai de Marcos justificou a não participação na pesquisa dizendo que em seu trabalho ele viaja muito e que, por isso, não teria tempo de encontrar a pesquisadora. Esta ofereceu horários alternativos, mas pediu que ele ficasse à vontade para contatá-la.

Foi difícil porque a minha mãe não tava lá, tava eu e minha irmã e meus irmãozinhos, aí de vez em quando ia uma vizinha lá ajudar. A gente dividia as coisas, um dia um lavava a louça, outro dia varria... Foi difícil, né? A minha mãe faz a maioria das coisas lá em casa.

(Marcelo – irmão de Marcos)

Eu nunca desisti e nunca deixava ele desanimar... Ele nunca vomitou; quando sentia o estômago ruim, eu começava a contar histórias... cada história maluca que eu contava pra ele...

(Maria de Fátima – mãe de Marcos)

Nossa, eu chorava, eu rezava só, sabe?

(Maria de Fátima – mãe de Marcos)

Nicole

Nicole foi internada cerca de quatro vezes, e quem a acompanhou foi Nair, sua mãe. No entanto, o pai, Nelson, também esteve presente no tratamento da filha. Partindo das descrições de Nelson e Nair, destacamos como principais vivências dessa família:

- *a doença* foi enfrentada com dificuldade;
- *o tratamento* significou dificuldades concretas, como a manutenção do emprego e a busca do diagnóstico diante da burocracia no hospital.

Bem no início do tratamento dela, eu fui "visitar ela" no hospital, eu cheguei lá e ela tava totalmente diferente, né? Aí eu olhei e falei: "Não! O que aconteceu?..." A minha filha que anda normal tava numa cadeira de rodas. Aí eu não aceitei.

(Nelson – pai de Nicole)

Na época que ela tava doente eu parei [de trabalhar], eu tinha parado, agora eu tô voltando.

(Nair – mãe de Nicole)

O diagnóstico não seria dado uma semana antes, seria um ou dois dias antes, mas seria mais rápido, sei lá. Aí eu fui tentar fazer uma consulta. A médica falou: "Não, nós não podemos atender você, só se você for no posto e pegar um encaminhamento". Quer dizer, eu morro com a filha nos braços... Eu dentro do hospital, mas tem que ir lá no posto pegar o encaminhamento.

(Nelson – pai de Nicole)

Rafael

Renato é o pai de Rafael, ele tem 38 anos, estudou até a 7ª série do ensino fundamental e trabalha como tratorista. Ele assistiu à entrevista realizada com Rita (mãe de Rafael) e disse que concordava com o que ela dizia, sem ter mais nada a acrescentar. Além de Rafael, o casal tem Regina, de 9 anos, que segundo a mãe se interessou em participar da pesquisa, mas, em virtude de dificuldades relatadas pela mãe para levar a filha até o encontro da pesquisadora, não foi possível marcar a entrevista. (Por meio dos contatos telefônicos, Rita se aproximou da pesquisadora e contou que adoeceu junto com o filho.) As vivências evidenciadas na fala de Rita foram:

- *a doença* rememorou outras experiências de adoecimento na família;
- *o tratamento* revelou a insegurança com o que virá no tratamento futuro de Rafael;
- *a hospitalização/as idas ao hospital* representam o envolvimento com as outras famílias em tratamento, o sofrimento com a morte de outras crianças em tratamento;

- *o diálogo com a criança doente e as rotinas alteradas* relacionam-se às dificuldades em lidar com ela e com as novas rotinas.

Quando eu soube que ia tratar aqui, fiquei assim desesperada, porque minha sensação foi de perda... Porque passar o que eu já tinha passado na família foi uma coisa horrível...

(Rita – mãe de Rafael)

Eu estou magoada porque um menininho que tava aqui faleceu e para gente se torna uma família...

(Rita – mãe de Rafael)

Eu fiquei mais em casa, ele fica chateado porque não sai. Ele reclama muito... Eu acabava não indo à igreja. Eu ficava triste, mas eu não ia por causa dele, para ficar junto com ele. Então bastante coisa que eu queria fazer e eu não fiz.

(Rita – mãe de Rafael)

Vítor

Vítor ficou internado sete vezes e sua mãe o acompanhou em todas as idas ao hospital. O pai, a mãe e um irmão de Vítor participaram do estudo. Os principais significados atribuídos por essa família ao adoecimento de Vitor estão destacados a seguir:

- *a doença* representou susto, sensação de perda, sofrimento, adoecimento psíquico, maiores dificuldades no início do tratamento;
- *o tratamento* é compreendido como sofrido, mas ao mesmo tempo há a valorização da equipe de saúde;
- *a hospitalização* significou mudanças de papéis familiares, distanciamento físico entre os membros da família (a mãe e Vítor ficavam em outra cidade para a realização do tratamento);

- *as dificuldades concretas* estavam associadas ao emprego e à falta de recursos para uma alimentação adequada;
- *a fé em Deus* atuou como auxílio;
- *as redes de apoio* estiveram presentes apenas no início do tratamento.

Eu perdi a razão de tudo, às vezes você não quer nem fazer mais nada... Aceitar foi difícil.

(Valter – pai de Vítor)

Sou uma pessoa religiosa e acho que o câncer, para a medicina, não tem cura... Eu acho que a cura, cura mesmo, eu acho que não tem, então eu deposito minha fé em Deus.

(Vitória – mãe de Vítor)

Ficava internada com ele, tive o meu neném e não deu tempo assim de eu cuidar dele. Ficava internada com ele lá e meu marido cuidava das crianças aqui... Eu sofria bastante...

(Vitória – mãe de Vítor)

No começo bastante gente ajudou, mas depois parou, entendeu?

(Valter – pai de Vítor)

O que falhou no tratamento do Vítor foi na parte de alimentação. Eu acho que a criança, o adulto, tem uma doença, então é um gasto maior, porque ele precisa de tudo do bom e do melhor, né? Então, às vezes, a gente não tinha condições da comprar.

(Vitória – mãe de Vitor)

SER FAMILIAR DA CRIANÇA COM CÂNCER

O homem, como "ser-no-mundo", compreende suas experiências, dá a elas significados e busca, assim, sentido para as situações que vivencia. Como destaca Forghieri (1993), a relação do homem com outros seres humanos, a convivência e o encontro com seus semelhantes são fundamentais em sua existência e constituem o mundo humano. Embora o homem seja um ser único e peculiar, algumas dimensões existenciais são comuns a todos, permitindo a compreensão mútua e a reciprocidade entre semelhantes (Moreira, 2002; Forghieri, 1993). Por meio das situações que o ser humano vai vivendo, constitui, por meio da linguagem, seu "mundo particular", caracterizado pela significação que as experiências têm para si (Forghieri, 1993, p. 33).

Para Forghieri (1993), na experiência de preocupação ou no modo preocupado de existir, a vivência global é de temor, intranquilidade, angústia e aflição pelo cuidado com algo ou alguém. Sentimentos de raiva, tristeza e medo são vivenciados e, por meio de reflexão e análise, o ser humano se apropria dessas vivências e pode ter delas um conhecimento racional. Ainda para Forghieri (1993, p. 40), vivenciando nossas angústias e analisando-as racionalmente, podemos transformá-las em medos concretos a ser enfrentados com coragem, utilizando todos os recursos dos quais dispomos.

A possibilidade de refletir sobre nossas vivências, transformando-as em conhecimento, em síntese necessária para o aprofundamento do autoconhecimento e em oportunidade para a realização de novas escolhas ou mudanças no modo como estamos vivendo, muitas vezes apenas ocorre quando podemos nos manifestar, falar de nossos sentimentos, percepções e impressões, compartilhando-os com alguém (Forghieri, 1993; Neme, 2005a).

Nas entrevistas, os participantes puderam expressar e compartilhar suas experiências. Nas diferentes fases vivenciadas – aparecimento dos sintomas, diagnóstico, internações, tratamento quimioterápico e radioterápico –, foi possível compreender que essas famílias significaram suas experiências como um momento de intensa crise, que envolve medos, temores, intranquilidade, angústia e aflição, como descrito por Forghieri (1993).

Somadas às dificuldades subjetivas descritas, existem as dificuldades concretas relatadas pelos participantes e também apontadas por Valle (1994, 1997) em importantes trabalhos acerca da psico-oncologia pediátrica, quais sejam: a dificuldade dos pais de lidar com comportamentos novos do filho doente; a experiência de abandono e falta, vivenciada pelos irmãos na ausência da mãe e/ ou do pai; as dificuldades no relacionamento com a equipe de saúde, quando esta não pode ser fonte de confiança ou falha em seus procedimentos; as limitações financeiras impostas por novos gastos e ritmos de trabalho e as alterações ocorridas na rotina de vida da família com o adoecimento da criança e sua hospitalização.

No entanto, como menciona Carvalho (2005), nem todas as famílias reagem mal ao adoecimento e é possível perceber, na fala de alguns familiares, a possibilidade de aprendizagem e de ressignificação de valores e da própria vida, como a aproximação familiar e o fortalecimento dos vínculos; a descoberta de novos sentidos de vida e a valorização e ampliação das redes de apoio. Nesse sentido, Forghieri (1993) aponta que o homem não é um ser pronto e acabado, mas é um ser que possui um conjunto de possibilidades e que vai se atualizando no decorrer da vida. O adoecimento é uma das possibilidades do existir humano e existem, portanto, várias possibilidades de compreensão e ação perante essas vivências. A doença da criança traz profundas revisões e reflexões acerca da vida, aproximando ou afastando a família de situações, pessoas e valores.

As vivências dos familiares aqui descritas demonstram que o atendimento oncológico do paciente infantil engloba toda sua família, que deve ser assistida integralmente em suas necessidades, as quais não se limitam às condições físicas e materiais. Elas incluem, como pudemos constatar nos relatos dos colaboradores do estudo, outra ordem de necessidades: de ouvir, de ser ouvidos e de poder compreender mais amplamente suas experiências e vivências com a doença. Alguns dos participantes relataram ter sido muito positivo poder falar com alguém sobre suas dificuldades, sentimentos e experiências, sentindo-se mais acolhidos e aliviados após a entrevista.

Os resultados obtidos permitiram entrar no mundo significativo de familiares da criança com câncer, compreendendo tanto as vivências comuns e compartilhadas por todos como as particulares e individuais. No entanto, a necessidade de compreender as vivências dos familiares e suas carências ainda é muito presente, pois o cuidado recebido não deve se limitar ao tratamento da doença, mas ao conjunto de sofrimentos que compõem sua trajetória.

CONSIDERAÇÕES FINAIS

A partir da literatura e do relato dos participantes colaboradores, aprendemos que as vivências relacionadas com o câncer infantil abrangem aspectos culturais, físicos, psicológicos e sociais, e o tratamento e acompanhamento das crianças doentes, bem como de seus familiares, devem envolver todos esses aspectos.

Diante dos relatos das oito famílias que participaram do estudo, identificamos a presença de vivências permeadas de medo, insegurança, desconhecimento do que está por vir, necessidades de apoio e demais dificuldades que confirmam a relevância da assistência multiprofissional aos familiares como parte indispensável do tratamento de uma criança com câncer.

Nas entrevistas realizadas com mais de um membro da família (pai, mãe e irmão), pudemos compreender as vivências dos familiares da criança com câncer com base em diferentes perspectivas, aprofundando assim o conhecimento a respeito dos aspectos positivos e negativos vivenciados e das necessidades dessas famílias durante o percurso da doença e do tratamento.

Os aspectos positivos vivenciados pelas famílias relacionaram-se com a possibilidade de aprendizagem a partir das dificuldades, da união familiar e da presença de amigos antigos apoiando-os nesse delicado momento, e com a descoberta de novas amizades, a possibilidade de repensar a vida e reorganizar os modos de viver de até então, dando novos significados a si e ao outro. Já os aspectos negativos relacionaram-se aos estigmas culturais do câncer, às dificuldades inerentes às constantes visitas ao hospital e ao contato com o sofrimento do filho/irmão em suas dores com o tratamento e o contato com outras crianças doentes no hospital. As dificuldades concretas e materiais que refletem as desigualdades sociais do país também se destacaram nas falas dos participantes, o que indica a urgência de mudanças estruturais no que se refere ao acesso a uma alimentação de qualidade, ao transporte adequado, às leis trabalhistas que regulamentem de fato o direito de o cuidador primário estar junto à criança em seu tratamento e aos serviços de saúde de qualidade para todos. No entanto, as necessidades da família vão além das questões concretas e perpassam pelas demandas de atenção e cuidado humano da equipe de saúde e das redes de apoio, as quais nem sempre corresponderam ao esperado e ao necessário.

No conjunto dessas experiências, algumas questões se impuseram: como auxiliar os familiares de crianças com câncer nas dificuldades concretas e emocionais que vivenciam? Quais as possíveis contribuições dos diferentes profissionais da saúde para proporcionar vivências de bem-estar, segurança e tranquilidade às crianças adoecidas e a seus familiares? Especificamente, como a psicologia pode contribuir de modo efetivo com o tratamento da doença oncológica na infância?

Esses são alguns dos questionamentos que os resultados deste trabalho trouxeram como reflexão acerca do que tem sido feito e do que pode ainda ser realizado no acompanhamento e no tratamento de crianças com câncer.

Cada profissional de saúde tem contribuições específicas e importantes a dar no tratamento e no acompanhamento da criança com câncer e seus familiares. O psicólogo que atua em psico-oncologia é um dos profissionais que, junto com a equipe, pode auxiliar na superação do sofrimento daqueles que estão vivendo uma situação de doença que pode levar ao controle e à "cura" ou à morte. A compreensão da experiência concreta e subjetiva das pessoas envolvidas com o câncer infantil revelou-se fundamental para que possam ser de fato auxiliadas na superação das dificuldades vividas, bem como na prevenção de possíveis adoecimentos futuros que essa crise vital pode acarretar.

Esperamos que os resultados deste trabalho contribuam para aprofundar a compreensão dos aspectos vivenciais da família da criança com câncer, incrementando o potencial de ajuda dos profissionais de saúde que atuam com a família do paciente oncológico infantil.

REFERÊNCIAS

ASSOCIAÇÃO BRASILEIRA DE LINFOMA E LEUCEMIA (ABRALE). Disponível em: <http://www.abrale.org.br/doenças/leucemia/lla.php>. Acesso em: 10 jan. 2007.

ALMONTE, C. V.; CUBILLOS, P. P.; EMPARANZA, E. S. "Aspectos vivenciales em ninõs sobrevivientes de cáncer infantil". *Revista Chilena de Pediatría*, v. 66, n. 3, 1995, p. 145-9.

AMATUZZI, M. M. "Pesquisa fenomenológica em psicologia". In: BRUNS, M. A. T.; HOLANDA, A. F. (orgs.). *Psicologia e pesquisa fenomenológica: reflexões e perspectivas.* São Paulo: Ômega, 2001, p. 15-22.

ANDOLFI, M. *Por trás da mascara familiar: um novo enfoque em terapia familiar.* Trad. M. C. R. Goulart. Porto Alegre: Artmed, 1984.

CARVALHO, V. A. de. "Personalidade e câncer – Programa Simonton: uma experiência no Brasil". In: CARVALHO, M. M. M. J. (org.). *Introdução à psiconcologia.* Campinas: Editorial Psy, 1994, p. 65-78.

CARVALHO, M. M. M. J. "Apresentação". In: PERINA, E. M.; NUCCI, N. G. (orgs.). *As dimensões do cuidar em psiconcologia pediátrica.* Campinas: Livro Pleno, 2005, p. 11-21.

CASTRO E. K.; PICCININI C. A. "Implicações da doença orgânica crônica na infância para as relações familiares: algumas questões teóricas". *Psicologia: Reflexão e Crítica*, Porto Alegre, v. 15, n. 3, 2002, p. 625-35.

CHIOZZA, L. *Por que adoecemos? A história que se ocupa no corpo.* Trad. M. J. Peres. Campinas: Papirus, 1987.

COSTA JUNIOR, A. L. "O desenvolvimento da psico-oncologia: implicações para a pesquisa e intervenção profissional em saúde". *Psicologia: Ciência e Profissão*, Brasília, v. 21, n. 2, 2001, p. 36-43.

CUNHA, N. H. S.; VIEGAS, D. *Brinquedoteca hospitalar: guia de orientação.* São Paulo: Laramara Gráfica e Editora, 2004.

DOUSSET, M. P. *Vivendo durante um câncer: livro para uso de doentes e seus familiares.* Trad. V. Ribeiro. Bauru: Edusc, 1999.

FORGHIERI, Y. C. *Psicologia fenomenológica: fundamentos, método e pesquisas.* São Paulo: Pioneira Thomson, 2001.

GIORGI, A. *et al. Phenomenology and psychological research.* Pittsburgh: Duquesne University Press, 1985.

HEIDEGGER, M. *Ser e tempo. Parte I.* Trad. Márcia de Sá Cavalcante. 3. ed. Petrópolis: Vozes, 1989.

HOLANDA, A. F. "Pesquisa fenomenológica e psicologia eidética – Elementos para um entendimento metodológico". In: BRUNS, M. A. T.; HOLANDA, A. F. (orgs.). *Psicologia e fenomenologia: reflexões e perspectivas.* Campinas: Alínea, 2003, p. 41- 64.

INSTITUTO NACIONAL DO CÂNCER (INCA). *A epidemiologia do câncer, particularidades do câncer infantil.* Disponível em: <http://www.inca.org.br>. Acesso em: 8 abr. 2006.

_____. *A epidemiologia do câncer, particularidades do câncer infantil.* Disponível em: <http://www.inca.org.br>. Acesso em: 14. jan. 2007.

LOPES, L. F.; CAMARGO B.; BIANCHI A. "Os efeitos tardios do tratamento do câncer infantil". *Revista da Associação Médica Brasileira,* São Paulo, v. 46, n. 3, 2000, p. 277-84.

McGOLDRICK, M. S. W. "As mulheres e o ciclo de vida familiar". In: McGOLDRICK, M. S. W.; CARTER, B. *As mudanças no ciclo de vida familiar: uma estrutura para a terapia familiar.* 2. ed. Trad. A. V. Veronese. Porto Alegre: Artmed, 2001, p. 30-64.

McGOLDRICK, M. S. W.; CARTER, B. "As mudanças no ciclo de vida familiar: uma estrutura para a terapia familiar". In: *As mudanças no ciclo de vida familiar: uma estrutura para a terapia familiar.* 2. ed. Trad. A. V. Veronese. Porto Alegre: Artmed, 2001, p. 7-29.

MERIGHI, M. A. B. "Cuidado: enfermagem e fenomenologia". In: CASTRO, D. S. P. *et al.* (orgs.). *Existência e saúde.* São Paulo: Fenpec/Umesp-Sopraphe, 2002, p. 156-62.

MINAYO, M. C. S. *O desafio do conhecimento: pesquisa qualitativa em saúde.* 7. ed. São Paulo/Rio de Janeiro: Hucitec/Abrasco, 2000.

MITRE, R. M. A; GOMES, R. "A promoção do brincar no contexto da hospitalização infantil como ação de saúde". *Ciência & Saúde Coletiva,* v. 9, n. 1, 2004, p. 147-54.

MOREIRA, D. A. "Algumas variantes do método fenomenológico". In: *O método fenomenológico na pesquisa*. São Paulo: Pioneira Thompson, 2002.

NEME, C. M. B. *Enfrentamento do câncer: ganhos terapêuticos com psicoterapia num serviço de psiconcologia em hospital geral*. 1999. Tese (doutorado em Psicologia Clínica), Pontifícia Universidade Católica de São Paulo (SP).

_____. *Stress, enfrentamento e resiliência na história de mulheres com e sem câncer*. 2005. (Tese de Pós-doutorado, Laboratório de Estudos Psicofisiológicos do Stress.) – Pontifícia Universidade Católica de Campinas, (SP).

_____. "Ganhos terapêuticos com psicoterapia breve em serviço de psico-oncologia hospitalar". In: SIMON, C. P.; MELO-SILVA, L. L.; SANTOS, M. A. (orgs.). *Formação em psicologia: desafios da diversidade na pesquisa e na prática*. São Paulo: Vetor, 2005a, p. 39-68.

NEME, C. M. B.; KATO, S. "Mulheres com câncer de mama: crenças sobre a doença e temores quanto ao tratamento." In: NEME, C. M. B.; RODRIGUES, O. M. P. R. R. (orgs.). *Psicologia da saúde: perspectivas interdisciplinares*. São Carlos: Rima, 2003, p. 125-48.

NETO, J. A. S.; SCALDAFERRI, P. M. "Melatonina e câncer – Revisão da literatura". *Revista Brasileira de Cancerologia*, v. 51, n. 1, 2005, p. 49-58.

NUCCI, N. G. "Preparação psicológica de crianças para tratamento de radioterapia". In: PERINA, E. M.; NUCCI, N. G. (orgs.). *As dimensões do cuidar em psiconcologia pediátrica*. Campinas: Livro Pleno, 2005, p. 113-28.

ORTIZ, M. R. L. A. "Psicologia hospitalar na atenção à criança e à família". In: CECCIN, R. B.; CARVALHO, P. R. A. (orgs.). *Criança hospitalizada: atenção integral como escuta à vida*. Porto Alegre: UFRGS, 1997, p. 72-5.

PEDROSA, A. *et al.* "Comunicação do diagnóstico do câncer infantil". In: PERINA, E. M.; NUCCI, N. G. (orgs.). *As dimensões do cuidar em psiconcologia pediátrica*. Campinas: Livro Pleno, 2005, p. 51-64.

PERINA, E. M. "Câncer infantil: a difícil trajetória". In: CARVALHO, M. M. M. J. (org.). *Introdução à psiconcologia*. Campinas: Editorial Psy, 1994, p. 79-94.

RAIT, D.; LEDERBERG, M. S. "The family of the cancer patient". In: HOLLAND, J. C.; ROWLAND, J. H. (orgs.). *Handbook of psychooncology: psychological care of the patient with cancer*. Nova York: Oxford University Press, 1990, p. 585-97.

RIBEIRO, E. M. P. C. "O paciente terminal e a família". In: CARVALHO, M. M. M. J. (org.). *Introdução à psiconcologia.* Campinas: Editorial Psy, 1994, p. 197-217.

ROELAND, J. C. "Doença crônica e o ciclo de vida familiar". In: McGOLDRICK, M. S. W.; CARTER, B. *As mudanças no ciclo de vida familiar: uma estrutura para a terapia familiar.* 2. ed. Trad. A. V. Veronese. São Paulo: Artmed, 2001, p. 373-92.

ROWLAND, J. H. "Developmental stage and adaptation: child and adolescent model". In: HOLLAND, J. C.; ROWLAND, J. H. (orgs.). *Handbook of psychooncology: psychological care of the patient with cancer.* Nova York: Oxford University Press, 1990, p. 519-43.

SANTOS D. L.; POKLADEK, D. D. "Fenomenologia e ciência da saúde". In: CASTRO, D. S. P. *et al.* (orgs.). *Existência e saúde.* São Paulo: Fenpec/Umesp--Sopraphe, 2002, p. 163-70.

SARANO, J. *O relacionamento com o paciente: dificuldades e perspectivas no relacionamento entre terapeutas e clientes.* 2. ed. São Paulo: EPU, 1978.

SIMONTON, S. M. *A família e a cura: o método Simonton para a família que enfrenta uma doença.* Trad. H. Costa. São Paulo: Summus, 1990.

SOUZA, M. S. *Significando o vivido na maturidade: um estudo fenomenológico.* 2002. Dissertação (mestrado em Psicologia Clínica) – Pontifícia Universidade Católica de Campinas (SP).

TAVARES, J. S. C.; BONFIM, L. A. T. "Metáforas e significados do câncer de mama na perspectiva de cinco famílias afetadas". *Cadernos de Saúde Pública,* v. 21, n. 2, 2005, p. 426-35.

TELES, S. S. *Câncer infantil e resiliência: investigação fenomenológica dos mecanismos de proteção na díade mãe-criança.* 2005. Dissertação (Mestrado em Psicologia da Educação) – FFCLRP-USP (SP).

TORLAI, V. C. "Impacto do luto em crianças hospitalizadas: o trabalho na clínica de hematopediatria". In: MAZORRA, L.; TINOCO, V. *Luto na infância: intervenções psicológicas em diferentes contextos.* Campinas: Livro Pleno, 2005, p. 91-110.

TUCUNDUVA, L. T. C. M. *et al.* "Estudo da atitude e do conhecimento dos médicos não oncologistas em relação às medidas de prevenção e rastreamento do câncer". *Revista da Associação Médica Brasileira,* v. 50, n. 3, 2004, p. 257-62.

VALLE, E. R. M.; FRANÇOSO, L. P. C. (orgs.). *Psico-oncologia pediátrica: vivências de crianças com câncer.* Ribeirão Preto: Scala, 1999.

VALLE, E. R. M. *Ser-no-mundo-com-o-filho portador de câncer: hermenêutica de discursos de pais.* 1988. Tese (doutorado em Psicologia) – Universidade de São Paulo (SP).

_____. "Vivências da família da criança com câncer". In: CARVALHO, M. M. M. J. (org.). *Introdução à psiconcologia.* Campinas: Editorial Psy, 1994, p. 219-42.

_____. *Câncer infantil: compreender e agir.* Campinas: Editorial Psy, 1997.

VILAS BOAS DE CARVALHO, M. "A arte de cuidar da criança e do adolescente com câncer: uma relação necessária da enfermagem". In: PERINA, E. M.; NUCCI, N. G. (orgs.). *As dimensões do cuidar em psiconcologia pediátrica.* Campinas: Livro Pleno, 2005, p. 29-50.

YAMAGUCHI, N. H. "O câncer na visão da oncologia". In: CARVALHO, M. M. M. J. (org.). *Introdução à psiconcologia.* Campinas: Editorial Psy, 1994, p. 21-32.

7. VIVÊNCIAS DE MÃES DE CRIANÇAS COM CÂNCER QUANDO MORREM COMPANHEIROS DE TRATAMENTO

Sheila Maria Mazer
Elizabeth Ranier Martins do Valle

CÂNCER INFANTIL E MORTE

O diagnóstico do câncer infantil é bastante difícil de ser realizado. As neoplasias malignas se dão em decorrência de alterações no material genético das células. Elas ocorrem quando mutações nos genes de uma única célula tornam-na capaz de se proliferar rapidamente a ponto de formar uma massa tumoral. Várias transformações têm de ocorrer na mesma célula para que ela adquira o caráter de malignidade (Yamaguchi, 2002). Frequentemente, os primeiros sinais e sintomas da doença aparecem diante de queixas inespecíficas, o que pode atrasar o diagnóstico (Vargas, 2000; Rodrigues e Camargo, 2003).

O câncer traz em si a consciência da possibilidade de morte. O diagnóstico vem acompanhado de angústia e temores que perpassam todo o desenrolar do tratamento. A debilidade orgânica inerente a uma doença grave como o câncer traz consigo todos os preconceitos de uma sociedade na qual a terminalidade afronta a negação da morte, mostrando que todos somos finitos e que isso é inevitável.

O tratamento oncológico envolve três modalidades principais – quimioterapia, cirurgia e radioterapia – e é realizado em um período que varia de seis meses a dois anos ou mais. É preciso cuidado especial pelo fato de o paciente infantil estar em fase de crescimento e desenvolvimento do organismo. O uso de radiação e medicação quimioterápica pode trazer futuros problemas para a saúde da criança, que deve permanecer em acompanhamento mesmo após o tratamento (Brasil, 2006).

A avaliação do estado em que se encontra a criança é feita periodicamente, durante todo o tratamento, para verificar a evolução ou involução da doença. Os exames para esse fim trazem muita ansiedade, tanto para a criança em tratamento quanto para o acompanhante, em geral a mãe, pois podem levá-los a criar esperanças nos resultados (Yamaguchi, 2002).

Com os avanços na medicina, os procedimentos cirúrgicos e farmacológicos e o advento da radioterapia, houve aumento significativo nas taxas de cura. O estigma de doença fatal foi trocado pela nomenclatura de doença crônica. Ainda assim, o câncer carrega em si a ideia de morte (Yamaguchi, 2002).

Até algumas décadas, as informações sobre a doença não eram compartilhadas com a criança e a família; a doença era controlada por um curto prazo de tempo e o tratamento limitava-se a administrar cuidados paliativos e oferecer suporte às famílias, que eram apenas preparadas para a inevitabilidade do sofrimento e da morte (Arrais e Araújo, 1999; Vendruscolo, 2001).

Entretanto, o tratamento realizado pela oncologia vem melhorando muito nas últimas três décadas (Becker, Pinda e Chile, 2003). Na oncologia pediátrica, os dados revelam que sobreviventes de longa data aumentaram de 28%, em 1960, para 70% em 1990, considerando que tratamentos avançados com drogas contra o tumor, procedimentos cirúrgicos novos, radiação, transplante de medula óssea, controladores da imunidade e novas combinações de quimioterapia são responsáveis por esse aumento do número de sobreviventes (Ellis, 2000).

Com os avanços nas terapias para o combate da doença, o índice de cura aumentou consideravelmente, estimando-se atualmente em torno de 85% para determinados tipos de câncer (Rodrigues e Camargo, 2003). Dados do Ministério da Saúde de 2003 (Brasil, 2006) apontam que 70% das crianças que passam por um tratamento oncológico se curam.

A partir da década de 1980, passou a haver uma preocupação com a qualidade de vida dos pacientes curados de câncer (Vendruscolo, 2001; Lopes, Camargo e Bianchi, 2000; Arrais e Araújo, 1999). Contudo, a despeito de o câncer evidenciar, atualmente, maior possibilidade de cura e sobrevida dos pacientes, ainda ocorrem muitas mortes (Vendruscolo, 2001). No Brasil, o câncer é a terceira causa de morte infantil por doença entre crianças de 1 ano a 14 anos e, no estado de São Paulo, a primeira causa de óbito entre as de 5 a 14 anos, excluindo-se as causas externas. Nos Estados Unidos, é a maior causa de morte por doença em crianças maiores de 1 ano (Rodrigues e Camargo, 2003).

O assunto da morte está associado a um significativo silêncio que expressa nosso desconhecimento e nossa dificuldade de lidar com ele. Em especial, quando falamos sobre morte na infância, esse contexto parece destoar de uma realidade possível, sendo difícil compreender que o ciclo vital se inverteu: crianças também morrem (Melo, 1999; Vendruscolo, 2005).

Com o diagnóstico estabelecido, o câncer impõe à dinâmica familiar mudanças radicalmente diferentes da rotina anterior à doença. Há o impacto de estar diante de uma doença grave, o que mobiliza temores e sentimentos de impotência, transformando as relações familiares. Receber o diagnóstico de uma doença grave na criança é um fator de desestruturação psicológica, pois essa situação faz que a família se defronte com a perda da invulnerabilidade da criança, o que desencadeia forte sentimento causado pela angústia de morte (Chiattone, 2001).

VIVÊNCIAS DE MÃES DE CRIANÇAS COM CÂNCER

Para Valle e Vendruscolo (1996), não apenas a criança, mas toda a família é vítima do câncer infantil. O diagnóstico de câncer é um acontecimento que gera intensa angústia e desorganização psíquica na família. E cada sistema familiar lida de maneira peculiar com a criança doente; em geral, esta acaba ocupando o lugar central no círculo familiar, ocorrendo, assim, uma reestruturação na hierarquia preexistente em que outros membros cedem espaço para priorizar a atenção à criança com câncer (Viana, 2004).

O tratamento oncológico é vivenciado pela família com períodos de otimismo e outros de desestruturação, nos quais se faz presente a ameaça do desconhecido. Informações sobre a doença e do tratamento, orientações e apoio da equipe dos profissionais que compõem o quadro de assistência à criança com câncer e à sua família, tendem a minimizar a ansiedade gerada pelas fantasias a respeito da doença, tendo em vista o estigma de morte que o câncer ainda carrega (Valle, 2004a).

Na grande maioria das vezes, a criança é acompanhada, na rotina hospitalar do tratamento, por um adulto responsável, frequentemente a mãe. A figura materna é fundamental para minimizar a tristeza e a ansiedade diante do novo – o hospital, os procedimentos médicos e os profissionais que habitam aquele ambiente, muitas vezes hostil. A criança, ciente de que depende dos pais, acredita que eles são poderosos e protetores; sob sua guarda, podem lidar com a dor de procedimentos e tratamentos (Torres, 2002).

Valle (1988, 1991, 1997, 2004b) relata pesquisas e sua experiência com grupos de pais de crianças com câncer, por intermédio dos quais foi possível apreender como é doloroso conviver com a situação de doença do filho. Nas falas de mães e outros familiares responsáveis (embora a presença da mãe seja mais marcante), há a necessidade de atribuir uma causa à doença, algo que faça sentido para seu sofrimento, para as transformações em sua vida familiar e profissional, para suas inquietações.

O câncer leva a mãe a buscar um sentido para essa experiência: ser mãe de uma criança com câncer. E a isso ela atribui um significado na medida em que passa a rever suas relações com a criança. Cuidar do filho doente reveste-se de inquietações, inseguranças e impotência diante do sofrimento dele. E a ameaça da perda iminente, quando o tratamento já não atingiu o efeito esperado, traz dor e angústia inexoráveis (Valle, 2004b).

Viana (2004) retrata a grande carga de responsabilidade que recai sobre a mãe da criança com câncer por ser ela quem permanece ao lado desta, na maioria das vezes, durante as consultas e as internações. As dificuldades das mães se exacerbam quando estas provêm de cidades distantes do hospital e têm poucos recursos econômicos e sociais de sobrevivência. As perdas referentes à separação da família e à quebra da rotina se justificam pelas queixas de saudade e pela preocupação com o marido, os filhos sadios, a casa, o trabalho. No entanto, além das perdas ocasionadas pela hospitalização, algumas vezes, mães e crianças têm de enfrentar perdas mais dolorosas, como quando morre um companheiro de tratamento.

Diante do exposto, tentar compreender o sentido das vivências de mães que acompanham o tratamento do filho com câncer remete-nos à complexidade de sentimentos e emoções pelos quais passam essas mães desde o diagnóstico, perpassando todo o desenrolar do tratamento até seu desfecho, que pode culminar na cura ou na morte do filho. Em ambos os casos, o sofrimento é inevitável. Quando há a "cura", ou melhor, com o final do tratamento, ainda haverá visitas frequentes ao hospital para consultas médicas de rotina, a fim de monitorar a criança no caso de uma recidiva. Quando há a morte, é evidente a dor que a perda do ente querido traz.

De acordo com Valle (2004b), a ameaça da perda do filho é algo impensável para a mãe que o criou devido à intensidade do vínculo afetivo estabelecido entre ambos. Ao deparar com o diagnóstico de câncer do filho, o mundo da mãe desmorona e o futuro se fecha em uma perspectiva de morte.

A PESQUISA: O MÉTODO FENOMENOLÓGICO NA INVESTIGAÇÃO DA VIVÊNCIA

A pesquisa que originou este capítulo se ocupou em investigar as vivências de mães quando ocorre a morte de uma criança com câncer no hospital, companheira de tratamento do filho. Embora não seja o próprio filho a falecer, esse momento parece permeado por sentimentos e emoções – pelos contatos realizados com aquela criança nas consultas, nas internações, pelos laços de amizade criados entre as mães e entre as crianças, pelo fato de as mães partilharem da mesma dor psíquica de cuidar de um filho com câncer.

Assim, tendo em vista a cronicidade do câncer, a vivência sofrida do tratamento por parte tanto das crianças como dos familiares – sobretudo da mãe, que é geralmente quem a acompanha – e a possibilidade de morte que ronda as crianças acometidas pela doença, na pesquisa investigamos o significado da repercussão da morte de crianças com câncer nas mães de outras crianças com câncer, quando estas são companheiras de tratamento daquela que veio a falecer.

Escolhemos a pesquisa qualitativa de inspiração fenomenológica baseada nas propostas de Giorgi (1985), Martins e Bicudo (1994), Forghieri (1991, 1993a) e Valle (1997), como recurso metodológico para buscar respostas às nossas interrogações. Essa escolha se justifica pela oportunidade dada ao pesquisador de "retornar às coisas mesmas", de acessar os significados atribuídos aos fenômenos pelos próprios sujeitos que o vivenciam (Forghieri, 1993a). Ou, como afirma Capalbo (1980 *apud* Simões e Souza, 1997), pelo fato de a fenomenologia estar voltada para o estudo da realidade social vivida em sua vida cotidiana.

Desse modo, o método fenomenológico se revelou como possibilidade de acesso às vivências das mães que experienciaram a morte concreta de crianças com câncer, companheiros de tratamento de seus filhos.

A psicologia fenomenológica fundamenta-se nas vivências humanas. Vivência pode ser entendida como o modo pelo qual a pessoa percebe e compreende suas experiências, nas mais variadas situações, atribuindo-lhes significados que, com maior ou menor intensidade, sempre são acompanhadas de algum sentimento (Forghieri, 1991, 1993b). Para Forghieri (1993a, p. 58), "as situações que alguém vivencia não possuem, apenas, um significado em si mesmas, mas adquirem um sentido para quem as experiencia, que se encontra relacionado à sua própria maneira de existir".

Para desvendar a vivência de um sujeito no intuito de compreendê-lo, o pesquisador busca informações fornecidas pelo próprio sujeito. Obter as falas dos participantes na pesquisa fenomenológica, por meio de entrevistas, possibilita acessar a vivência dos sujeitos e os significados a ela atribuídos. É possível acessar o fenômeno interrogado pela fala daquele que vivencia a situação estudada, pois com seu discurso descreve a situação que vivencia ou vivenciou. Assim, a entrevista pode ser mediada por uma única questão – a questão norteadora –, de modo que a pessoa tenha liberdade de expressar sua vivência da maneira que melhor lhe convém (Bruns e Trindade, 2001).

As mães colaboradoras do estudo engajaram-se na tarefa de descrever suas vivências diante da morte de um companheiro de tratamento do filho. As entrevistas com as mães foram realizadas no Ambulatório de Hematologia Infantil (AHEI) do Departamento de Puericultura e Pediatria do Hospital das Clínicas da Faculdade de Medicina de Ribeirão Preto da Universidade de São Paulo (HC – FMRP-USP). Esse ambulatório é chamado pela equipe de "Ambulatório de Curados". Nele são atendidas crianças com doenças hematológicas controladas e doenças neoplásicas malignas que já terminaram o tratamento.

Nesse ambulatório ocorreram os encontros com as crianças e as mães. As entrevistas foram realizadas no período em que as mães esperavam pelo atendimento dos filhos, nas cadeiras do ambulatório, na ausência de uma sala destinada para isso. As entrevistas foram iniciadas com a questão norteadora: "Possivelmente, você já vivenciou, aqui no hospital, situações em que uma criança é curada de câncer, mas também há situações em que o tratamento não é bem-sucedido e a criança acaba por morrer. Como é isso pra você?" Essa pergunta favoreceu as descrições do fenômeno em estudo, e fomos ampliando e aprofundando as falas das mães por meio de intervenções verbais, no transcorrer das entrevistas. Sem um tempo predeterminado, as entrevistas, ocorreram entre doze e 28 minutos.

Dessa forma, analisamos as entrevistas de sete mães cujos filhos haviam terminado o tratamento no máximo há nove meses, na época de obtenção dos depoimentos. Entre as crianças, havia três meninos e quatro meninas, com idade entre 3 e 10 anos, com diagnósticos de leucemias e tumores.

As entrevistas foram gravadas e transcritas para a análise compreensiva dos discursos. Foram realizadas leituras do material descritivo, tantas vezes quantas necessárias, até que as falas do sujeito, relacionadas com a questão norteadora, emergiram, possibilitando a apreensão das unidades de significado. Buscamos convergências e divergências entre as unidades de significado, construindo categorias temáticas. A repetição de temas indicou que foi possível chegar aos significados do fenômeno estudado. Por fim, foi feita uma compreensão com base nessas categorias temáticas, realizando-se uma descrição consistente da estrutura do fenômeno estudado. Por intermédio desse processo de análise compreensiva, é possível fazer a transformação da vivência humana em conhecimento significativo.

OS RESULTADOS: SOBRE O DISCURSO DAS MÃES

A análise fenomenológica das entrevistas revelou as seguintes categorias temáticas e subcategorias, considerando que os significados atribuídos pelas mães às vivências diante da morte de um companheiro de tratamento do filho deram-se de acordo com a maneira pela qual o fenômeno em questão se revelou, no contato direto com essas mães durante as entrevistas e, posteriormente, durante o procedimento de análise fenomenológica, nas leituras das transcrições.

SIGNIFICADOS DA MORTE DE CRIANÇAS COM CÂNCER NO HOSPITAL

A morte significa a perda de uma batalha contra o câncer e gera frustração e sofrimento

As mães rememoram a morte de crianças com câncer e revelam que gerava muito sofrimento e frustração.

> Por que morre? Por que a gente perde, depois que luta tanto? Isso aí nem os médicos podem explicar pra gente, ficar assim com uma criança, uma coisinha assim, já passa mal, já perde, já volta, só Deus pra saber mesmo...
>
> (Tulipa – mãe de Topázio)

A frustração advém da luta travada junto com a mãe que perdeu a criança, notando-se que a mãe entrevistada venceu e a outra não.

> Eu mesma fico frustrada, porque a gente torce pelos companheiros da gente para correr tudo bem, como com a gente ocorreu. Toda perda que acontece, pra mim, sei lá, é uma frustração e tanto.
>
> (Camélia – mãe de Cristal)

A morte do companheiro de tratamento traz a possibilidade da morte do seu filho

O medo aparece como sentimento predominante. Está presente durante o tratamento, na possibilidade de morte – quando a criança tem alguma intercorrência ou quando morre um companheiro de tratamento.

> Quando a gente sabe que aconteceu uma coisa dessas [a morte de uma criança], é uma tristeza, meu Deus do céu, dá medo de acontecer com a gente.
>
> (Camélia – mãe de Cristal)

A recidiva da doença como possibilidade de morte

A ameaça da recidiva significa medo da morte. E a recidiva, segundo as mães, evidencia viver uma nova jornada de tratamento, reconhecendo que o retorno da doença, na maioria das vezes, possibilita menores chances de cura.

> E quando fica curado, que volta, aí a gente tem... Leucemia que volta é muito agressiva, não aguenta nem transplante... Não tem explicação, eu acho que, sei lá, nem eles têm explicação né... Acontece.
>
> (Tulipa – mãe de Topázio)

A fé em Deus e na equipe médica como fonte de apoio para o enfrentamento da doença e do tratamento

Para as mães, Deus e a equipe de saúde foram os responsáveis por terem conseguido superar a situação de doença.

> Eu já confiava muito em Deus, depois desse problema dela, aí, meu Deus, é só Ele mesmo, porque é só Ele e os médicos, a gente confia primeiro em Deus e nos tratamentos dos médicos.
>
> (Petúnia – mãe de Pérola)

VÍNCULOS AFETIVOS SÃO FORMADOS ENTRE AS MÃES CUJOS FILHOS ESTIVERAM EM TRATAMENTO ONCOLÓGICO

Sofrer junto com a mãe que perdeu o filho

Como o tratamento oncológico é longo, as mães formam uma rede de relacionamento dentro do hospital. Elas tentavam imaginar o que a mãe que perdeu o filho sentia, com grande carga de sofrimento.

> Elas ficam desesperadas, né, elas não pensavam que ia chegar a esse ponto... Ficam muito desesperadas, querem ajuda de qualquer jeito, mas a gente é igual a elas, a gente não pode fazer nada, né. O sofrimento é muito, mas a gente também não pode fazer nada, se Deus quis, ninguém pode mudar.
>
> (Azaleia – mãe de Ametista)

O tratamento oncológico como uma batalha na qual lutavam e sofriam juntas

Algumas mães revelaram que o sofrimento delas, como expectadoras da morte da criança, poderia ser o mesmo que o da mãe que perdeu o filho, tamanha a intensidade do sentimento. As mães revelaram que durante o tratamento oncológico elas se apoiavam e se ajudavam, ao dividir as angústias e as informações acerca dele.

> Dói demais, menina, igual, eu falando com você, você sempre fala assim: "Com certeza, com certeza". Mas só a outra mãe que está vivendo que sabe a verdadeira dor. Porque não tem como, você imagina, mas só viver mesmo, só a outra. Não que eu estou te descartando, mas só uma mãe para entender a outra. Hoje mesmo a gente tava conversando isso aqui. Só quem tá vivendo o problema sabe quanta dor a outra tá sentindo também.
>
> (Camélia – mãe de Cristal)

A perda do contato com outras mães que conheceram durante o tratamento do filho

Perder o contato com mães que conheceram durante as visitas ao hospital as faz pensar se aquela criança faleceu, se terminou o tratamento ou, simplesmente, se vai ao hospital em dias que não coincidem com os retornos de seus filhos. De qualquer forma, essa verbalização é um indício de que essas mães se preocupam umas com as outras, desejando saber como estão enfrentando a doença, como as crianças estão de saúde.

> Com umas mães a gente via assim, mas não conversava, não, não tinha amizade. Agora com outras a gente tinha amizade, às vezes ficavam internadas juntas... E teve outras aí, mas eu não conhecia, né, a criança. Porque, quando eu estava no tratamento que eu vinha, ela já tava aí, mas agora também não vi mais.
>
> (Orquídea – mãe de Ônix)

As mães entrevistadas deixaram mensagens para as mães cujos filhos ainda estão em tratamento

> Quando eu vejo alguém passando pelo mesmo que eu, eu falo: "Não se preocupe, não, tenha fé em Deus. Tem que ter força porque, como você, vim também desanimada, aquela esperança. Ah, será que vai dar? Será que não vai dar?" Não adianta, tem que pensar uma coisa positiva.
>
> (Jasmim – mãe de Jade)

LEMBRANÇAS DAS VIVÊNCIAS DURANTE O TRATAMENTO DO FILHO

As mães relembraram muitas situações durante as entrevistas. A oportunidade de falar sobre suas vivências durante o tratamento dos filhos possibilitou a lembrança de crianças que faleceram e outros momentos de intenso sofrimento durante o tratamento do câncer.

As mães lembram a morte de companheiros de tratamento do filho

> A K., você lembra dela? Nossa, quando a gente ficou sabendo foi um choque total... A D., nossa... Principalmente a D. A C., quando eu fiquei sabendo dela, também fiquei muito chocada, sabe?
>
> (Azaleia – mãe de Ametista)

As mães lembram momentos sofridos do tratamento

> Ficar aqui era muito ruim, Nossa Senhora... Não tenho nem saudade daqui mais, aí é muito ruim, Nossa Senhora. Você fica doida para acabar o tratamento, não sabe o que vai acontecer. É muito ruim ficar aqui, muito ruim, muito ruim.
>
> (Orquídea – mãe de Ônix)

ESTAR NO AHEI APÓS O TRATAMENTO SIGNIFICA A VITÓRIA SOBRE A DOENÇA

Algumas mães afirmaram que o término do tratamento, o fato de estar frequentando o AHEI – o "Ambulatório de Curados" – significava ter passado pelo tratamento e vencido o câncer.

> É por isso que eu falo, essa doença, Deus me livre, é terrível. Por isso eu rezo a Deus todos os dias, a gente sabe o risco que tem e chegar até um ponto desse (estar no AHEI) não é um passo, não, são vários passos.
>
> (Camélia – mãe de Cristal)

A categorização das falas das mães possibilitou um primeiro movimento em direção à compreensão de suas vivências, mas é preciso articular as categorias temáticas para realizar uma descrição consistente da estrutura do fenômeno estudado. Apresentamos a análise das falas das mães participantes da pesquisa, buscando sintetizar as unidades de significado emergentes a fim de compreender os sentidos atribuídos por elas às vivências.

COMPREENDENDO AS VIVÊNCIAS DE MÃES DE CRIANÇAS COM CÂNCER QUANDO MORRE UM COMPANHEIRO DE TRATAMENTO NO HOSPITAL

Com a possibilidade de falar sobre suas vivências durante o tratamento dos filhos, as mães entrevistadas trouxeram lembranças de momentos de intenso sofrimento, como a queda do cabelo, a realização de um procedimento doloroso como a quimioterapia intratecal, a internação e a morte de companheiros de tratamento. Diante da possibilidade de ressignificarem essas experiências, as mães revelaram significados que a morte tem para elas na situação estudada. Usamos a metáfora de uma batalha, que é o que as mães elucidaram durante as entrevistas, para falar sobre o tratamento oncológico. E realmente é esse o sentido atribuído ao câncer e a seu tratamento: uma batalha que deve ser vencida a qualquer custo.

Quando as mães entrevistadas relembravam a perda de uma batalha, ou seja, a morte de uma criança com câncer no hospital, havia um sentimento de frustração muito grande que gerava sofrimento e era revivido durante nossos encontros não sem lágrimas nos olhos.

Demonstravam certa indignação perante a morte de crianças com quem conviveram durante parte do tratamento, especulavam a fatalidade dessas mortes e os sentimentos que a mãe cujo filho faleceu tinha diante da perda da batalha contra o câncer e a ausência do filho. De certa forma, identificavam-se com essas mães, colocando-se no lugar delas e imaginando a dor que sentiriam se fossem seus filhos a falecer.

As mães participantes da pesquisa pareciam lamentar profundamente que elas tivessem vencido a batalha, pois estavam no AHEI naquele momento, e aquela mãe, com quem haviam lutado, perdera. Rosa, mãe de Rubi, deixa isso explícito quando diz: "Você está na mesma luta que as pessoas, você vence; e a pessoa também lutou, passou pelo mesmo que você passou, e não consegue... é triste, né?"

É possível afirmar que, por dividirem a dor de ter um filho com câncer, essas mães se identificavam, lutavam e sofriam juntas, sendo cada perda sentida no coletivo, o que despertava um sentimento de compaixão umas pelas outras.

Da mesma forma, a morte de uma criança companheira de tratamento evidenciava a possibilidade de morte do próprio filho. As mães entrevistadas trouxeram esse relato com bastante pesar, pois vivenciaram essas situações com o medo constante da perda. O medo da morte permeia todas as etapas do tratamento – do diagnóstico ao seu desfecho, seja com a morte ou a convivência com a possibilidade da recidiva após o término do tratamento.

As mães relataram o medo de forma explícita diante da morte de uma criança no hospital, pois esse fato trazia a concretude da morte de uma criança por câncer que fazia um tratamento naquele hospital, com a mesma equipe médica, convivendo no mesmo espaço físico, dividindo as mesmas dificuldades e angústias que ela e o filho. E a possibilidade da morte é um dado de realidade daqueles que enfrentam a batalha contra o câncer.

As mães relataram também as fantasias vividas a respeito da notícia de morte de uma criança, veiculada pelos corredores do hospital. Buscavam explicações e causas para a morte e para os sentimentos que esta lhes despertava. Tulipa, mãe de Topázio, revela a representação da dualidade da quimioterapia, que trata o câncer, mas, por ser invasivo e agressivo, provoca sofrimento e dor, podendo até mesmo levar à morte.

O medo aparece, do mesmo modo, com a ameaça de recidiva. Estar no AHEI, com o filho que terminou o tratamento oncológico, é visto como uma vitória contra o câncer. Contudo, não uma batalha totalmente vencida, pois as crianças ainda não eram consideradas curadas e tinham uma jornada de cinco anos pela frente antes da notícia tão esperada de cura. E, durante essa espera, mães e filhos teriam de conviver com a possibilidade de recidiva, que evidencia a volta da doença e um reviver uma nova batalha, mais difícil e com menores chances de vitória.

A fé em Deus foi trazida pelas mães como um pilar de sustentação para o enfrentamento da doença e do tratamento. O apoio buscado na religião revelou uma importante fonte de força e confiança em si mesmas e na possibilidade de vencer a batalha.

A fé trazia esperança e fortalecia a confiança dessas mães na equipe médica e nos demais profissionais de saúde, que eram vistos como corresponsáveis pela superação da doença. Como relata Jasmim, mãe de Jade, "É muito bom pensar em Deus, confiar em Deus... Tem os médicos para tratar, mas, se Deus não puser as mãos neles, eles não vão curar ninguém... Peço a Deus para guiar eles, para salvarem os filhos da gente".

Essas mães tiveram uma convivência intensa durante a realização do tratamento, nas visitas ao hospital para consultas ambulatoriais, internações, quimioterapia, ou por encontros ocasionais na Casa de Apoio do GACC[1]. Pela longevidade do tratamento, muitas mães se encontravam por várias vezes e tinham a oportunidade de formar vínculos afetivos que podiam durar apenas o momento que passavam juntas em uma internação ou se estender para além dos muros do hospital.

O contato entre as mães possibilitava-lhes dividir medos e angústias, trocar informações sobre a doença e o tratamento, além de buscar apoio umas nas outras nos momentos de aflição. Elas revelaram um sofrimento diante da morte de uma criança, que era solidário com a mãe que perdeu o filho. Tentavam imaginar o que ela sentia, em um movimento de empatia e reciprocidade.

Aquela morte gerava impotência diante do sofrimento de uma mãe para cuja dor não havia consolo e perante a inevitabilidade da situação. O sofrimento das mães entrevistadas poderia ser considerado igualável ao da mãe que perdeu a criança, pois se colocavam no lugar desta e não era possível medir a intensidade da dor compartilhada.

Por ser a luta contra o câncer uma batalha na qual enfrentavam o inimigo e compartilhavam a dor e o sofrimento, as mães se

---

1 O Grupo de Apoio à Criança com Câncer (Gaac) é uma entidade filantrópica situada dentro da Universidade de São Paulo, *campus* de Ribeirão Preto. Possui uma casa de apoio aos pacientes que estão em tratamento oncológico no Hospital das Clínicas da Faculdade de Medicina (HC/FMRP/USP), cedida pela Universidade.

Psico-oncologia – Caminhos e perspectivas

preocupavam umas com as outras, desejando saber como estavam lidando com a doença, mesmo se distantes, e como estava a saúde dos filhos.

Quando perdiam o contato com uma dessas mães, tentavam imaginar como estariam, se a criança havia terminado o tratamento ou falecido. De qualquer forma, sendo o desencontro circunstancial ou um movimento de autoproteção, este significaria uma distância ótima para ressignificarem a ambivalência desses contatos, que possibilitavam relembrar o sofrimento advindo do tratamento mas também ter notícias de amigas e companheiras de batalha.

Se o câncer e seu tratamento são uma batalha a ser encarada, essas mães seriam guerreiras que, juntas e apoiadas na fé e na confiança na equipe médica como instrumentos de luta, sentiam-se capazes de enfrentar os percalços dessa jornada e lutar pelo bem--estar dos seus filhos.

ALGUMAS REFLEXÕES À LUZ DA PSICOLOGIA FENOMENOLÓGICA

Partindo do enfoque fenomenológico da personalidade, de acordo com a psicologia fenomenológica (Forghieri, 1993a), pretendemos dar sentido às vivências das mães de crianças com câncer quando um companheiro de tratamento morre, buscando a essência desse fenômeno. É importante frisar que esses sentidos aconteceram a partir do olhar intencional sobre o fenômeno e, portanto, dizem respeito ao significado que atribuímos a essa experiência, que não é a única forma nem a mais completa, mas uma maneira de compreender e significar o mundo que foi apresentado pelas mães colaboradoras da pesquisa.

O enfoque fenomenológico da personalidade apresenta características básicas do existir: "ser-no-mundo", temporalizar, espacializar e escolher (Forghieri, 1993a). "Ser-no-mundo" é o homem existindo, comportando-se, sentindo e relacionando-se com as coisas e as pessoas, atribuindo a elas um significado que lhes é próprio.

225

De acordo com a fenomenologia, o sujeito não pode ser visto separado do mundo, pois o objeto do conhecimento é o mundo vivido pelo sujeito (Carvalho e Valle, 2002).

Como "seres-no-mundo", as mães colaboradoras da pesquisa coexistiam em um mundo de significações, permeado de experiências de dor e sofrimento diante da situação imposta pelo câncer, por seu tratamento e pela possibilidade de morte. A essas experiências elas atribuíam significados e davam sentido à sua existência – o "ser-mãe-de-uma-criança-com-câncer".

Para Forghieri (1993a), o "mundo" engloba três aspectos simultâneos: circundante, humano e próprio. O mundo circundante consiste na relação da pessoa com o ambiente, com a concretude das situações vividas, e a adaptação é o modo mais apropriado de se relacionar com ele. O mundo humano é "ser-com-o-outro", em um encontro e na convivência com outros seres humanos; é por meio desses relacionamentos que a pessoa pode atualizar suas potencialidades. Por fim, o mundo próprio é a relação que a pessoa estabelece consigo mesma, que envolve a consciência de si e o autoconhecimento.

Do mundo circundante faz parte a situação de doença, ainda presente mesmo com o término do tratamento, a rotina de exames e consultas médicas periódicas, para monitorar a possibilidade de uma recidiva, e as notícias recebidas de morte de companheiros de tratamento. O estar fora de tratamento é vivência no mundo circundante, e as mães buscam ajustar-se a essa nova condição e conviver com as mudanças impostas pelas determinações da vida atual:

> Estou aqui para vencer, então vou fazer o que tiver que fazer para ele ser curado... e graças a Deus chegou o dia (estar no AHEI), e é o melhor dia!
>
> (Rosa – mãe de Rubi)

Durante o tratamento oncológico, o mundo circundante imposto às mães era constituído pelo hospital, pelas internações, por consultas de rotina e quimioterapia. Após o tratamento, à constituição desse mundo eram acrescentados a possibilidade de recidiva e o retomar a vida.

As mães tiveram de buscar recursos para o enfrentamento da doença e do sofrimento de ter o filho enfermo. E esses recursos foram encontrados no mundo humano, nas relações estabelecidas no cuidado da criança, entre a equipe e nos vínculos formados entre mães companheiras de batalha contra o câncer.

O mundo humano dessas mães era composto tanto pela equipe cuidadora quanto pelas outras mães. O cuidado da equipe hospitalar, médicos e demais profissionais de saúde foi visto como um "estar-com", como convivência, como busca de tratamento para a doença e consolo para o sofrimento:

> E os médicos sofrem junto com a gente... Eles não falam, mas eles sofrem junto com a gente... as enfermeiras... Não sei te explicar como que é.
>
> (Tulipa – mãe de Topázio)

Com as mães companheiras, o relacionamento era envolvido por solicitude, por compreensão de sentimentos e pelo compartilhar experiências. O apoio mútuo recebido foi importante recurso que essas mães tiveram durante o tratamento dos filhos. Quando morria uma criança no hospital, as mães sofriam junto com aquela que havia perdido o filho, fornecendo apoio concreto no momento de dor ou demonstrando empatia:

> É muito difícil... Você tá ali, não é o mesmo caso... Mas, quando você vê uma criança, você se apega... E de repente acontece de falecer... Aí, é muito duro tanto para a mãe quanto para as outras que estão juntas, porque eu acho que é a mesma coisa, o mesmo sofrimento, só muda o lugar da doença, mas os tratamentos são todos iguais... O sofrimento de todo mundo é igual.
>
> (Azaleia – mãe de Ametista)

À medida que as mães vão se reconhecendo e se reconstruindo na vivência pós-tratamento do filho, na relação com as demais mães, com a equipe de saúde, amigos e familiares, é possível desvendar um modo particular de visualizar as situações que vivencia. Essa perspectiva permite o encontro com o mundo próprio, com a consciência de si como mãe, cujo filho é portador de câncer.

As mães relataram frustração diante da morte de uma criança no hospital. A morte é a quebra da expectativa de cura, da possibilidade de vencer a batalha contra o câncer. Essa vivência é tida como se fosse experiência própria, em um processo de identificação com a dor da mãe que perdeu a criança.

A possibilidade de morte do próprio filho, trazida mais concretamente quando morrem companheiros de tratamento no hospital, é acompanhada de uma sensação intensa de angústia. As mães entrevistadas precisam nomear a angústia sentida para transformá-la em objeto concreto – o *medo da morte* – e, assim, conseguir compreender o que estão sentindo e enfrentar a situação.

"Ser-mãe-de-uma-criança-com-câncer" é ressignificar as próprias vivências na convivência e no relacionamento com as outras mães. A compreensão da angústia sentida, do medo da morte de seu filho, pode ser compartilhada e ampliada a partir da experiência do outro, que lhe é próximo, na convivência e na situação de enfrentamento do câncer.

> Eu lembro que, quando o T. faleceu, Cristal estava internada. O que aquele povo sofreu... E a gente vendo aquele sofrimento deles, a gente sofria junto com eles... Durante o começo do tratamento, quando fala que volta, o medo é um só... porque eu penso assim, se aconteceu com eles, pode acontecer com a gente...
>
> (Camélia – mãe de Cristal)

A morte da criança que foi companheira de tratamento do filho configura-se como possibilidade de refletir sobre os mundos próprios do universo do câncer infantil. A morte faz parte do mundo circundante, pois crianças morrem no hospital – isso é fato. Faz parte do mundo humano, na solidariedade das mães com aquela mãe que perdeu a criança, no compartilhar de sua dor. Faz parte do mundo próprio, pois há uma identificação com o sofrimento daquela mãe; a morte é condição para se constituir, para recuperar forças e continuar enfrentando o tratamento.

"Ser-mãe-de-uma-criança-com-câncer" diante da morte de companheiros de tratamento do filho mostrou-se uma maneira peculiar de existir. Forghieri (1993a) aponta as maneiras de existir: preocupada, sintonizada e racional. Elas se fundem na vivência e não podem ser consideradas de forma separada, mas sim como um alternar de experiências.

A "maneira sintonizada de existir" consiste em uma vivência de completa harmonia e plenitude, uma sensação de estar integrado com o mundo, em contato com os sentimentos. No entanto, para as mães de crianças com câncer, o existir sintonizado está presente em raros momentos.

Como seres racionais, necessitamos analisar as situações para adquirir conhecimentos e compreensão inteligível a seu respeito – o que consiste na "maneira racional de existir". As mães tentavam buscar causas para as mortes no hospital, responsabilizando, geralmente, o tratamento invasivo.

Tulipa, mãe de Topázio, durante a entrevista, tenta racionalizar e explicar sua percepção da morte de crianças no hospital e os sentimentos despertados nela e nas demais mães. Para ela, as mortes ocorriam sempre depois de uma quimioterapia:

> Ruim mesmo são as mortes... Fica todo mundo com medo. Mas ficar aqui no quarto com uma pessoa que faleceu eu nunca, nunca fiquei... Fiquei com a pessoa do lado e eu no outro quarto... A única coisa mesmo é que a gente fica sabendo do que aconteceu pelos outros... Eu não posso afirmar porque eu nunca vi nada, porque é sempre depois das quimios...
>
> (Tulipa – mãe de Topázio)

E, na situação de ter um filho com câncer, a "maneira preocupada de existir" predomina, mas as mães também vivenciam momentos de sintonia e a possibilidade de racionalizar e compreender a experiência vivida. Esta consiste em uma vivência global de insatisfação que varia de uma vaga intranquilidade até uma profunda sensação de angústia que ocorre em situações concretas ou não, mas chega a nos envolver por completo.

Camélia, mãe de Cristal, mostra-se uma "maneira de existir preocupada" ao falar sobre o medo de uma possível recidiva, mas consegue pensar na existência em sintonia com a realidade, sem a doença.

> Muito medo... Eu acho que eu não estaria preparada. Só se caso acontecer, aí tem que encarar, né? Mas eu não gostaria de passar por isso de novo, não. Eu agora estou vivendo o momento, ela tá bem... Eu estou vivendo bem, mas tenho pensamentos negativos às vezes...
>
> (Camélia – mãe de Cristal)

Segundo Heidegger (1971), os termos "existir" e "transcender" têm o mesmo significado, que é o lançar-se para fora de si mesmo, ultrapassar a situação imediata, *temporalizar*. As mães entrevistadas vivem e, ao mesmo tempo, transcendem a condição real da criança, ainda considerada doente, mesmo fora de tratamento. Relembram a angústia sentida nos momentos em que se viram confrontadas com a possibilidade de morte no passado, quando os filhos estavam em tratamento. Olham para o presente, no AHEI naquele momento da entrevista, com os filhos fora de tratamento, apenas em observação e manutenção dessa condição. Projetam-se no futuro, dali a cinco anos, fora do perigo de uma recidiva e de visitas frequentes ao hospital, exames e consultas. A vivência no tempo é permeada de expectativa, pois só ele responderá se o filho poderá ser considerado curado.

> ... Você tá apostando numa coisa que só o tempo vai responder se curou... Pelo menos o que me passaram é isso. Eles fazem diagnóstico, mas se vai ficar curado só o tempo vai responder... E aqui pelo

que eles falam é um procedimento muito demorado... A expectativa é muito grande mesmo. E não sei se sou eu, mas eu tenho muito medo...

(Camélia – mãe de Cristal)

Em seu "existir-no-mundo", o ser humano não vive apenas no ambiente no qual se encontra em determinado momento, mas ele o transcende (Forghieri, 1989, 1993a). As mães de crianças com câncer não se encontravam apenas ali no hospital. O espacializar consiste na vivência do espaço, que vai além do mundo circundante. É conseguir transportar-se, pelo pensamento, para outros lugares (Forghieri, 1991).

E a intensidade dessa vivência no espaço e no tempo varia de acordo com as oscilações que ocorrem em nossa "maneira de existir", ora com proximidade, ora com distanciamento, dependendo de nossa vivência, se sintonizada e integradora ou preocupada e angustiante.

Orquídea, mãe de Ônix, lembra-se da etapa em que o filho estava em tratamento e procura distanciar-se do ambiente hospitalar, mesmo estando ali presente durante a entrevista.

Estar doente com câncer é uma facticidade que impõe restrições das possibilidades tanto às crianças quanto das mães acompanhantes. Contudo, há caminhos possíveis e essas mães buscam alternativas para enfrentar a situação, mesmo sendo o futuro incerto e a morte uma probabilidade sempre presente.

Rosa, mãe de Rubi, mostra a confiança depositada em Deus e nos médicos como o caminho escolhido para encontrar forças e superar os percalços da batalha contra o câncer.

Eu sempre tive fé em Deus que tudo ia dar certo, desde o primeiro momento que eu fiquei sabendo que ele estava com leucemia. Aí eu me apeguei a Deus, tive fé... Sempre procurei fazer o tratamento certinho, porque o importante é você dar a medicação certinha, trazer nos retornos... Tem que trazer, fazer tudo certo, porque com a ajuda dos médicos, de Deus, da gente, tudo dá certo...

(Rosa – mãe de Rubi)

Jasmim, mãe de Jade, coloca afirmativamente sua liberdade de escolha diante da decisão de se apoiar na fé e no cuidado fornecido pela equipe hospitalar, arriscando-se na luta contra o câncer, assumindo a gravidade da doença e a possibilidade de morte.

Confiei [em Deus]... Não tive um pingo de medo, não tive nem tenho medo de nada. Creio em Deus e tá dando tudo certo, graças a Deus... E já conheci, na minha rua, pessoa com o mesmo problema que ela teve e morreu. Conheci outra também que tava acabando o tratamento e morreu...

(Jasmim – mãe de Jade)

A morte é uma possibilidade, mas não a única. As mães a reconhecem, temem-na, mas não ficam subjugadas a ela, encontrando coragem para assumir esse risco ao enfrentar o tratamento oncológico e para aguardar resposta dos médicos e do tempo sobre a cura do filho. "Ser-no-mundo" com o filho portador de câncer é olhar para o passado e projetar-se no futuro com suas diversas possibilidades.

CONSIDERAÇÕES FINAIS

Ao buscar uma compreensão das vivências de mães de crianças com câncer em situações de morte de companheiros do filho no hospital, utilizando o referencial fenomenológico, caminhamos com cuidado ao abordar o tema da morte – tão difícil de ser pronunciado em nossa cultura.

Possivelmente, essas mães viram na situação de entrevista uma relação com a situação de psicoterapia, e a abertura que percebemos para a colaboração na pesquisa foi um efeito desse encontro genuíno, que alguma vez já vivenciaram. E, de fato, a entrevista fenomenológica, pela abrangência que permite à pessoa entrevistada falar sobre suas vivências, possibilitou um efeito terapêutico que deu a oportunidade para as mães colaboradoras organizarem suas próprias experiências, relacionadas à temática do estudo.

Consideramos importante abordar o tema da morte, em especial para compreender como mães de crianças vivenciam a morte de outras crianças no hospital, pois é um assunto que permeia todo o desenrolar do tratamento do câncer infantil. Falar sobre morte apenas com quem está em situação de terminalidade não é suficiente, é preciso ampliar o contexto em que a morte se faz presente. Nossa expectativa é a de que nosso estudo contribua para a compreensão dessa realidade com vistas a auxiliar os profissionais envolvidos com essa demanda, na assistência às mães, aos familiares e às crianças com câncer.

No entanto, conhecer os significados atribuídos pelas mães a essa experiência tão particular não basta para uma compreensão mais abrangente. Acreditamos que mais estudos devam ser realizados, tanto com mães acompanhantes quanto com pais, irmãos e outros membros da família da criança doente, mas especialmente com a própria criança acometida pelo câncer, que é quem perdeu o amigo durante um tratamento a que ela também estava submetida.

As mães, guerreiras na batalha contra o câncer dos filhos, revelaram a amplitude de seu temporalizar, que não se deixou restringir pelas limitações impostas pela doença. Pelo contrário, todas as mães participantes escolheram o caminho do enfrentamento, transcender a situação de adoecimento, integrando à vivência as notícias de morte de companheiros do filho, e lançar-se em um mundo repleto de incertezas.

REFERÊNCIAS

ARRAIS, A. R.; ARAÚJO, T. C. C. F. "Recidiva *versus* cura: a vivência paradoxal da sobrevivência ao câncer na infância". *Revista Brasileira de Cancerologia*, v. 45, n. 3, 1999, p. 15-22.

BECKER, K. A. "Pronóstico de vida y secuelas del tratamiento del cáncer en los niños". *Revista Chilena de Pediatría*, v. 74, n. 5, 2003, p. 520-3.

BRASIL. MINISTÉRIO DA SAÚDE. PORTAL DA SAÚDE. *Setenta por cento dos casos de câncer infantil tem cura. Disponível* em: <http://portal.saude.gov.br/portal/aplicacoes/busca/buscar.cfm?inicio=41>. Acesso em: 10 jul. 2006.

BRUNS, M. A. T.; TRINDADE, E. "Metodologia fenomenológica: a contribuição da ontologia-hermenêutica de Martin Heidegger". In: BRUNS, M. A. T.; HOLANDA, A. F. (orgs.). *Psicologia e pesquisa fenomenológica: reflexões e perspectivas.* São Paulo: Ômega, 2001, p. 67-82.

CARVALHO, M. D. B.; VALLE, E. R. M. "A pesquisa fenomenológica e a enfermagem". *Acta Scientiarum*, Maringá, v. 24, n. 3, 2002, p. 843-7.

CHIATTONE, H. B. C. "A criança e a morte". In: ANGERAMI, V. A. (org.). *E a psicologia entrou no hospital.* 2. ed. São Paulo: Pioneira Thomson Learning, 2001, p. 69-146.

ELLIS, J. "A psychosocial adjustment to cancer treatment and other chronic illness". *Act Pediatric*, v. 89, 2000, p. 134-41.

FORGHIERI, Y. C. "Contribuições da fenomenologia para o estudo de vivências". *Revista Brasileira de Pesquisa em Psicologia*, v. 2, n. 1, 1989.

_____. "O método fenomenológico na pesquisa psicológica". In: SIMPÓSIO BRASILEIRO DE PESQUISA E INTERCÂMBIO CIENTÍFICO, 3, 1991, São Paulo. *Anais.* São Paulo: Anepp/PUC, 1991, p. 244-8.

_____. *Psicologia fenomenológica: fundamento, método e pesquisas.* São Paulo: Pioneira, 1993a.

_____. "A investigação fenomenológica da vivência: justificativa, origem, desenvolvimento, pesquisas realizadas". In: MACEDO, R. M. S. *Mapeamento da pesquisa em psicologia no Brasil. Cadernos da Anpepp*, n. 2, 1993b, p. 19-27.

GIORGI, A. *et al. Phenomenology and psychological research.* Pittsburgh: Duquesne University Press, 1985.

HEIDEGGER, M. *El ser y el tiempo.* Trad. J. Gaos. México: Fondo de Cultura, 1971.

LOPES, L. F.; CAMARGO, B.; BIANCHI, A. "Efeitos tardios do tratamento do câncer infantil". *Revista da Associação Médica Brasileira*, n. 46, v. 3, 2000, p. 277-84.

MARTINS, J.; BICUDO, M. *A pesquisa qualitativa em psicologia: fundamentos e recursos básicos.* 2. ed. São Paulo: Moraes/Educ, 1994.

MELO, L. L. "'E a luz está se apagando...' – Vivências de uma criança com câncer em fase terminal". *Revista Brasileira de Enfermagem*, Brasília, v. 2, n. 4, 1999, p. 566-75.

RODRIGUES, K. E.; CAMARGO, B. "Diagnóstico precoce do câncer infantil: responsabilidade de todos". *Revista da Associação Médica Brasileira*, n. 49, v. 1, 2003, p. 29-34.

SIMÕES, S. M. M.; SOUZA, I. E. O. "Um caminhar na aproximação da entrevista fenomenológica". *Revista Latino-americana de Enfermagem*, Ribeirão Preto, v. 5, n. 3, 1997, p. 13-7.

TORRES, W. C. *A criança diante da morte. Desafios*. 2. ed. São Paulo: Casa do Psicólogo, 2002.

VALLE, E. R. M. *Ser-no-mundo-com-o-filho portador de câncer: hermenêutica de discurso de pais*. 1988. Tese (doutorado em Psicologia) – Instituto de Psicologia, Universidade de São Paulo (SP).

_____. "Discurso de pais de crianças com câncer". In: CASSORLA, R. M. S. (org.). *Da morte: estudos brasileiros*. Campinas: Papirus, 1991, p. 181-94.

_____. *Câncer infantil: compreender e agir*. Campinas: Editorial Psy, 1997.

_____. "Acompanhamento psicológico em oncologia pediátrica". In: ANGERAMI, V. A. (org.). *O atendimento infantil na ótica fenomenológica-existencial*. São Paulo: Pioneira Thomson Learning, 2004a, p. 83-105.

_____. "Dor psíquica: significados do cuidar de um filho com câncer". In: ANGERAMI, V. A. (org.). *Psicossomática e psicologia da dor*. São Paulo: Pioneira Thomson Learning, 2004b, p. 53-61.

VALLE, E. R. M.; VENDRUSCOLO, J. "A família da criança com câncer frente o diagnóstico da doença: encontros iniciais com a psicóloga". *Pediatria Moderna*, v. 32, n. 7, 1996, p. 736-51.

VARGAS, L. "Cáncer en pediatría: aspectos generales". *Revista Chilena de Pediatría*, Santiago, n. 4, v. 71, jul. 2000.

VENDRUSCOLO, J. "A criança curada de câncer: modos de existir". In: VALLE, E. R. M. (org.). *Psico-oncologia pediátrica*. São Paulo: Casa do Psicólogo, 2001, p. 247-92.

_____. "Visão da criança sobre a morte". *Revista Medicina*, Ribeirão Preto, v. 38, n. 1, 2005, p. 26-33.

VIANA, L. G. *Mães-acompanhantes de filhos no tratamento do câncer: um estudo compreensivo*. 2004. Dissertação (mestrado em Psicologia Clínica) – Universidade Católica de Pernambuco, (PE).

YAMAGUCHI, N. H. "O câncer na visão da oncologia". In: CARVALHO, M. M. M. J. (org.). *Introdução à psicconcologia*. Campinas: Livro Pleno, 2002, p. 21-34.

8. O CONTATO COM A MORTE DE PACIENTES NO SERVIÇO DE ONCOLOGIA HOSPITALAR

Carmen Maria Bueno Neme
Caroline Garpelli Barbosa
Daniela Taborianski
Priscila Checoli Figueiredo
Rebeca Mueller Kakuda
Salvador Loureiro Rebelo Júnior
Carolina Brito de Azevedo Amaral
Mariana Marzoque de Paiva

Ao longo dos anos de trabalho em psicologia hospitalar, especialmente em psico-oncologia, pudemos observar, com muita frequência, que a morte de pacientes afeta os profissionais de saúde de diferentes maneiras. Alguns buscam tocar no assunto, outros solicitam que o tema da morte seja inserido em programas psicoeducativos ou grupos temáticos disponibilizados aos profissionais de enfermagem, além daqueles que se mostram aparentemente indiferentes ou evitam o tema. Entre médicos e profissionais de enfermagem, alguns expressam interesse em discutir a questão, enquanto outros falam da morte apenas de forma técnica e impessoal. No entanto, no conjunto da rotina do hospital, é difícil deixar de notar como a morte de um paciente em uma enfermaria acarreta um clima desesperançado, triste e silencioso, tanto entre os demais pacientes como entre os acompanhantes e os profissionais da equipe.

Na prática da psico-oncologia, constatamos que a morte de pacientes também nos afeta como membros da equipe, a despeito da busca de preparação teórica e da possibilidade de discutirmos os casos, considerando nossos sentimentos e vivências como pessoas-terapeutas em situação de atendimento.

A literatura na área da psicologia hospitalar – especialmente no campo da psico-oncologia – revela que a morte de pacientes no ambiente do hospital é encarada com dificuldade, confirmando que, para muitos profissionais, a morte ainda é um tabu, sendo vista como uma falha, um fracasso ou uma derrota (Costa e Lima, 2005; Souza e Boemer, 2005).

Abordando a questão da morte e do morrer com dignidade, Kovács (1994) ressalta que a cura de muitas doenças, possibilitada pelos atuais avanços médicos e tecnológicos, trouxe alívio para muitos pacientes, mas acarretou também maior dificuldade para aceitarmos a morte como etapa do ciclo vital. Os profissionais de saúde aparentemente se tornaram mais refratários à possibilidade de morte de seus pacientes, os quais, muitas vezes, são privados do afeto e da proximidade humana e confortadora no momento do morrer. Como assinala Leis (2003), no contexto hospitalar, não raro, por mais grave que seja o estado do paciente, fala-se apenas sobre as possíveis estratégias de prolongamento da vida e quase nunca sobre a preparação dele, da família e dos profissionais de saúde para a morte.

A despeito do reconhecido trabalho de Elizabeth Kubler-Ross (1981), que acompanhou pacientes e descreveu, de modo humano e sensível, os estágios pelos quais as pessoas passam no processo de enfrentamento de doenças graves e da morte, e apesar de esse trabalho ter sido fundamental para diminuir o tabu da morte na ciência ocidental, vemos pacientes e familiares desorientados e perdidos, bem como profissionais incomodados e confusos quanto ao que fazer, ao que sentir e como se comportar, entre outras questões pouco esclarecidas e não verbalizadas diante da morte dos pacientes.

Ao estudarem respectivamente médicos e enfermeiras em contato com a morte, Vianna e Piccelli (1998) e Costa e Lima (2005) identificaram as dificuldades pessoais e o despreparo profissional que esses profissionais geralmente sentem ao lidar com a terminalidade de seus pacientes.

Surpreendentemente, ao ouvir o paciente oncológico nos estágios terminais de sua doença, constatamos que nem sempre é a morte sua principal preocupação ou temor. É comum encontrarmos um grande sofrimento pelo medo do abandono, da solidão ou da dependência; pela separação da família e dos amigos próximos; pela preocupação com o futuro de filhos e cônjuges, além de outros problemas ou conflitos pessoais, considerados mais urgentes e carregados de emoções do que a possibilidade da morte (Neme, 1999; Neme, 2005).

Kovács (1994) também alerta para o risco de supervalorizar a necessidade do paciente de falar sobre sua morte, descuidando-se de outra ordem de preocupações, perdas e sofrimentos que podem ser mais importantes ou urgentes que o medo da morte física.

No entanto, a possibilidade do término da vida e a experiência de conviver com a morte no hospital inevitavelmente fazem emergir a necessidade de reflexão e compreensão desse fenômeno por parte dos profissionais de saúde, que também sofrem com o silêncio que cerca o assunto no cotidiano da vida e no espaço do hospital. A morte nos centros oncológicos ainda é muito presente – não só a morte do paciente, mas, simbolicamente, a da onipotência do profissional de saúde e o confronto com a finitude humana concretizada.

Ariès (1982) estudou a morte do ponto de vista histórico-cultural, demonstrando o caráter interdito que esta foi assumindo no decorrer dos séculos, passando do que ele denomina de "a morte domada", na época medieval, para a morte ocultada, nos séculos XIV e XV, com a introdução do uso dos caixões para esconder o corpo do morto, até se chegar à morte vergonhosa, no século XX. Não se fala sobre a morte; ela e o luto ainda são vistos como acidentes, algo que geralmente assusta e causa terror pelo desconhecido e ignorado.

Abordando os modos de lidar com a morte no mundo atual, Leis (2003) destaca que, mesmo com a morte escancarada todos os dias nos programas de televisão, os indivíduos não pensam na sua finitude ou na de seus entes queridos, mantendo a morte como algo interdito e oculto.

Cassorla (1991), tratando da dificuldade dos profissionais de saúde diante da morte, aponta o desconhecimento como uma das experiências mais desesperadoras, que acarreta, entre os profissionais, sentimentos de ambivalência e impotência. No entanto, o desconhecimento quase absoluto no campo científico sobre o fenômeno da morte e da experiência do morrer parece estar diminuindo gradativamente. Hoje, é possível encontrar pesquisas, relatos e tentativas de lidar com o assunto entre profissionais e pesquisadores. Alguns tentam superar o desconhecimento aproximando-se um pouco mais da possibilidade de compreensão do processo de morrer e da experiência daqueles que morrem em enfermarias e leitos hospitalares, frequentemente sozinhos e pouco assistidos.

Na psicologia, o desenvolvimento das várias áreas de interface com outras especialidades em saúde e o crescente aumento da participação do psicólogo em equipes hospitalares levaram à necessidade de revisão dos currículos dos cursos de formação e à sistematização de um corpo de conhecimentos geralmente desenvolvidos e ensinados em disciplinas intituladas Psicologia da Morte (Kovács, 1991, 2005; Borrego e Neme, 1996).

Assim, a psicologia da morte despontou como uma área de estudos que contribui para a abordagem dessa fase do ciclo de vida, considerando-a como etapa desenvolvimental a ser pesquisada e compreendida como as demais. Estudos sobre a morte, o luto normal ou complicado, além de trabalhos sobre a psicoterapia e o auxílio psicológico a pacientes, familiares e profissionais de saúde, têm se desenvolvido nos últimos anos, trazendo esclarecimentos e fundamentos importantes para instrumentalizar a prática do psicólogo com aqueles que se defrontam com a morte e as angústias que ela desencadeia (Kovács, 1992, 2005; Bromberg, 2000; França e Botomé, 2005; Azevedo, Neme e Dameto, 2005).

A influência do existencialismo e da fenomenologia, especialmente na psicologia e nas ciências humanas, permitiu a abordagem de temas humanos acerca da vida e da morte de forma abrangente e profunda, sobretudo com base nas obras de filósofos como Heidegger (2002) e Sartre (1990), entre outros, que discutiram o significado da morte na existência humana, contribuindo para a reflexão e a compreensão desse fenômeno inerente à vida (Erthal, 1990; Forghieri, 1993). Embora com pontos de vista divergentes sobre a consciência humana acerca da morte e de seu sentido na existência, Sartre (1990) e Heidegger (2002) colaboraram com argumentos e fundamentos filosóficos para a abordagem desse fenômeno, tornando-o presente e tão passível de ser tratado nos meios acadêmicos quanto qualquer outro tema humano.

Enquanto para Sartre a morte representa o fim do projeto humano e a angústia está vinculada à liberdade de escolha, para Heidegger é a morte que totaliza e dá significado à vida, colocando a angústia como decorrente da consciência do homem sobre sua finitude. Em face da certeza da morte, o "ser-no-mundo", o existente, defronta-se com a experiência do nada, da impossibilidade da existência e da falta de abertura para o futuro. Nesse sentido, ao abordar o adoecimento e a morte como possibilidades da existência, Valle (1997, p. 60) discute a dificuldade de "habitar" uma doença e com ela se familiarizar, levando o homem a se sentir ameaçado pela sensação de perda de seu mundo interior. Lembra, porém, que a morte não deve ser vista como derrota, mas como possibilidade presente desde o início da vida; trata-se da experiência mais pessoal e íntima em torno da qual todas as demais possibilidades existenciais se organizam.

Entretanto, a iminência da morte é vivida com angústia e pesar, especialmente quando ela é "anunciada" por um diagnóstico de doença grave como o câncer, visto ainda por muitos como doença fatal.

O CÂNCER E ALGUMAS POSSIBILIDADES DE DESDOBRAMENTO DA DOENÇA

A palavra "câncer" denomina um conjunto de doenças oncológicas diferentes, com causas, evoluções, tratamentos e prognósticos diversos. Qualquer célula do corpo pode sofrer alterações genéticas e deflagrar uma neoplasia maligna e afetar pessoas de qualquer idade, sexo ou raça, o que torna o câncer uma doença ainda assustadora e temida. De início frequentemente assintomático, o câncer exige tratamentos longos e difíceis para o paciente e a família, como cirurgias, quimioterapia e radioterapia, que visam conter a evolução do tumor ou eliminá-lo. Esses tratamentos podem acarretar sintomas colaterais, além de muitas perdas, mudando a rotina de vida e os papéis sociais e familiares dos doentes (Neme, 2005; Yamaguchi, 2003).

O prognóstico do câncer depende de fatores, como diagnóstico precoce, tipo de doença, estadio ou gravidade do tumor, órgão afetado, entre outros aspectos relacionados à doença e ao acesso do paciente a serviços e tratamentos que, a cada dia, vêm se desenvolvendo e trazendo novas possibilidades de controle ou cura (Inca, 2007).

Quando o processo cancerígeno é controlado, o paciente é considerado em remissão e os sintomas e a doença regridem. A remissão pode ser temporária; nesses casos, dá-se a recidiva ou o reaparecimento do mesmo tumor no mesmo local ou proximidades. Em outros casos, podem surgir novos tumores em outros órgãos ou partes do corpo, concebendo-se então a existência de um novo câncer. O paciente é considerado sob controle ou curado quando a remissão da doença é mantida por cinco anos no mínimo (Espíndula, 2001; Neme, 2005).

Quando o câncer não pode ser controlado, a doença evolui localmente, podendo comprometer órgãos vitais e em geral se espalhando em um processo metastático, em que as células cancerígenas são lançadas na corrente sanguínea e atingem órgãos e partes do corpo distantes do tumor original (Yamaguchi, 2003; Neme, 2005).

Nesses casos, o paciente recebe tratamentos paliativos, indicados para a redução de dores, desobstrução de órgãos e obtenção de melhor qualidade de sobrevida. A morte torna-se uma possibilidade mais próxima e o profissional de saúde precisa modificar o foco de suas intervenções e ações: da busca de cura para o acompanhamento da evolução da doença e o alívio do sofrimento do paciente (Schramm, 2002). Nessa fase, segundo Cassorla (1991), o profissional com frequência sente-se impotente e confuso quanto às funções para as quais se preparou em sua formação, destinadas à "cura" do paciente, e, diante de sua impossibilidade, sofre o impacto de uma trajetória terminal não desejada e sofrida.

FORMAÇÃO E TRABALHO DOS PROFISSIONAIS DE SAÚDE

A formação dos profissionais de saúde tem o enfoque da racionalidade, da técnica e da objetividade, o que, sem dúvida, é imprescindível para a realização de intervenções necessárias e adequadas. No entanto, a integração de emoção e razão, bem como a identificação de sentimentos e emoções que emergem em seu cotidiano na interação humana com outros seres humanos, mostra-se uma possibilidade para o cuidado e a saúde do profissional.

Ao descrever um programa de cuidados em Fortaleza (CE), Rodrigues e Braga (1998) apontam a diferença entre o curar e o cuidar e a dificuldade que o profissional de saúde frequentemente demonstra em cuidar, não só do paciente que não mais reage às intervenções curativas, mas também de cuidar de si, de sua saúde e de seu bem-estar. Esses autores citam o trabalho de Remen (1993) no qual este aponta os riscos advindos da repressão das emoções, que gera esgotamento psicológico, fadiga, tensão, hipertensão arterial e outras doenças relacionadas ao alto índice de divórcios, suicídios e outras ocorrências negativas entre os profissionais de saúde.

Pesquisando a correlação da Síndrome de Burnout (caracterizada por exaustão emocional, despersonalização e reduzida realização pessoal ligada ao trabalho) com o trabalho de médicos oncologistas, Glasberg *et al.* (2007) identificaram que essa síndrome é prevalente entre eles. A formação profissional, a rotina estressante do hospital, a repressão e a negação de sentimentos, ou o desconforto com emoções não esperadas, costumam levar o profissional de saúde a atitudes de distanciamento e de aparente frieza afetiva quando se defronta com as situações humanas de vida e de morte que permeiam o cotidiano de seu trabalho.

Ao pesquisar os mecanismos de defesa utilizados por auxiliares de enfermagem diante da morte de pacientes, Maia, Guimarães e Ribeiro (2003) apontaram que os profissionais travam verdadeiros embates pessoais, colocando-se em situações de intenso sofrimento, muitas vezes intoleráveis. Para se distanciar, utilizam defesas psicológicas e reações que os levam, muitas vezes, a condições mais sofridas, confundindo seus sentimentos com os do paciente e de seus familiares. Segundo os autores, a possibilidade de compreender suas defesas, identificar corretamente seus sentimentos e emoções, bem como a de aprender a lidar com as contradições de seu cotidiano profissional, permite que se tornem mais competentes para atender o paciente terminal e trabalhar a dimensão emocional em sua relação com o paciente e com a morte.

A consulta à literatura na área do enfrentamento das condições de trabalho impregnadas de situações de dor e morte de pacientes, em profissionais de saúde, indica, consistentemente, a necessidade de identificar processos e vivências desses profissionais e de criar mecanismos e programas que os preparem e ofereçam espaços de reflexão e apoio, considerados necessários para a melhoria de sua qualidade de vida e de trabalho (Neme, 2005; Amorim, Lopes e Bruscato, 2004).

Para isso propusemos este estudo, que visou compreender as vivências de profissionais em contato com a morte em serviço de oncologia hospitalar, no atendimento de pacientes internados ou em tratamentos ambulatoriais de quimioterapia e radioterapia, em um enfoque fenomenológico.

A PESQUISA EM PSICOLOGIA COM O MÉTODO FENOMENOLÓGICO

A fenomenologia, como movimento filosófico e método de estudo no campo das ciências humanas, desenvolveu-se principalmente com base em Husserl (1859-1938), em sua obra *Investigações lógicas*, propondo um retorno às "coisas mesmas", ou seja, um resgate da experiência humana, do mundo do vivido. Como nova proposta filosófica, a fenomenologia foi um dos movimentos mais importantes do século XX, questionando os fundamentos das ciências positivistas, em especial no campo das ciências do homem (Dartigues, 1992).

Segundo a perspectiva fenomenológica, nas ciências humanas, deve-se buscar compreender os fenômenos estudados, enquanto o foco nas ciências da natureza é o de explicar seu objeto de estudo (Pinto, 1996). O pesquisador fenomenológico busca apreender a essência do fenômeno que estuda e, de acordo com Holanda (2003), isso é possível com base em três elementos contemplados pelo método fenomenológico: redução fenomenológica, intersubjetividade e retorno ao vivido.

Conforme nos ensina Forghieri (1991), a redução fenomenológica consiste em uma atitude de abstenção de juízos ou pressupostos, realizando, ao mesmo tempo, um envolvimento existencial e um distanciamento reflexivo que permitem acessar os significados ou a subjetividade do sujeito. Para Bruns (2001), a redução fenomenológica permite acessar o fenômeno tal como ele é, resolvendo o impasse entre objetividade e subjetividade. As experiências prévias do pesquisador, seus conhecimentos anteriores acerca do tema pesquisado são considerados instância pré-reflexiva, a qual, no decorrer da pesquisa, se tornará reflexiva, auxiliando, posteriormente, na compreensão abrangente do fenômeno.

Na pesquisa fenomenológica, a intersubjetividade é condição para a apreensão dos significados que se revelam na relação entre o sujeito que pesquisa e o sujeito pesquisado, chegando-se, assim, a um importante elemento do método fenomenológico: o retorno ao vivido (Holanda, 2003). Para Valle (1997), esse retorno consiste na retomada do modo pelo qual o sujeito experiencia o mundo; é a base de todo o conhecimento humano e o que permite compreender o mundo do sujeito tal como ele o vivencia em seu cotidiano e o relata.

De acordo com Forghieri (1993), o mundo é constituído pelo conjunto de relações significativas no qual o ser humano existe, vivenciado como uma totalidade, que corresponde à convivência do homem com seus semelhantes, o "ser-com". Esse mundo próprio se cria na relação que a pessoa estabelece consigo mesma em sua existência concreta diante de suas possibilidades existenciais e pelo conhecimento dos significados de suas experiências ou vivências.

A vivência relaciona-se com o que Heidegger (2002) considerou o fundamento da existência humana do "ser-aí", o *dasein* ou o "existente"; ou seja, do indivíduo que, ao ser lançado no mundo, cria a si mesmo e a seu mundo por meio da linguagem, da experiência do tempo e do espaço. Temporalidade e espacialidade são fundamentos básicos da existência humana e consistem no modo individual de experimentar o tempo e o espaço – o que, segundo Forghieri (1993), permite a projeção do homem em direção ao futuro e à autotranscendência, relacionando-se ao modo de "ser-no-mundo", à personalidade e aos estados emocionais. No hospital, especialmente diante da possibilidade da morte, o tempo tende a ser vivido por pacientes e profissionais de modo bastante peculiar: ora é curto e apressado, ora é longo demais e tudo parece demorar uma eternidade. As diferentes possibilidades da vivência do tempo individual refletem e revelam o momento vivido (Stephan, 2002).

Ao tentar compreender as vivências de um sujeito, busca-se captar seu modo peculiar de "ser-no-mundo", o conjunto dos significados que atribui às suas experiências, da forma como são por ele percebidas. A influência da fenomenologia na psicologia causou uma revolução no modo de investigar os fenômenos psicológicos e compreendê-los, oferecendo um método novo e produtivo para investigar esses fenômenos, para além do que se pode observar e mensurar objetivamente.

A utilização do método fenomenológico, além de oferecer ao pesquisador um modelo de atitude e um novo modo de olhar para o fenômeno, exige a descrição rigorosa do fenômeno para que este possa ser mostrado em profundidade (Pinto, 1996). Ao clínico e psicoterapeuta, a abordagem fenomenológica permite acessar e acompanhar as vivências dos atendidos, auxiliando-os, na relação intersubjetiva, a apropriar-se dos sentidos e dos significados daquilo que experienciam, favorecendo o autoconhecimento e as novas escolhas diante de si e da vida. De modo semelhante, embora limitado, a entrevista nos moldes fenomenológicos com a finalidade de pesquisa favorece o contato do entrevistado com suas vivências e pode, dessa forma, propiciar maior integração entre pesquisa e prática profissional, imprescindível ao psicólogo que atua em hospitais (Forghieri, 1984; Valle e Françoso, 1999; Neme, 2005).

VIVÊNCIAS DOS PROFISSIONAIS DE SAÚDE EM CONTATO COM A MORTE

Para compreender as vivências de profissionais de saúde em contato com a morte em nossa realidade de trabalho, contamos com a colaboração de três médicos, uma enfermeira e cinco técnicos de enfermagem que trabalham no hospital situado em uma cidade do interior do estado de São Paulo. Esses profissionais têm entre 26 e 62 anos e atuam há mais de cinco anos na área da oncologia ou em ambiente hospitalar, exclusivamente ou não, em oncologia.

O Quadro 1 apresenta uma caracterização dos colaboradores da pesquisa, identificados com nomes fictícios.

Quadro I Caracterização dos colaboradores

Colaborador	Sexo	Filhos	Tempo de atuação profissional em oncologia	Profissão
Suzana	Feminino	Sim	12 anos	Téc. de enfermagem
Alessandra	Feminino	Sim	8 anos	Téc. de enfermagem
Renata	Feminino	Sim	6 anos	Téc. de enfermagem
Cristina	Feminino	Sim	7 anos	Téc. de enfermagem
Luíza	Feminino	Sim	5 anos	Enfermeira
Helena	Feminino	Sim	7 anos	Téc. de enfermagem
Gabriel	Masculino	Sim	15 anos	Médico
Arnaldo	Masculino	Sim	35 anos	Médico
Jonas	Masculino	Sim	25 anos	Médico

Com o objetivo de auxiliar os profissionais de saúde a relatar suas vivências diante do sofrimento e da morte de pacientes no cotidiano hospitalar, utilizamos a entrevista fenomenológica que constitui instrumento fundamental para a busca da descrição de experiências vividas pelos sujeitos diante da questão visada.

Compreende-se que, por meio da linguagem e de sua expressão pela fala ou discurso, o ser humano se desvela, manifestando-se plenamente. De acordo com Valle (1997), mesmo utilizando disfarces ou tentando esconder-se, o homem sempre acaba por revelar a sua realidade.

A entrevista nos moldes fenomenológicos parte de uma questão norteadora ou disparadora do tema abordado, buscando gerar reflexões do sujeito acerca de sua experiência. Questões subsequentes na entrevista, considerada uma relação interpessoal da qual o pesquisador é parte inerente, buscam facilitar ao entrevistado a aproximação e a apropriação dos significados essenciais daquilo que vive (Amatuzzi, 2001).

Em uma relação interpessoal próxima, entrevistador e sujeito participam do momento e o constroem, à medida que as vivências vão sendo reveladas de forma coparticipativa, aberta e empática, proporcionando a compreensão das vivências ao pesquisador e ao entrevistado, podendo também resultar em ganhos quanto ao autoconhecimento para o entrevistado (Neme, 2005).

O CONTATO COM OS PROFISSIONAIS E O PROCEDIMENTO PARA A REALIZAÇÃO E A ANÁLISE DAS ENTREVISTAS

Após aprovação do estudo, os profissionais foram contatados no ambiente de trabalho, ou seja, nas enfermarias do hospital e no ambulatório de quimioterapia e radioterapia. Convidados a participar do estudo, foram informados sobre os objetivos deste e sua relevância. Todos concordaram em participar e assinaram os termos de consentimento. Então, foi agendado um horário para a realização da entrevista em uma sala apropriada do ambulatório ou da enfermaria. As entrevistas foram gravadas em áudio e posteriormente transcritas.

Partimos de uma indagação geral: "Como eu lhe disse, a nossa pesquisa é sobre as vivências de profissionais de saúde em contato com o sofrimento, a dor e a morte de pacientes no hospital. Eu gostaria de saber como você vivencia isto... Pois, aqui no hospital, a gente vive várias situações em que a pessoa é curada e volta para casa, e também aquelas situações em que o tratamento não é bem--sucedido e a pessoa morre. Como é essa experiência para você em sua prática no hospital?"

A pesquisa foi recebida pelos profissionais como uma oportunidade de falar abertamente de suas experiências, sentimentos e emoções a respeito de um tema geralmente apontado como angustiante, tal como manifestado pelos colaboradores no momento do convite, apontando a importância de poder tratar desse tema. Após a realização das entrevistas e de sua transcrição na íntegra, fizemos leituras das transcrições, buscando apreender o modo como cada entrevistado se manifestou diante do tema e relatou suas experiências, conforme descreveu. Assim, os segmentos das falas dos entrevistados, nos quais se manifestavam os significados dados à vivência pesquisada – contato com a morte dos pacientes –, foram sendo destacados pelo pesquisador, com base em sua busca intencional. As unidades de significado foram agrupadas, em cada entrevista, permitindo a cada entrevistador/pesquisador e, posteriormente, ao grupo de pesquisadores o encontro de uma compreensão psicológica, identificando-se aspectos divergentes e convergentes em cada entrevista e no conjunto das nove entrevistas realizadas. Com essa forma de análise, chegamos a categorias temáticas que se mostraram básicas ou essenciais no relato das vivências dos profissionais.

APRESENTAÇÃO DAS VIVÊNCIAS

As vivências dos profissionais de saúde em contato com a morte foram relatadas tal como apreendidas por nós, pesquisadores, refletindo como captamos e compreendemos a experiência dos entrevistados. Em um primeiro momento, aprendemos seis categorias temáticas com suas respectivas subcategorias. As seis categorias representam as unidades de significados captadas a partir das descrições dos participantes sobre o fenômeno estudado. São elas: significados da morte do paciente, envolvimento emocional com o paciente, significados do sofrimento do paciente oncológico na trajetória do tratamento, significados de trabalhar em oncologia, modos de lidar com seus sentimentos, significados da religião e da fé em seu trabalho diante do sofrimento e da morte.

A seguir, apresentamos, em cada subcategoria, alguns fragmentos das falas dos entrevistados que esclarecem e ilustram a análise compreensiva descrita e possibilitam ampliar a apreensão das vivências dos profissionais de saúde em contato com a morte.

CATEGORIAS E SUBCATEGORIAS TEMÁTICAS

Significados da morte do paciente

Os profissionais vivenciam a morte dos pacientes com variados sentimentos, que significam dor e perda pessoal, comparada e identificada com a perda de pessoas próximas ou de familiares:

- a morte significa perda pessoal;
- a morte do paciente causa muito medo quando alguém da família adoece;
- a morte do paciente provoca reflexão sobre a morte de familiares;
- a morte do paciente traz lembranças muito tristes.

É uma perda, né? Você acaba se envolvendo de um jeito como se fosse parte de você... É como se fosse um sentimento de "perda" de um parente, de um ente querido...

(Renata – técnica de enfermagem)

Falar dos outros e dar força para eles é fácil. O difícil é quando é com a família da gente... Eu lembro que eu rezei tanto para ele se curar. Eu não sabia como seria ver meu pai aqui... Ia ser muito difícil.

(Cristina – técnica de enfermagem)

A morte no hospital também propicia aos profissionais diferentes sentimentos, impacto na vida e reflexão pessoal:

- a morte do paciente traz mistura de sentimentos difíceis;
- morte significa tristeza, sofrimento, angústia, dor, depressão;

- a morte do paciente significa uma parte de si que morre;
- a morte mostra necessidade de preparo pessoal para lidar com ela;
- a morte do paciente significa o fim de tudo;
- a palavra "morte" é difícil para todo mundo: ninguém se sente bem com ela.

> É uma coisa que chega a doer, na verdade... É difícil de explicar, não sei se você me entende...
>
> (Renata – técnica de enfermagem)

> Um aperto no coração, uma angústia... É difícil dizer, né? Aquela coisa te sufoca às vezes, até porque você fica inconformada com aquilo... É difícil aceitar a morte, é uma palavra difícil de lidar...
>
> (Renata – técnica de enfermagem)

> Eu acho que não vai ter ser humano nenhum que diga "Eu me dou bem com essa palavra". Então, é uma angústia... Dá um nó na garganta, um aperto no coração, eu acho que ela faz a gente sofrer...
>
> (Renata – técnica de enfermagem)

Assim, o contato dos profissionais com a morte faz que eles repensem a própria vida e possam verificar mudanças pessoais que decorrem das dificuldades do lidar com a morte no cotidiano, isto é, no próprio trabalho:

- a morte de pacientes traz reflexão sobre a vida e os valores;
- a morte do paciente interfere na vida pessoal e familiar;
- o sofrimento com a morte do paciente faz ver que o profissional é humano;
- a experiência de tratar de familiares em estado terminal acarretou frieza;

Em casa, quando [os filhos] reclamam, eu falo: "Vocês não sabem o que é sofrimento..."

(Alessandra – técnica de enfermagem)

A gente acaba vendo a vida, a realidade, como ela é, que a gente realmente não é nada neste mundo...

(Suzana – técnica de enfermagem)

A vivência da morte dos pacientes também significa tristeza, desalento e desânimo, pela frustração relacionada com a dedicação profissional ao paciente e pela trajetória de sofrimento presenciada no decorrer do tratamento. Esses sentimentos envolvidos no processo de terminalidade do paciente demonstram as dificuldades vivenciadas por esses profissionais e indicam a necessidade de acompanhamento e apoio a eles:

- morte significa frustração, estresse, desesperança e perda de autoestima;
- o contato com a morte dos pacientes não traz nada de bom;
- a morte do paciente causa vontade de evitar contato com o ambiente do hospital e lembranças;
- a morte do paciente traz infelicidade e é um abalo para o profissional.

Ver aquela cena que acontece sempre, e você fica indignado de ver a pessoa falecendo ali naquele momento, e você de mãos atadas, porque não tem como socorrer, é um caso grave que não tem como reverter. Então é triste, sabe? A gente fica arrasada...

(Renata – técnica de enfermagem)

Na oncologia, se você for parar pra pensar, é um desânimo total.

(Alessandra – técnica de enfermagem)

Aparecem também nos relatos as vivências de inutilidade, relacionadas com a concepção de que, se o trabalho do profissional de saúde consiste em unicamente curar e isso não é possível, perde-se a função:

- a morte do paciente significa inutilidade do trabalho e da dedicação do profissional;
- a morte do paciente significa indignação, impotência e às vezes culpa por não ter podido fazer mais, representando falha do trabalho do profissional;
- a morte do paciente significa que o tratamento com ele não deu certo e a batalha foi perdida.

Você vê que aquilo que você fez não adiantou, foi como se fosse em vão todo o seu trabalho, todo o seu carinho, toda a sua dedicação... Por mais que a gente saiba que na maioria das vezes não tem mesmo retorno...

(Renata – técnica de enfermagem)

Mas é duro você ver a pessoa sofrer, entendeu? E lutar contra a morte, a coisa mais triste que tem é você ver uma pessoa parando, até mesmo de respirar. Você sabe que o grau da doença é muito altíssimo, que não tem retorno, não tem como reverter aquela situação e você não pode fazer absolutamente nada... Simplesmente olhar e olhar...

(Renata – técnica de enfermagem)

A descrença na eficácia do tratamento também aparece no relato de alguns dos profissionais entrevistados, o que parece relacionar-se com a baixa motivação no trabalho e revela a necessidade da troca de experiências entre pesquisadores e profissionais, visto que, ao olhar para os dados de pesquisa sobre mortalidade por cânceres, é possível verificar que com a crescente eficácia dos tratamentos, se diagnosticados precocemente, mais da metade dos cânceres tem cura. No entanto, um número elevado de pessoas só descobre a doença em estágios avançados, o que aumenta o índice de mortalidade e demonstra a importância do trabalho preventivo (Inca, 2007):

- a morte do paciente significa dúvida quanto ao que vale a pena nesse tratamento, gerando conflito e descrença nele;
- a morte do paciente é justificada pela doença e significa que o profissional luta com algo maior que ele (o câncer).

Parece que se está lutando com alguma coisa muito maior que a gente, que não temos domínio, que é essa doença... Eu vivenciei muitos casos. A maior parte não se recupera.

(Luíza – enfermeira)

Eu, particularmente, sou uma pessoa que não acredita em quimioterapia e radioterapia. Outro dia, eu estava falando que, se um dia eu souber que eu tenho, não vou fazer nada...

(Suzana – técnica de enfermagem)

O envolvimento com os pacientes também está presente na hora da morte:

- a morte do paciente é como perder alguém da família;
- a morte do paciente só não traz sentimento se o profissional for de pedra;
- a morte do paciente significa tristeza por não poder ver mais a pessoa.

Quando morre, é muito triste. Eu me apego demais a eles.

(Renata – técnica de enfermagem)

Por mais que a gente tente separar, a gente é humana, temos sentimentos. A gente fica guardando aquilo...

(Luíza – enfermeira)

A morte de crianças é uma das maiores dificuldades encontradas no trabalho dos profissionais de saúde. Imaginar as relações familiares que estão por trás do ser que adoece e morre também é um fator de identificação e sofrimento entre os profissionais:

- a morte de crianças e jovens significa que se chegou a nada e maior sentimento de perda e tristeza;
- a morte de crianças é chocante, traz muita tristeza, angústia e a ideia de que nunca se vai esquecer o que viu;
- a morte da criança e o sofrimento da mãe significam desespero e fazem pensar que a mãe nunca mais vai ver o filho, pegar no colo, sentir seu cheiro;
- a morte de uma criança, de um pai ou de uma mãe até dói no coração e no corpo.

Uma cena muito forte da filha morta com a mãe com ela no colo e gritando... Aquela coisa muito chocante, que é difícil de esquecer, fica na sua mente gravada "pro" resto da vida... É uma dor de perda, né? Que eu falo de crianças, a gente imagina que a criança nasce, cresce, fica adolescente, jovem, casa... E depois fica velhinho pra morrer...

(Renata – técnica de enfermagem)

Por que perder um filho: pra nunca mais ver de novo, pra nunca mais ter o contato de novo? É disso que nós, seres humanos, precisamos, né? Do contato, do dia a dia, de ver, o cheiro da pessoa, pegar... A ausência é uma dor muito forte, então eu acho que a gente sente isso...

(Renata – técnica de enfermagem)

Outras formas de compreensão também estão presentes, como a identificação com o trabalho, a presença da morte como inerente e síntese da vida e como fim do sofrimento, da dor:

- identificação com o trabalho que lida com a morte;

- a morte do paciente é natural, todos passam por ela;
- a morte do paciente, às vezes, significa fim do sofrimento;
- a morte é como a síntese da vida e mostra a importância dos profissionais que auxiliam o processo de morrer.

Eu me sinto vocacionado no que faço para a assistência a pacientes terminais, para compartilhar a morte de quem está aí...

(Jonas – médico)

Muitas vezes a morte vem na hora certa, acaba com o sofrimento.

(Gabriel – médico)

A morte é algo natural. Todos vão passar por ela.

(Luíza – enfermeira)

Cada paciente tem a sua história, tem o seu envolvimento, tem o seu desenvolvimento... E a morte de cada um deles é a síntese do que foi a vida. Uma vida mais desarmoniosa, uma vida sem um conteúdo mais elaborado do ponto de vista afetivo, social, emocional, acaba gerando um processo de morte muitas vezes assim também, e cabe a nós, médicos, e principalmente a vocês, psicólogos, tentar conseguir uma catarse, uma evolução, qualquer que seja ela...

(Jonas – médico)

Envolvimento emocional com o paciente

As vivências dos profissionais quanto ao envolvimento emocional com o paciente variaram de grande envolvimento até vivências de temor de se ligar pelo sofrimento com consequente distanciamento, chegando à frieza ou à tentativa de total afastamento.

Quando os vínculos são estabelecidos, o envolvimento dos profissionais de saúde com os pacientes traz consigo o reconhecimento das angústias de estar junto com o ser que morre:

- o apego ao paciente que morre significa lembrar-se dele a toda hora;
- o sofrimento do profissional é muito maior quando tem apego;
- quando o paciente morre, o envolvimento do profissional com ele e a família leva-o ao choro junto com esta.

Às vezes você sente que é uma pessoa fria, que cuida dos doentes... Mas não! Eu acho que é de paciente pra paciente. Tem uns que, sei lá, te tocam mais, tem outros que você cuida.

(Helena – técnica de enfermagem)

O paciente retornava para casa, depois ele voltava para fazer quimioterapia... Então você vai vendo que o paciente aos pouquinhos vai perdendo a autoestima, com a evolução da doença vai se acabando. E aí é muito triste...

(Suzana – técnica de enfermagem)

Eu, como médico, tenho que ter uma atuação técnica em que eu decido baseado no conhecimento acumulado da ciência e, obviamente, como ser humano, eu me envolvo com os pacientes e com as famílias, pelo meu perfil filosófico, religioso, ideológico.

(Jonas – médico)

Mas envolver-se com esses pacientes também significa recompensas, significando dar muito e receber muito de volta:

A gente se envolve demais com eles, não tem como, independente de idade, de cor, de raça... E é bem recíproco: o que você faz por eles você também recebe...

(Renata – técnica de enfermagem)

Ah, é ótimo quando a pessoa se cura, depois ela volta: "Você lembra de mim, quando eu tive aqui?" É outra pessoa. Quando ela faz tratamento de quimioterapia muda, cai o cabelo, fica bem assim, né? Depois você vê ela bonita de novo, como ela era, e é ótimo, muito bom mesmo. E eu já vi bastante curar também, então tem os dois lados, da alegria e da tristeza...

(Helena – técnica de enfermagem)

Alguns profissionais relatam a impossibilidade de não se envolver, identificando-se com o sofrimento do paciente e de seus familiares:

- é impossível não se apegar a alguns pacientes;
- o envolvimento com o paciente e a empatia com seu sofrimento são inevitáveis (o profissional é humano).

Acaba passando pra gente também, entendeu? Não tem como, só se você for de pedra, se não tiver um pingo de sentimento no seu coração... Falam que o enfermeiro é frio... Tem que ser frio... Mas é ser humano. Por mais que a gente tente se controlar, tente esquecer, é ser humano, né? Não tem como.

(Alessandra – técnica de enfermagem)

O reconhecimento da repercussão da postura de envolvimento perante os outros profissionais também é relatado, e tal envolvimento às vezes gera críticas de colegas:

Profissional e paciente, eu não sei trabalhar assim, infelizmente. Para alguns aí é fora de ética. Você tem que fazer isso, isso, acabou... Não, eu não consigo, eu me envolvo muito. Já havia comentado com você antes, eu me envolvo muito com os meus pacientes e com a família. Sabe, tenho amizade...

(Renata – técnica de enfermagem)

Alguns entrevistados relatam que o profissional de saúde não deve se apegar ao tratar o paciente oncológico, compreendendo o envolvimento emocional como algo indesejável tanto profissional como pessoalmente:

- o profissional deve fazer o melhor que pode, mas não se envolver com o paciente;
- envolver-se com o sofrimento do paciente afeta muito o profissional e pode inclusive significar não conseguir tratá-lo;
- o envolvimento do profissional com cada paciente que morre impediria seu trabalho;
- o sentimento de apego ao paciente traz dificuldade de separar o profissional do pessoal, inclusive levando esse sentimento para casa, para a família.

> Eu separo bem. Quando estou aqui, eu nem me lembro da minha casa; quando estou em casa, nem me lembro do hospital. Eu separo bem, senão não aguento.
>
> (Luíza – enfermeira)

> Eu acabo lidando com essa situação de uma forma crua: você faz sua parte. Às vezes você perde. Muitas vezes vai perder e vai ganhar.
>
> (Gabriel – médico)

Outros refletiram sobre a "frieza" do profissional, alguns por perceberem as consequências desse afastamento emocional em sua vida pessoal:

- muitos anos de trabalho em oncologia facilitam o não envolvimento;
- o fato de ter filhos traz a necessidade de não se envolver com o paciente;
- o menor envolvimento deixa o profissional menos marcado e fica mais fácil esquecer;
- a frieza desenvolvida pelo profissional influencia a vida pessoal.

Eu, como faz tempo que trabalho nesta área... No começo era até mais, nossa, quando comecei a trabalhar na enfermagem... Não é que você vai ficando fria, mas você vai aceitando. Você pensa: "Ah, foi bom pra ele..."

(Helena – técnica de enfermagem)

A gente tem crianças que vêm a óbito. Eu tenho crianças, sou mãe. Então eu procuro não me envolver. Eu faço a minha parte da melhor forma possível e procuro não me envolver com os pacientes...

(Luíza – enfermeira)

Eu, particularmente, aprendi a ser frio. Infelizmente, tem que ser frio. Não é mérito, não gostaria de ser assim. Acabei sendo frio. O que me afetou é que sou frio todo tempo: tanto pessoal como profissionalmente.

(Gabriel – médico)

Para alguns, o profissional de saúde precisa de apoio psicológico e ajuda para lidar com seus aspectos emocionais, vistos como inevitavelmente abalados por suas experiências com a dor e a morte dos pacientes e a dor dos familiares:

- o profissional é um ser humano; é frágil em tudo também;
- a profissão mexe muito com o estado psicológico do profissional;
- o profissional de saúde precisa de ajuda psicológica.

É difícil. A gente, da área da saúde, tinha que ter um acompanhamento psicológico paralelo.

(Suzana – técnica de enfermagem)

Então, você tem que trabalhar ali com o seu emocional, com o seu profissional, e saber também diferenciar. Mas tem horas em que a gente não aguenta...

(Renata – técnica de enfermagem)

É bem desgastante, viu? O psicológico da gente fica... Porque é fácil a gente cuidar e achar que ele sarou e foi embora, é ótimo, mas quando você se apega, às vezes ele se apega com a gente, aí você vê ele indo embora, aí fica difícil...

(Helena – técnica de enfermagem)

Significados do sofrimento do paciente oncológico na trajetória do tratamento

O sofrimento do paciente é vivenciado também como sofrimento para os profissionais, representando um "desmoronamento" emocional de ambos (profissional e paciente):

- o sofrimento do paciente evoca sentimentos de pena/pesar/dó;
- acompanhar a trajetória de sofrimento do paciente desde o começo do tratamento gera muito sofrimento e tristeza;
- o contato com o sofrimento do paciente traz a ideia de que é melhor morrer.

Tem pessoas que parece que vão embora rápido, fácil, sem sofrer. Tem pessoas que ficam lá sofrendo, sofrendo. Aí a gente se pergunta: "Será que precisa sofrer tanto assim pra ir embora?" Tem uns que vão muito rápido, fácil, não chega nem a fazer tratamento, não dá nem tempo de fazer... Eu acho que sofre a família, sofrem os filhos, sofre todo mundo de ver a pessoa ali sofrendo...

(Helena – técnica de enfermagem)

Tem hora que não dá pra você segurar, você desmonta mesmo...

(Suzana – técnica de enfermagem)

Para alguns entrevistados, o sofrimento do paciente e dos familiares traz sentimentos de empatia e vivências de identificação, levando-os a "colocar-se no lugar daquele que sofre":

Psico-oncologia – Caminhos e perspectivas

- ver o sofrimento do paciente provoca a necessidade de disfarçar os sentimentos de tristeza na sua frente;
- o sofrimento do paciente faz o profissional se colocar no lugar dele e da família;
- a evolução da doença é muito difícil e sofrida, sendo impossível esquecer o sofrimento do paciente e da família;
- o vaivém do paciente significa sofrimento para todos: paciente, família e profissionais.

Tem hora que foge da sua mente. Você tem que trabalhar com o seu emocional, com o seu lado de mãe, seu lado de filha, como com um paciente de mais idade que poderia ser seu avô. A gente acaba, assim, também muitas vezes se colocando no lugar daquela situação.

(Renata – técnica de enfermagem)

Além disso, os profissionais repensam a vida, o que de certa forma está relacionado com os temores perante a possibilidade de passarem pelas mesmas situações de doença e internação com seus familiares:

- o contato com a dor do paciente acarreta mudanças na vida pessoal;
- o sofrimento do paciente no hospital traz medo de ver algum familiar nessa situação.

Antes eu era muito apegada com coisa material, hoje eu não sou mais. A gente vê que nossa vida não é nada...

(Suzana – técnica de enfermagem)

Ah, é muito difícil. Eu tenho um irmão que está fazendo exame de próstata e deu PS1. Eu fiquei tão nervosa estes dias... Eu trabalho aqui, vejo como é sofrido. Outro dia eu cheguei e fiquei sentada ali atrás da guarita, só pensando nele. Se Deus quiser, não vai dar nada.

(Cristina – técnica de enfermagem)

O sofrimento do paciente também é vivenciado como frustração profissional, culpa, impotência por não poder ajudar e aliviar efetivamente essa condição:

- o sofrimento do paciente provoca frustração por não poder ajudá-lo mais;
- o sofrimento do paciente acarreta sentimento de culpa por não poder melhorar as condições dele.

> Eu tenho entendimento de que eu fiz o possível, eu fiz o que pude, mas a gente fica chateado por não poder fazer mais.
>
> (Gabriel – médico)

Esses profissionais refletiram sobre os limites da ajuda que podem dar, até mesmo para melhorar a qualidade de vida de seus pacientes:

- as mudanças na fisionomia pelas quais o paciente passa do início do tratamento até a morte são gritantes;
- a trajetória do paciente que vai piorando torna difícil manter o ânimo;
- o sofrimento do paciente que piora causa frustração e traz o pensamento de que nem na qualidade de vida se pode ajudar.

> Infelizmente, essa área da gente aqui na parte da oncologia é bem complicada, é bem difícil...
>
> (Renata – técnica de enfermagem)

> Ver o paciente como ele chega e como vai ficando no decorrer do tempo, do tratamento, faz pensar que nem na qualidade de vida podemos ajudar...
>
> (Gabriel – médico)

O sofrimento de pacientes debilitados, crianças e jovens causa maior tristeza e dor nos profissionais. No entanto, possibilita maior envolvimento:

- o sofrimento do paciente acarreta a necessidade de o profissional levar alegria para ele;
- o contato com pacientes debilitados ou crianças traz a necessidade de dar carinho e cuidar com amor.

Ele era muito jovem... É o que eu te falei, a gente acaba se envolvendo emocionalmente...

(Suzana – técnica de enfermagem)

Significados de trabalhar no setor de oncologia

O trabalho na oncologia é vivenciado como muito difícil e sofrido, pois traz tensão, estresse e sobrecarga emocional aos profissionais, exigindo muito deles, que estão em constante contato com a morte:

- esse trabalho é muito difícil;
- trabalhar com oncologia exige muito do profissional (rapidez e calma);
- esse trabalho mexe muito com o lado emocional do profissional;
- esse trabalho provoca a sensação de passividade e o sentimento de ter de ir levando a vida;
- ocorrem frustração e desânimo.

É muito difícil porque aqui a gente trabalha com doente de câncer, com a morte, é terminal...

(Suzana – técnica de enfermagem)

Essa parte da oncologia, se você for parar pra pensar, é um desânimo total. Parece que todo paciente vem, faz o tratamento e vai a óbito.

Parece que o seu trabalho não teve muito sucesso. A maioria vai a óbito. Tem uma hora que dá um certo desânimo.

(Alessandra – técnica de enfermagem)

Para tratar dos pacientes tem que ser rápida e ao mesmo tempo calma, sabe? Porque é um trabalho difícil, que tem que ter agilidade... Ser bem ágil no que você faz e ao mesmo tempo você tem que ter uma lentidão, tem que saber conversar...

(Renata – técnica de enfermagem)

Há dificuldade de lidar com o sofrimento do paciente. O sentimento de identificação e de temor perante a possibilidade de passar por experiências semelhantes está presente nos profissionais oncologistas, que se colocam no lugar do paciente.

A gente realmente não é nada nesse mundo, né?... Eu posso estar boa agora, mas amanhã eu posso estar no lugar deles, você não sabe disso... Ou minha mãe...

(Suzana – técnica de enfermagem)

A experiência dos profissionais que trabalham em oncologia traz conflitos causados pela descrença na possibilidade de cura do câncer e nos benefícios do tratamento:

- sentimentos de que o profissional não pode ajudar nem na melhora da qualidade de vida do paciente;
- conflito pela descrença de que a doença possa ser curada e, mesmo assim, ter de animar o paciente;
- crença de que a maioria dos pacientes com câncer morre, isto é, que a doença é incurável.

Eu sou meio cética com esta doença...

(Suzana – técnica de enfermagem)

Você tenta dar uma qualidade de vida e nem isso você consegue dar. Basta lembrar um trabalho que é feito por um jornalista dos Estados

Unidos que fotografou pacientes terminais. Fotografou o paciente quando chegava e depois que morria. É gritante a mudança de fisionomia.

(Gabriel – médico)

Muitos sentimentos acompanham o trabalho em oncologia, tais como tristeza, infelicidade e frustração, especialmente quando a desejada "vitória" não é alcançada e o paciente morre. Assim, não curar o paciente é permeado por significações negativas do trabalho e, quando o paciente não se restabelece, surge o sentimento de desânimo total – insucesso – e há dificuldade de aceitação:

- dificuldade de suspender um tratamento quando o paciente não está melhorando;
- infelicidade do profissional que não consegue curar seu paciente;
- a luta do profissional contra essa doença está muito aquém do esperado;
- o profissional fica chateado e triste quando não pode fazer mais nada;
- parece que todo paciente vem, faz o tratamento e morre (a luta do profissional com essa doença resulta em nada).

A vida é isso aí que a gente vê no dia a dia... É lógico que tem serviço que tem mais alegria, né? Você vai lá e só vê gente alegre. No hospital, claro que tem alegria também, mas tem mais tristeza...

(Helena – técnica de enfermagem)

Aquele período todo de dificuldade, porque não é fácil o tratamento, e lá no fim a pessoa acaba evoluindo a óbito...

(Renata – técnica de enfermagem)

A maioria dos casos a gente não consegue. Isso nos deixa frustrados nessa profissão. A gente luta, a gente conversa com o paciente, medica o paciente e no final não dá em nada. Isso ocorre na maioria das vezes.

(Luíza – enfermeira)

A felicidade dos profissionais de saúde está relacionada com a cura de seus pacientes, o que revela que lidar com a morte em oncologia é muito difícil e a frustração está presente na vida desses profissionais:

- a morte da maioria dos pacientes causa muita frustração;
- para trabalhar na área é preciso se acostumar com morte;
- o profissional seria muito feliz se curasse o câncer.

Nós seríamos muito mais felizes se conseguíssemos alcançar nossa meta: curar o paciente...

(Luíza – enfermeira)

É difícil porque aqui a gente trabalha mais com a morte...

(Suzana – técnica de enfermagem)

Busca-se também aceitar essas dificuldades de vários modos, entre eles resgatando bons momentos do trabalho, compreendendo que essa é uma "missão divina", obrigando-se a continuar e a lutar:

- em oncologia, algumas vezes se ganha, outras se perde;
- há o sentimento de que se deve continuar após perder uma luta;
- há o sentimento de vitória quando o paciente reage e de pena quando ele morre;
- há necessidade de deixar o tempo passar;
- é a resposta de Deus à sua antiga falta de coragem para enfrentar a vida e lutar.

Na oncologia, um dia está bom, outro dia você fica triste com o trabalho. E você vai indo... É a vida...

(Alessandra – técnica de enfermagem)

No começo, mistura muito. Depois, com o tempo, você vai se acostumando. Vai controlando a emoção. Dependendo, quando vai a óbito, você pensa: "Descansou".

(Alessandra – técnica de enfermagem)

Foi quando eu estava no meu quarto pensando e orando que uma conhecida minha ligou e disse que tinha essa vaga aqui para eu trabalhar. Eu acredito muito em Deus e foi ele que arrumou este emprego para mim.

(Cristina – técnica de enfermagem)

Diante dessas diversas significações para o trabalho em oncologia, destaca-se que esses profissionais necessitam de apoio e acompanhamento de outros profissionais, inclusive de espaços para "desabafar", o que é identificado por alguns entrevistados:

- é preciso ter espaços de diálogo;
- há necessidade de acompanhamento psicológico.

Às vezes é bom chorar, ter um lugar para desabafar.

(Gabriel – médico)

As dificuldades concretas do sistema público de saúde no Brasil, a necessidade de mudanças no modelo de assistência à saúde e a desigualdade de condições sociais dos pacientes também são identificadas pelos profissionais:

- há poucos funcionários, o que prejudica o atendimento e gera a sensação de que se podia fazer mais;
- o envolvimento do profissional é maior quando o paciente é carente ou a família o abandona;

- há falta do trabalho de psicologia mais constante no hospital (necessidade de mudança no modelo de assistência à saúde).

A gente também não pode dar muito porque, como você vê, é muito paciente e pouco funcionário. Então a gente podia se doar muito mais, mas não dá, né? É tudo muito corrido, então não dá tempo pra se doar, são catorze pacientes pra dois funcionários, fica difícil... Porque tinha que ter pelo menos três funcionários para ficar nos quartos.

(Suzana – técnica de enfermagem)

Chegam aqui, a maioria sai de casa de madrugada. A gente tem pacientes de outras cidades, sabe que o tratamento é demorado, vai um dia inteiro, então fica nervoso, fica ansioso, sabe, é um monte de fatores...

(Renata – técnica de enfermagem)

Outro dia, o menininho que não tinha... A avó dele não tinha dinheiro pra comprar Sustagem pra ele... Então, a gente não quer se preocupar, mas não tem jeito, mesmo, de falar "Não tô nem aí". Não tem jeito, até eu comprei Sustagem pra ele...

(Helena – técnica de enfermagem)

Eu não me omito às necessidades, fico muito entristecido, angustiado, amargurado em ver que o aparato institucional ainda está longe de valorizar este tipo de assistência, pautado por questões mercantis, financeiras e tudo mais. As instituições oferecem um espaço verdadeiramente evolutivo muito escasso na área psicológica, na área de psicoterapia, na área de individualizar contextos...

(Jonas – médico)

Referindo-se ainda às dificuldades no contexto de trabalho e à falta do psicólogo constante no hospital, o médico Jonas diz:

O serviço público melhorou sob o aspecto técnico-medicamentoso, mas piorou do ponto de vista da assistência psicológica, talvez pelo número de pacientes e pela falta de aprimoramento, e mesmo pela falta de quadro suficiente da psicologia. Esta instituição é um exemplo acabado disso, da falta do psicólogo dentro do hospital. Isso mostra o nível de desenvolvimento institucional que nós temos na área da assistência à saúde, e quando se fala que o atendimento deveria ser integral até se concebe isso, mas a prática é muito pobre... Vai do perfil de cada médico valorizar este ou aquele aspecto.

Modos de lidar com os próprios sentimentos

Como já vimos, os profissionais revelaram o modo pelo qual tentam superar as dificuldades diante do sofrimento e da morte dos pacientes no dia a dia. A necessidade de ajuda psicológica para lidar com os sentimentos é constantemente apontada.

Para alguns, fica mais fácil quando conseguem manter-se "frios" e emocionalmente distantes de pacientes e familiares. Mas, quando tentam não se envolver, alguns profissionais evitam os sentimentos. Já outros tentam evitar ou não demonstrar os seus sentimentos:

- reprimem-se os sentimentos: dificuldade de desabafar e chorar;
- disfarçam-se os sentimentos ante paciente e família.

Eu prefiro não pensar muito nisso... A morte deles me deixa triste.

(Cristina – técnica de enfermagem)

Para outros, o envolvimento, o carinho, a alegria e a dedicação dispensados ao paciente e a seus familiares facilitam o lidar com a rotina de sofrimentos e mortes no hospital:

- o carinho pelo paciente facilita lidar com os próprios sentimentos;
- conversar e brincar com o paciente melhora o clima tenso;
- é importante ir aos velórios e dar força à família, sempre que possível, para diminuir sua dor;

- é necessário tentar tratar bem a todos e sorrir para diminuir o sofrimento;
- é preciso aprender a lidar com a situação de morte do paciente de forma pessoal.

Eu acho que precisa conversar, brincar, tratar de forma diferente. Não eu profissional e ele paciente e só, e mais nada... Acho que assim fica mais fácil de lidar... Conversar com eles, brincar um pouco, acaba melhorando um pouco o clima tenso.

(Renata – técnica de enfermagem)

Então, a gente chora junto muitas vezes, chora junto com o paciente. Às vezes vou até no velório... A gente acaba criando um laço com a família do paciente.

(Suzana – técnica de enfermagem)

Outros ainda consideraram que o tempo de trabalho e a experiência na área da oncologia permitiram lidar com menor intensidade emocional com o sofrimento e a morte de seus pacientes:

- o tempo de trabalho facilita o lidar com a morte;
- aprende-se a conviver com a morte;
- após tantos anos de trabalho, procura-se o não envolvimento emocional.

Depois de anos atendendo pacientes em oncologia, a gente procura não se envolver emocionalmente.

(Arnaldo – médico)

Apego a gente sente porque tem uma convivência, acaba tornando o paciente seu amigo. Mas perdeu, acabou, continua de novo.

(Gabriel – médico)

Alguns profissionais relatam que a vivência com o sofrimento dos pacientes extrapola os limites do hospital, interferindo em seu cotidiano familiar e doméstico:

- em casa ou em férias, é difícil se desligar dos pacientes e do hospital;
- existe grande dificuldade de lidar com os sentimentos na vida pessoal;
- há necessidade de trabalhar com seu lado emocional;
- existem tentativas frustradas de separar o profissional dos sentimentos porque se é humano;
- são percebidas interferências na vida pessoal.

> A gente acaba se envolvendo com as coisas. Às vezes você estressa, leva pra casa. Quando fico longe do hospital – eu queria até saber por quê –, eu sonho com os pacientes, sonho com o serviço, sonho... Então eu não desligo, acho que é por isso que eu não descanso...
>
> (Suzana – técnica de enfermagem)

Os sentimentos de medo do adoecimento da família são relatados pelos profissionais:

> Minha mãe está doente, e eu tô cuidando dela também... Então a gente fica assim, meio sem vontade de nada, você num dá muito valor a nada... Você perde um pouco o valor das coisas
>
> (Helena – técnica de enfermagem)

Outros, como vimos, acreditam conseguir separar bem a vida profissional da pessoal, evitando interferências de suas experiências no hospital na vida privada.

A falta de diálogo entre a equipe também foi apontada como algo que dificulta descobrir modos de lidar com o sofrimento:

- a falta de tempo impede a conversa entre os colegas sobre o tema da morte;
- não se fala de como lidar com o tema da morte: não se sabe como os colegas o enfrentam;
- o acompanhamento psicológico do profissional poderia ajudar a desabafar/aliviar;

- existe dificuldade de chorar e de ter um escape.

Não tem tempo de conversar sobre isso, sobre a morte, como [os colegas] pensam... Eu não sei nem o que pensam a respeito, podíamos conversar...

(Luíza – enfermeira)

Ao lidar com a dissonância entre o "dever de curar" e a "perda do paciente", os profissionais de saúde buscam formas de aceitação:

- com admiração pela morte: única certeza que temos na vida;
- vendo a morte como fim do sofrimento que vem na hora certa;
- com sentimento de ter de passar por isso;
- pensando que o paciente descansou, e pronto;
- tentando se controlar e esquecer;
- deixando o tempo passar;
- procurando evitar pensar;
- aceitando que algumas vezes se ganha e outras se perde.

Eu sou um admirador da morte. É a única certeza que nós temos na vida. Muitas vezes vem na hora certa, acaba com o sofrimento.

(Gabriel – médico)

Significados da religião no trabalho, diante do sofrimento e da morte

A fé em Deus, a religião e as crenças são experienciadas como fontes importantes de auxílio para lidar com pacientes e familiares que sofrem no hospital, e ajudar os profissionais de saúde a aceitar melhor a morte, compreendendo-a de outra maneira. A crença em Deus é vivenciada com sentimentos de conforto e alívio, que se tornam uma justificativa ou um modo de compreender a morte como algo com significado, que confere algum sentido ao sofrimento do paciente.

Assim, a religião e a crença em Deus permitem elaborar compreensões da morte e da vida:

- a religião (espírita) ajuda a ver a morte por outro ângulo;
- a religião ajuda a aceitar a morte de outro jeito;
- a religião permite ver a vida como passagem rápida, que não termina aqui, começa lá;
- crer que só Deus cura;
- crer em Deus faz pensar que tudo tem sua hora, seu tempo determinado.

> Eu sou temente a Deus e creio que tudo tem a sua hora e o seu tempo determinado aqui. Tudo que você tem que passar aqui outra pessoa não vai passar por você ...
>
> (Renata – técnica de enfermagem)

> Minha religião me ajuda a enxergar de outro jeito... Eu acredito muito em Deus e acho que só ele pode curar.
>
> (Cristina – técnica de enfermagem)

A religião também é vista como auxílio no relacionamento com os pacientes e com os familiares, ajudando a confortá-los. No entanto, algumas famílias podem não compartilhar esse entendimento, o que indica a relevância de espaços de discussão que possibilitem aos profissionais de saúde um cuidar a partir da perspectiva também daquele que é cuidado:

> Você participa com a família, você escuta a família que não está mais aguentando, então não tem muito o que fazer... Mas, sei lá, eu sou espírita, então vejo a morte de um outro ângulo... Então, às vezes, eu tento conversar com eles, sabe? Explico que você vem cumprir o que tem que cumprir e vai embora... Eu tento passar isso pra eles, mas é difícil, na hora da dor, eles entenderem esse tipo de coisa.
>
> (Suzana – técnica de enfermagem)

CONSIDERAÇÕES FINAIS

No estudo que originou este capítulo, foi possível captar a vivência dos profissionais entrevistados em diferentes aspectos e dimensões de suas experiências diante do sofrimento e da morte de pacientes oncológicos: no cotidiano de seu trabalho, nos leitos do hospital e no ambulatório de oncologia. A morte do paciente é vivida como perda, dor, indignação, sofrimento pessoal, angústia, tristeza e com sentimentos de pesar, além de trazer empatia pelo sofrimento dos pacientes. Essa experiência extrapola o ambiente hospitalar, interfere na vida pessoal e familiar dos profissionais, leva a mudanças em seus valores e crenças e a temores quanto ao possível adoecimento e hospitalização de familiares, que passariam pelas mesmas dores e sofrimentos vivenciados pelos pacientes que atendem.

O sofrimento da família do paciente significa sofrimento e dor para o profissional; leva a aproximações e tentativas de dar apoio e atenção à família, mesmo após o óbito do paciente. A morte de crianças e jovens causa maior sofrimento a todos os profissionais, pois além de reflexões sobre a vida interrompida pela doença, com sentimentos de indignação e espanto, suscita identificação com as mães dessas crianças e jovens, especialmente nas profissionais que também são mães. A morte do paciente após uma trajetória de luta e muitos tratamentos provoca frustração, desânimo, impotência, tristeza, fracasso, derrota e culpa, com reflexões negativas acerca da utilidade de seu trabalho e da dedicação ao paciente, além do caráter de doença fatal sugerido pelo câncer.

Os profissionais referem envolvimento com pacientes e familiares, considerado inevitável por alguns, tendo em vista a proximidade, as necessidades, as fragilidades e o sofrimento dos pacientes. Para outros entrevistados, o profissional precisa evitar o envolvimento emocional para aguentar o trabalho e sofrer menos, conformando-se com os resultados negativos, representados pela morte do paciente. Para um dos entrevistados, a frieza desenvolvida em seu trabalho é encarada como necessária, mas, ao mesmo tempo, ao ser transferida para a vida pessoal, é algo que o atrapalha. Essa reflexão culminou com a consideração dos benefícios de poder chorar e desabafar. No entanto, todos os entrevistados afirmaram que, de um modo ou de outro, há sempre o sentimento de perda e a dificuldade de lidar com a morte no hospital.

A morte é vista por alguns como algo difícil e inevitável a ser encarado; por outros, como um descanso do sofrimento, a possibilidade de "uma nova vida"; e por outros, ainda, como algo que nada traz de positivo para o ser humano. Para uma das entrevistadas, a palavra "morte" é temida e evitada por todos, sendo impossível considerar que ela possa trazer alguma reflexão positiva. Um entrevistado vê a morte com "admiração" por representar a única certeza que o ser humano tem na vida, embora reconheça as dificuldades para seu enfrentamento. A religião é vista como fonte de apoio para aliviar seu sofrimento pela morte dos pacientes e como possível amparo para o paciente e seus familiares.

Os resultados mostraram que o sofrimento e a morte de pacientes no contexto hospitalar, especialmente na clínica oncológica, representam importante impacto na vida e no trabalho dos entrevistados, significando dor e sofrimento também para esses profissionais. Alguns dos entrevistados mencionaram a necessidade de apoio psicológico para a equipe de saúde; outros enfatizaram a urgência de acompanhamento psicológico para os profissionais de saúde; alguns, ainda, refletiram sobre a criação de um espaço para conversar com os colegas, para trocar experiências e refletir sobre a questão da morte no contexto do trabalho. A importância de mudanças e melhorias nas condições de trabalho e a necessidade de contar com maior número de enfermeiros foram abordadas e relacionadas à possibilidade de dar maior atenção aos pacientes. Estes e seus familiares são vistos como bastante necessitados de carinho, dedicação e cuidados.

Para nós, pesquisadores, os resultados encontrados reafirmaram a necessidade de manter um serviço de psicologia no hospital, que seja contínuo e consistente, oportunizando o desenvolvimento de programas sistemáticos que não apenas se voltem para pacientes e familiares, mas abarquem de modo diferenciado e constante as carências dos profissionais de saúde que lidam com sofrimentos e dificuldades significativos diante da morte e do morrer dos pacientes dos quais cuidam.

REFERÊNCIAS

AMATUZZI, M. M. "Pesquisa fenomenológica em psicologia". In: BRUNS, M. T. A.; HOLLANDA, A. F. (orgs.). *Psicologia e pesquisa fenomenológica: reflexões e perspectivas*. São Paulo: Ômega, 2001, p. 15-22.

AMORIM, S. F.; LOPES, S. R. A.; BRUSCATO, W. L. "Intervenção psicológica na equipe de saúde". In: BRUSCATO, W. L.; BENEDETTI, C.; LOPES, S. R. A. (orgs.). *A prática da psicologia hospitalar na Santa Casa de São Paulo: novas páginas em uma antiga história*. São Paulo: Casa do Psicólogo, 2004, p. 195-201.

ARIÈS, P. *O homem diante da morte*. Rio de Janeiro: Francisco Alves, 1982.

AZEVEDO, M. A. S. B.; NEME, C. M. B.; DAMETO, C. A. "Aplicações da psicoterapia breve na clínica-escola, no hospital psiquiátrico e em psicooncologia". In: FONSECA, D. C.; CANÊO, L. C.; CORRER, R. (orgs.). *Práticas psicológicas e reflexões dialogadas*. São Paulo: Casa do Psicólogo, 2005, p. 15-45.

BORREGO, M. R. M. C.; NEME, C. M. B. *Metodologia de ensino de psicologia da morte: atividades com alunos do curso de psicologia*. ANAIS DO II CONGRESSO BRASILEIRO DE PSICO-ONCOLOGIA, Salvador, BA, 1996, p.10.

BROMBERG, M. H. P. F. *A psicoterapia em situações de perdas e luto*. Campinas: Livro Pleno, 2000.

BRUNS, M. A. T. "A redução fenomenológica em Husserl e a possibilidade de superar impasses da dicotomia subjetividade-objetividade". In: BRUNS, M. T. A.; HOLLANDA, A. F. (orgs.). *Psicologia e pesquisa fenomenológica: reflexões e perspectivas*. São Paulo: Ômega, 2001, p. 65-76.

CASSORLA, R. M. S. "Como lidamos com o morrer – Reflexões suscitadas no apresentar este livro". In: CASSORLA, R. M. S. (org.). *Da morte: estudos brasileiros*. Campinas: Papirus, 1991, p. 17-24.

COSTA, J. C.; LIMA, R. A. G. "Luto da equipe: revelações dos profissionais de enfermagem sobre o cuidado à criança/adolescente no processo de morte e morrer". *Revista Latino-americana de Enfermagem*, v. 13, n. 2, 2005, p. 151-7.

DARTIGUES, A. *O que é fenomenologia?* São Paulo: Moraes, 1992.

ERTHAL, T. C. S. *Terapia vivencial: uma abordagem existencial em psicoterapia.* São Paulo: Vozes, 1990.

ESPÍNDOLA, J. A. "Vivências de mães em situação de recidiva de câncer". In: VALLE, E. R. M. (org.). *Psico-oncologia pediátrica.* São Paulo: Casa do Psicólogo. 2001, p. 129-80.

FORGHIERI, Y. C. *Fenomenologia e psicologia.* São Paulo: Cortez, 1984.

_____. *O método fenomenológico na pesquisa psicológica.* In: SIMPÓSIO BRASILEIRO DE PESQUISA E INTERCÂMBIO CIENTÍFICO. Anais. São Paulo: Anpepp/ PUC, 1991, p. 244-8.

_____. *Psicologia fenomenológica: fundamentos, método e pesquisa.* 2. ed. São Paulo: Pioneira, 1993.

FRANÇA, M. D.; BOTOMÉ, S. P. "É possível uma educação para a morte?" *Psicologia em Estudos*, v. 10, n. 3, 2005, p. 547-8.

GLASBERG, J. *et al.* "Prevalence of the Bournout Syndrome among Brazilian medical oncologists". *Revista da Associação Médica Brasileira*, v. 53, n. 1, 2007, p. 85-9.

HEIDEGGER. M. *Ser e tempo. Parte I.* 12. ed. Trad. M. S. C. Schubak. Rio de Janeiro: Vozes, 2002.

HOLLANDA, A. F. "Pesquisa fenomenológica e psicologia eidética: elementos para um entendimento metodológico". In: BRUNS, M. A. T.; HOLLANDA, A. F. (orgs.). *Psicologia e fenomenologia: reflexões e perspectivas.* Campinas: Alínea, 2003, p. 41-64.

INSTITUTO NACIONAL DO CÂNCER (INCA). *A epidemiologia do câncer, particularidades do câncer infantil.* Disponível em: <http://www.inca.org.br>. Acesso em: 31 set. 2007.

_____. *Programa de epidemiologia e vigilância do câncer e seus fatores de risco.* Disponível em: <http://www.inca.org.br>. Acesso em: 31 set. 2007.

KOVÁCS, M. J. "Pensando a morte e a formação de profissionais de saúde". In: CASSORLA, R. M. S. (org.). *Da morte: estudos brasileiros.* Campinas: Papirus, 1991, p. 79-104.

_____. *Morte e desenvolvimento humano*. São Paulo: Casa do Psicólogo, 1992.

_____. "Morrer com dignidade". In: CARVALHO, M. M. M. J. (org.). *Introdução à psiconcologia*. Campinas: Editorial Psy, 1994, p. 263-78.

_____. "Educação para a morte". *Psicologia: Ciência e Profissão*, v. 25, n. 3, 2005, p. 484-97.

KUBLER-ROSS, E. *Sobre a morte e o morrer*. São Paulo: Martins Fontes, 1981.

LEIS, H. R. "A sociedade dos vivos". *Sociologias*, Porto Alegre, ano 5, n. 9, jan./jun. 2003, p. 340-53.

MAIA, C. I. B.; GUIMARÃES, L. E. R.; RIBEIRO, L. H. O. "Diante do fenômeno da morte: um estudo sobre mecanismos de defesa de auxiliares de enfermagem". In: NEME, C. M. B.; RODRIGUES, O. M. P. R. *Psicologia da saúde: perspectivas interdisciplinares*. São Carlos: Rima, 2003, p. 3-22.

NEME, C. M. B. *Enfrentamento do câncer: ganhos terapêuticos com psicoterapia num serviço de psiconcologia em hospital geral*. 1999. Tese (doutorado em Psicologia Clínica) – Pontifícia Universidade Católica de São Paulo (SP).

_____. "Ganhos terapêuticos com psicoterapia breve em serviço de psico-oncologia hospitalar". In: SIMON, C. P.; MELO-SILVA, L. L.; Santos , M. A. (orgs.). *Formação em psicologia: desafios da diversidade na pesquisa e na prática*. São Paulo: Vetor, 2005, p. 39-68.

PINTO, F. S. "Atitude fenomenológica: forma e conteúdo". *Jornal Brasileiro de Psiquiatria*, v. 45, n. 12, 1996, p. 689-94.

RODRIGUES, J. V.; BRAGA, E. N. "Cuidando do cuidador, em Fortaleza, Ceará". In: CARVALHO, M. M. M. J. *Psico-oncologia no Brasil: resgatando o viver*. São Paulo: Summus, 1998, p. 52-61.

SARTRE, J. P. *Verdade e existência*. Trad. Ma. Bagno. Rio de Janeiro: Nova Fronteira, 1990.

SCHRAMM, F. R. "Morte e finitude em nossa sociedade: implicações no ensino dos cuidados paliativos". *Revista Brasileira de Cancerologia*, v. 48, n. 1, 2002, p. 17-20.

SOUZA, L. G. A.; BOEMER, M. R. "O cuidar em situação de morte: algumas reflexões". *Medicina (Ribeirão Preto)*, v. 38, n. 1, 2005, p. 49-54.

STEPHAN, M. C. "A vivência do tempo no paciente oncológico". In: CASTRO, D. S. P. *et al.* (orgs.). *Existência e saúde*. São Bernardo do Campo: Umesp, 2002, p. 215-20.

VALLE, E. R. M. *Câncer infantil: compreender e agir*. São Paulo: Editorial Psy, 1997.

VALLE, E. R. M.; FRANÇOSO, L. P. C. (orgs.). *Psico-oncologia pediátrica: vivências de crianças com câncer*. Ribeirão Preto: Scala, 1999.

VIANNA, A.; PICCELLI, H. "O estudante, o médico e o professor de medicina perante a morte e o paciente terminal". *Revista da Associação Médica Brasileira*, v. 44, n. 1, 1998, p. 21-7.

YAMAGUCHI, N. H. "O câncer na visão da oncologia". In: CARVALHO, M. M. M. J. (org.). *Introdução à psiconcologia*. Campinas: Livro Pleno, 2003, p. 21-34.

OS AUTORES

ORGANIZADORA

Carmen Maria Bueno Neme

Psicóloga, tem mestrado em Psicologia Clínica pela Pontifícia Universidade Católica de Campinas (PUC-Campinas); doutorado em Psicologia Clínica pela Pontifícia Universidade Católica de São Paulo (PUC-SP); pós-doutorado pelo Laboratório de Estudos Psicofisiológicos do Stress (Leps) da Pontifícia Universidade Católica de Campinas. É especialista em Psicologia Clínica pela Pontifícia Universidade Católica de Campinas, em Psicologia Humanista-Existencial pela Universidade de Bauru e em Psicologia Clínica e Psicologia Hospitalar pelo Conselho Federal de Psicologia. Com formação em Psicoterapia Breve, é livre-docente em Psicologia Clínica pelo Departamento de Psicologia da Faculdade de Ciências da Universidade Estadual Paulista "Júlio de Mesquita Filho" (Unesp/Bauru); docente e orientadora no programa de mestrado em Psicologia do Desenvolvimento e Aprendizagem (Departamento de pós-graduação, Faculdade de Ciências, Unesp/Bauru); supervisora de estágios na área da Psicologia Clínica e Hospitalar e coordenadora de projetos de extensão em psico-oncologia e plantão Psicológico; coordenadora de curso de especialização em Psicologia da Saúde (pós-graduação *lato sensu*, Unesp/Bauru); líder do grupo de pesquisa "Psicologia da Saúde e Psicossomática", do CNPq. É docente colaboradora e orienta pesquisas no curso de Especialização em Psicologia Clínica-hospitalar no Hospital de Reabilitação de Anomalias Craniofaciais (HRAC) da Universidade de São Paulo (USP/Bauru). Subcoordenou a clínica-escola da Unesp/Bauru; coordenou o Núcleo de Atendimento Infantil do Naps-Bauru; foi delegada e coordenadora da subsede do CRP-06 em Bauru; presidente da Associação dos Psicólogos de Bauru e região e membro efetivo representante docente no Conselho Universitário da Unesp. É supervisora clínica do Caps infantil (Ministério da Saúde – Divisão de Saúde Mental – Bauru). Co-organizou o livro *Psicologia da saúde: perspectivas interdisciplinares* e é autora de diversos capítulos de livros e publicações na área.

COLABORADORES

Carolina Brito de Azevedo Amaral

Psicóloga pela Universidade Estadual Paulista "Júlio de Mesquita Filho" (Unesp-Bauru). Especialista em Psicologia da Saúde (pós-graduação *lato sensu*) pelo Departamento de Pós-graduação da Faculdade de Ciências da Unesp-Bauru. Foi bolsista Fapesp e realizou pesquisa de iniciação científica na área da Psico-oncologia pediátrica. Especializanda e aprimoranda em Saúde Coletiva no Hospital das Clínicas da Faculdade de Medicina da Universidade de São Paulo (FMUSP). Foi bolsista de Iniciação Científica da Fundação de Amparo à Pesquisa do Estado de São Paulo (Fapesp).

Caroline Garpelli Barbosa

Psicóloga pela Universidade Estadual Paulista "Júlio de Mesquita Filho" (Unesp-Bauru). Mestre em Psicologia do Desenvolvimento e Aprendizagem pelo programa de pós-graduação em Psicologia do Desenvolvimento e Aprendizagem do Departamento de pós-graduação da Faculdade de Ciências da mesma universidade. Foi bolsista da Fundação de Amparo à Pesquisa do Estado de São Paulo (Fapesp).

Daniela Taborianski

Psicóloga pela Universidade Estadual Paulista "Júlio de Mesquita Filho" (Unesp-Bauru). Psicóloga clínica e ludoterapeuta, com formação em Psicoterapia Breve pela Unesp-Bauru.

Elizabeth Ranier Martins do Valle

Psicóloga e Psico-oncologista. Doutora em Psicologia pelo Instituto de Psicologia da USP. Professora livre-docente pela Escola de Enfermagem de Ribeirão Preto (USP). Docente, pesquisadora e orientadora do programa de pós-graduação em Psicologia da Faculdade de Filosofia, Ciências e Letras de Ribeirão Preto da Universidade de São Paulo (EERP-USP). Autora de artigos e livros na área da psico-oncologia pediátrica e orientadora de dezenas de dissertações de mestrado e teses de doutorado.

Gilberto Uemura

Mestre em Ginecologia pela Faculdade de Medicina da Universidade Estadual Paulista "Júlio de Mesquita Filho" (Unesp) de Botucatu. Doutor em Mastologia pela Faculdade de Medicina de Botucatu. Professor assistente doutor da disciplina de Mastologia da Faculdade de Medicina de Botucatu. Vice-coordenador do Centro de Avaliação em Mastologia (CAM) da Faculdade de Medicina de Botucatu.

Luciana Maria Biem Neuber

Mestre em Ginecologia pela Faculdade de Medicina da Universidade Estadual Paulista "Júlio de Mesquita Filho" (Unesp) de Botucatu. Doutora em Mastologia pela Faculdade de Medicina da Universidade Estadual Paulista "Júlio de Mesquita Filho" (Unesp) de Botucatu. É psicóloga, terapeuta de casais e famílias e psicodramatista.

Manoel Antônio dos Santos

Psicólogo, mestre e doutor em Psicologia Clínica pelo Instituto de Psicologia da Universidade de São Paulo (IP-USP). Professor-doutor do Departamento de Psicologia e Educação e do programa de pós-graduação em Psicologia da Faculdade de Filosofia, Ciências e Letras de Ribeirão Preto da Universidade de São Paulo (FFCLRP-USP). Especialista em Psicologia Hospitalar e Psicologia Clínica pelo Conselho Federal de Psicologia e em Psicoterapia de Casal e Família pelo Instituto *Familiae* de Ribeirão Preto (SP). Bolsista de Produtividade em Pesquisa, nível 1D, do Conselho Nacional de Desenvolvimento Científico e Tecnológico (CNPq). Coordenador do Núcleo de Ensino e Pesquisa em Psicologia da Saúde (NEPPS-USP), cadastrado no Diretório dos Grupos de Pesquisa no Brasil do CNPq. Membro do Núcleo de Ensino, Pesquisa e Assistência na Reabilitação de Mastectomizadas (Rema) da Escola de Enfermagem de Ribeirão Preto da Universidade de São Paulo (EERP-USP). Membro do grupo de pesquisa Saúde e Gênero (CNPq) e do Núcleo de Cuidados Paliativos do Hospital das Clínicas da Faculdade de Medicina de Ribeirão Preto (HC-FMRP-USP).

Mariana Marzoque de Paiva

Psicóloga pela Universidade Estadual Paulista "Júlio de Mesquita Filho" (Unesp-Bauru), atua na área da saúde mental em São Paulo (SP).

Priscila Checoli Figueiredo

Psicóloga pela Universidade Estadual Paulista "Júlio de Mesquita Filho" (Unesp-Bauru). Especialista em Psicodrama pelo Instituto Bauruense de Psicodrama. Realizou aprimoramento em Psicologia Hospitalar no Hospital das Clínicas da Faculdade de Medicina da Universidade de São Paulo (USP). Atua na área da saúde mental em Barueri (SP) e tem consultório particular.

Rebeca Mueller Kakuda

Psicóloga pela Universidade Estadual Paulista "Júlio de Mesquita Filho" (Unesp-Bauru). Psicóloga clínica, integrante do grupo de estudos em Psicanálise Clínica de Botucatu.

Rita Nathália Berti Bredariolli

Psicóloga pela Universidade Estadual Paulista "Júlio de Mesquita Filho" (Unesp-Bauru). Realizou pesquisas como bolsista da Fapesp e cursos de formação em Psicoterapia Breve, Neuropsicologia e Avaliação Clínica.

Rodrigo Sanches Peres

Psicólogo pela Faculdade de Ciências e Letras de Assis – Universidade Estadual Paulista (FCLAs-Unesp). Mestre e doutor em Psicologia pela Faculdade de Filosofia, Ciências e Letras de Ribeirão Preto - Universidade de São Paulo (FFCLRP-USP). Especialista em Psicologia Clínica pelo Conselho Federal de Psicologia (CFP). Professor do Instituto de Psicologia da Universidade Federal de Uberlândia (IP-UFU), atuando como docente, pesquisador e orientador do Programa de pós-graduação em Psicologia. Coautor do livro *A exclusão do afeto e a alienação do corpo.*

Salvador Loureiro Rebelo Júnior

Psicólogo pela Universidade Estadual Paulista "Júlio de Mesquita Filho" (Unesp-Bauru); especialista em Psicologia Clínica e Hospitalar pelo Hospital de Reabilitação de Anomalias Craniofaciais da Universidade de São Paulo (HRAC). Psicólogo da área da saúde mental em São Paulo (SP).

Sheila Maria Mazer

Psicóloga pela Universidade Estadual Paulista "Júlio de Mesquita Filho" (Unesp-Bauru). Mestre em Psicologia pela Faculdade de Filosofia, Ciências e Letras de Ribeirão Preto da Universidade de São Paulo (FFCLRP-USP). Tem aprimoramento em Psico-oncologia no Ambiente Hospitalar pela Associação Hospitalar de Bauru (SP). Foi estagiária do Grupo de Apoio à Criança com Câncer (Gacc) HC-FMRP-USP. Coautora do artigo "Percepção de morte do paciente oncológico ao longo do desenvolvimento", *Revista Psicologia em Estudo*, Maringá - PR. Atualmente é Psicóloga no Colégio Educar de Sertãozinho (SP).

Shirley Santos Teles

Psicóloga. Mestre e doutora em Psicologia pela Faculdade de Filosofia, Ciências e Letras de Ribeirão Preto da Universidade de São Paulo (FFCLRP-USP) e docente universitária. Foi bolsista da Fundação de Amparo à Pesquisa do Estado de São Paulo (Fapesp).